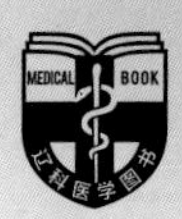


# 重睑说明书

## 畅享美好重睑生活

◎ **主审** 杨 军 金培生

◎ **主编** 张 诚 李世卫 周敏茹 林 川

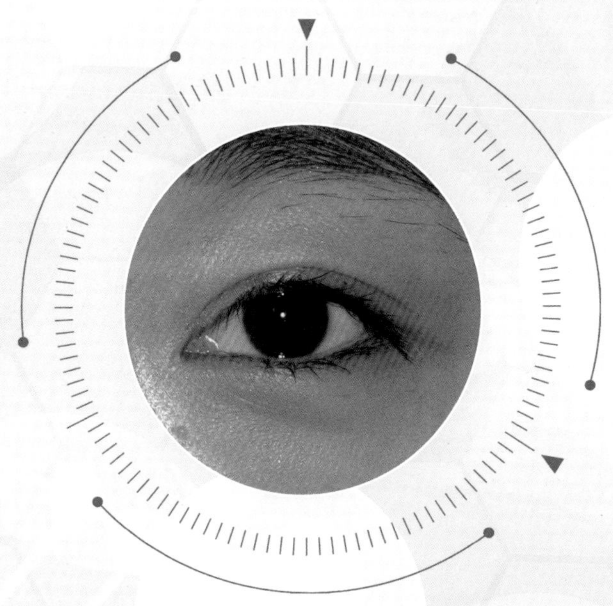

北方联合出版传媒（集团）股份有限公司

辽宁科学技术出版社

·沈 阳·

**图书在版编目（CIP）数据**

重睑说明书：畅享美好重睑生活 / 张诚等主编 . —沈阳：辽宁科学技术出版社，2022.11

ISBN 978-7-5591-2665-8

Ⅰ . ①重…　Ⅱ . ①张…　Ⅲ . ①眼外科手术 – 美容术　Ⅳ . ① R779.6

中国版本图书馆 CIP 数据核字（2022）第 151890 号

出版发行：辽宁科学技术出版社
（地址：沈阳市和平区十一纬路25号　邮编：110003）
印 刷 者：辽宁新华印务有限公司
经 销 者：各地新华书店
幅面尺寸：145 mm × 210 mm
印　　张：8.75
字　　数：260 千字
出版时间：2022 年 11 月第 1 版
印刷时间：2022 年 11 月第 1 次印刷
责任编辑：凌　敏
封面设计：刘　彬
版式设计：顾　娜
责任校对：黄跃成　刘　蔗

书　　号：ISBN 978-7-5591-2665-8
定　　价：98.00元

联系电话：024-23284363
邮箱：lingmin19@163.com

# 编著委员会

◎主　审

杨　军　上海交通大学附属第九人民医院
金培生　徐州医科大学附属医院

◎主　编

张　诚　李世卫　周敏茹　林　川

◎副主编

聂丽丽　王忠志　吴海龙　杨晓红　王　梓
王小民　谭贵苗　李佳佳　侯俊杰

◎编　委

蔡　薇　南京医科大学附属第二医院
程亚男　瑞安瑞丽医疗美容医院
樊春赞　西安唯星颜医疗美容门诊部
关几梦　北京和美嘉医疗美容门诊部
管玉兵　武汉米兰医疗美容门诊部
韩　超　杭州薇琳医疗美容医院
韩　雪　北京美诗沁医疗美容诊所
韩雪峰　中国医学科学院整形外科医院
何亚茹　西安交通大学第一附属医院（东院区）眼科
侯俊杰　首都医科大学附属北京世纪坛医院
侯月华　北京上上相医疗美容诊所
胡　斌　温州尚星医疗美容门诊部
贾凤华　江苏省新沂市中医院
贾晓峰　河南华龙高凡医疗美容诊所

靳　尧　西安普莱蒂医疗美容门诊部
孔林燕　郑州缔莱美医疗美容医院
李　丰　上海诺迪医疗美容门诊部
李　玲　河北省邯郸市邯钢医院
李佳佳　河南省直第三人民医院整形外科
李　静　中国医学科学院皮肤病医院整形美容科
李明哲　黑龙江省第二医院
李世卫　濮阳李伟医疗美容诊所
李　彦　宁夏自然医学美容研究所医疗美容诊所
李志成　上海柏悦医疗美容门诊部
刘　超　南京鼓楼艺莱医疗美容门诊部
刘香梅　河北省邯郸市第七人民医院整形美容中心
刘　玮　新疆莱美医疗美容诊所
林　川　浙江温州市人民医院
娄艳红　河南省直第三人民医院整形外科
吕启凤　南京玄武睛禧医疗美容门诊部
马希达　大连医科大学附属第一医院
聂丽丽　河南整形美容医院
彭青和　长沙青和医疗美容诊所
亓　麟　广州紫馨整形外科医院
任召磊　北京画美整形美容医院
史延凯　山东兖矿新里程总医院烧伤整形科
宋　磊　北京云全医疗美容门诊部
谭贵苗　北京梦莱医疗美容门诊部
陶　勇　江苏省新沂市人民医院
田　怡　重庆医科大学附属第二医院
童晋文　福建泉州欧菲医疗美容门诊部
王　洪　南京玄武睛禧医疗美容门诊部
王　琴　黔西南布依族苗族自治州人民医院

王　魏　山东大学第二医院
王小民　上海同济大学附属天佑医院美容科
王小强　天津市眼科医院眼眶眼整形科
王忠志　无锡西子医疗美容门诊部
王　梓　上海交通大学附属第九人民医院
沃贝贝　石家庄市九朵医疗美容诊所
吴海龙　四平诺雅口腔医院整形美容科
夏小飞　江苏省新沂市人民医院
解志博　锦州解志博医疗美容诊所
杨晓红　郑州丽享天元医疗美容医院
杨宇梓　黑龙江省羽禅医疗美容门诊部
袁　永　淮安华美整形门诊部
张爱军　徐州医科大学附属医院
张　诚　南京玄武睛禧医疗美容门诊部
张可欣　天津医科大学临床医学院
张　明　北京柏晟医疗美容门诊部
张明红　青岛爱尔眼科医院
张双溢　北京美天医疗美容门诊部
赵洁玉　南京玄武睛禧医疗美容门诊部
赵迎兵　河北衡水市妇幼保健院医疗美容中心
周敏茹　北京三仁医疗美容门诊部
周　俊　南华大学附属第二医院
朱　鹏　漳州仰恩医院
邹　平　深圳千颂医疗美容门诊部

# 主编介绍

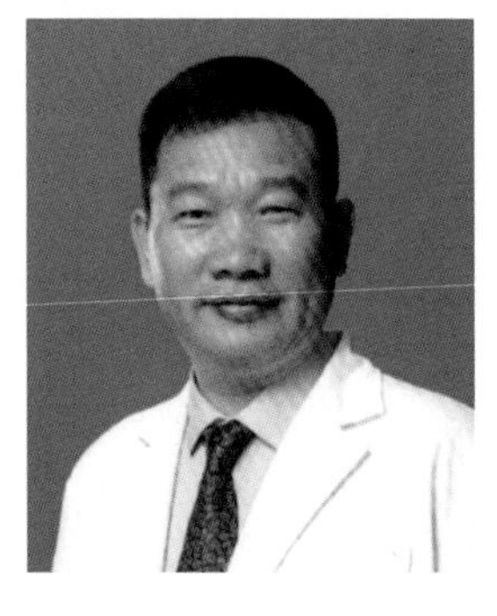

**张诚** 整形外科副主任医师，美容主诊医师，整形美容界称“眼痴”。中国眼整形专业团队——眼整形联盟（BPG）发起人。2018 年荣获第一届中国眼整形技术大赛“金刀奖”。

2013 年起在中国医学科学院整形外科医院国贸门诊部工作，曾供职于首都医科大学附属北京世纪坛医院整形美容科，现在南京玄武睛禧医疗美容门诊部任职。

历任中华医学会整形外科分会体型雕塑与脂肪移植专业学组委员，中华医学会整形外科分会眼部整形美容专业学组委员，中华医学会整形外科分会医美与艺术分会委员，中国医师协会美容与整形分会眼整形专业委员会委员，中国整形美容协会眼整形美容分会理事，医美与艺术分会理事，中国中西医结合学会医学美容专委会眼整形学组常委，中国非公协会整形与美容专业委员会眼整形专业委员会常委，体形雕塑与脂肪移植分委会常委，中国大众文化学会美容整形技术与艺术专业委员会眼部美学与美容技术学组组长等。

发表数篇关于眼整形手术和照相的文章。主编《我所放弃的重睑修复》一书。主译《眼睑与眶周整形美容手术图解》《亚洲人重睑成形术——原理与实践》。副主译脂肪名典《科尔曼脂肪注射——从填充到再生（第二版）》。参译、参编《精细体型雕塑术－艺术与高级脂肪整形技术》《美容外科精要》《面部透明质酸与肉毒毒素高阶注射》等书籍。

专注于眼部整形美容手术和各种治疗，主张以眼睛为核心的面部年轻化，以及全身状态的调整。尤其是失败眼整形的修复，包括内、外眦的修复，重睑修复、睑外翻的修复。灵活运用脂肪，进行体型雕塑和面部、乳房、手部、臀部及身体各部位的填充和年轻化。主张塑造健康的美、功能的美、协调的美，在眼部生物力学的研究等方面有着深刻见解。对眼整形技术、原理、流程、制度、手术、器械、检查、影像等都痴迷般的热爱。对眼整形的学科建设、学科发展、智能化建设和产业发展有着积极的认知。

为了便于探讨和推进眼整形照相工作，以下方式可以和主编保持联系。

眼痴张诚 -BPG 微信

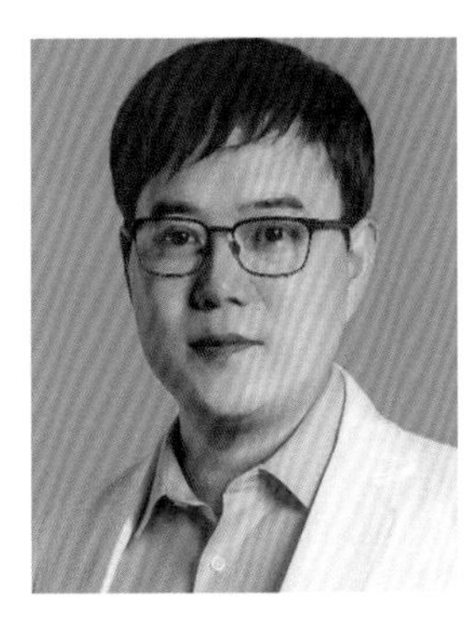

**李世卫** 中国医师协会整形医师分会认证医师，郑州李伟医疗美容诊所创始人，濮阳高凡医疗美容诊所创始人。

从事整形美容外科十余年，曾到国外多处学习与交流，临床经验丰富，独立开展眼整形手术一万多例，2015 年推出“李式 21 针重睑术”，创伤小，恢复快，线条流畅，微肿无痕，得到了求美者的赞誉。擅长，眼周修复整形，眼部精细化综合手术，面部年轻化的综合手术，尤其是在双眼皮与眼袋修复技术方面有个人的独到之处。

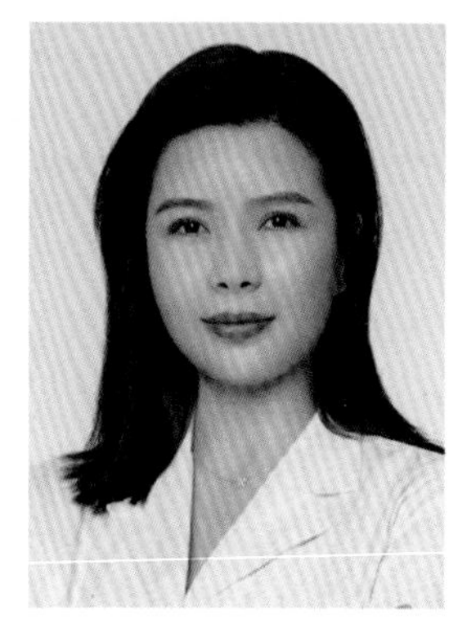

**周敏茹**　北京三仁医疗美容院长，整形外科主任医师，中国整形美容协会会员。2017 联合国妇女署亲善大使，中国整形美容协会精准与数字医学分会眼整形专业委员会委员，中国大众文化学会美容整形技术与专业委员会眼学组委员。

为多位著名明星、主持人、华人总裁御用医师。受邀参加深圳卫视《你好！面试官》节目录制。多次接受《腾讯时尚》《睿族》《时尚芭莎》《红秀》《青年》等媒体的专访报道。

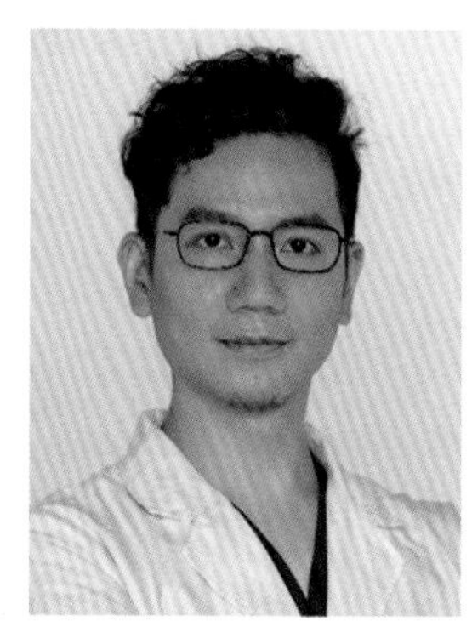

**林川**　副主任医师，ATR 核心成员，中国整形美容协会中西医结合分会委员，中国整形美容协会医美与艺术分会委员，亚洲医学美容协会抗衰老分会青年委员，亚韩医疗整形美容协会会员，美容整形技术与艺术专业委员会眼部美学与美容技术学组秘书，浙江省美容分会青年委员，中国崇坛美相学院专修会员，面部美学相学设计师。

发表文章 6 篇，副主编《外科学诊疗技能与疾病处理要点》，参编《鼻整形基础操作图谱》。

# 副主编介绍

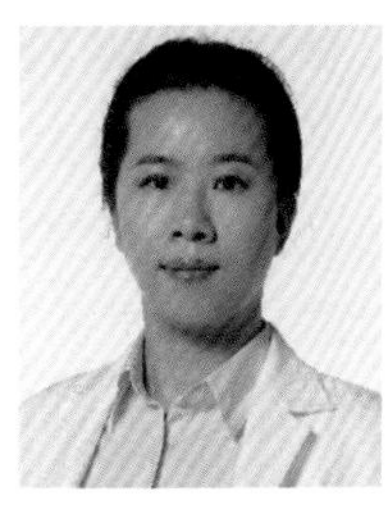

**聂丽丽**　毕业于大连医科大学临床医学美容专业，副主任医师，整形外科硕士，现任河南整形美容医院技术副院长，眼鼻组组长。

社会任职：中国整形美容协会眼整形美容分会青年理事，中国中西医结合学会医学美容专业委员会眼整形专家委员会常务委员，中国非公立医疗机构协会整形与美容专业委员会面部年轻化分委会委员，中国美容整形协会医美线技术分会常务理事，中国大众文化学会美容整形技术与艺术专业委员会美学与审美设计学组秘书长兼常务委员，眼部美学与美容技术学组副秘书长兼常务委员。

眼整形金刀赛“最佳操作奖”。

从事眼整形相关专业 18 年。擅长眼部美容及修复手术、面部年轻化手术及微创治疗。因擅长绘画，精通美学，在美学与临床应用结合方面业界领先。

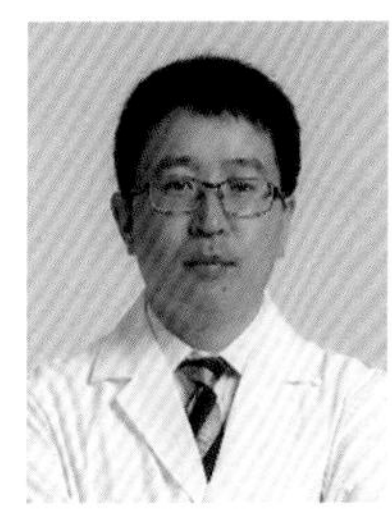

**王忠志**　副主任医师，毕业于大连医科大学医疗美容专业。

进修于韩国心美眼鼻整形医院，中国医师协会美容分会会员，大连医科大学美容医学校友会委员，山东省非公立医疗机构协会整形美容分会眼整形专业委员会顾问。

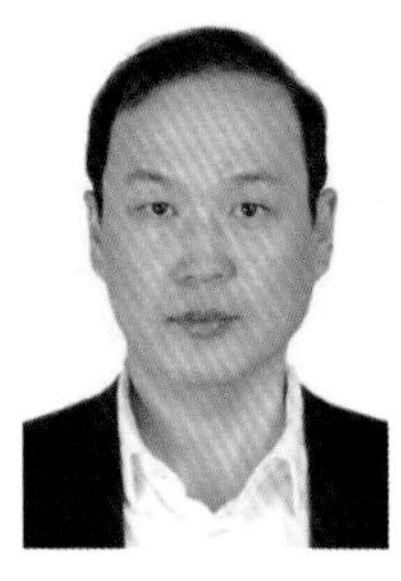

**吴海龙**　2008年毕业于中国医科大学，就职于吉林省四平市中心人民医院整形美容科，历任整形外科主治医生、副主任医师，并担任科室行政副主任。获多项市级科技进步奖及多篇学术论文。2020年就职于四平诺雅口腔医院整形外科兼科主任。眼部实用新型发明专利1项。中国眼整形会长联盟培训基地讲师，中国整形美容协会互联网医美分会第二届理事，美容整形技术与艺术专业委员会眼部学组常务委员。

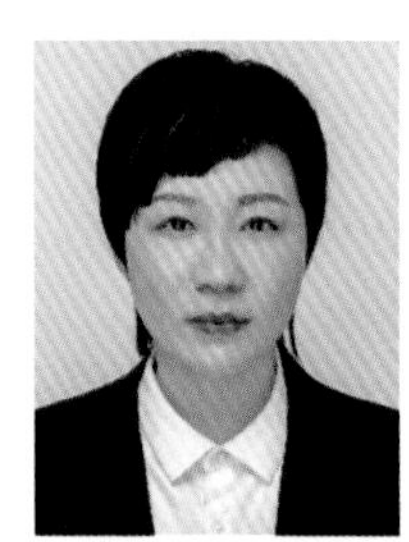

**杨晓红**　本科学历，从事眼科工作二十余年，曾进修于郑州大学第五附属医院、上海九院整复外科。多次赴全国各地进修学习。擅长眼部综合整形、双眼皮修复、面部年轻化等。以眼科医生特有的细腻把眼部显微手术运用到眼整形领域，手术精微、细致。现受聘为郑州智美好医生合作专家。

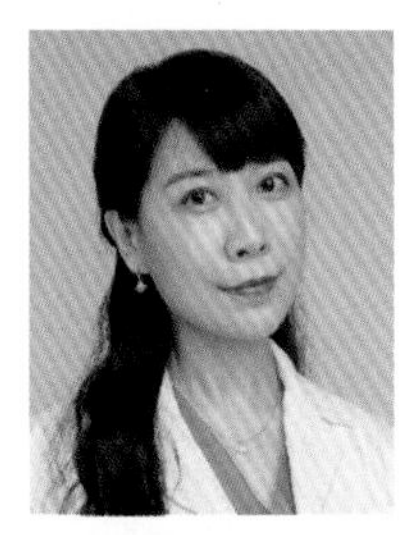

**王梓**　女，博士，上海交通大学医学院附属第九人民医院眼科主治医师。发表SCI论文20余篇。任中国大众文化学会美容整形技术与艺术专业委员会眼部美学与美容技术学组常务委员兼秘书、美学艺术与审美设计学组常务委员。

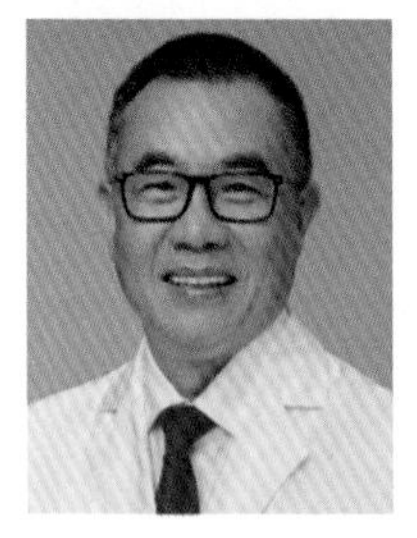

**王小民**　整形外科副主任医师，临床心理学博士。上海同济大学附属天佑医院美容科主任。美国洛杉矶高级医学研究所核心成员，《中国美容医学》杂志编委，上海中西医结合学会医美分会常务委员。

从事整形外科工作30年，长期致力于临床一线工作，技术全面，基本功扎实。对眼周年轻化、面部年轻化、鼻整形有自己独到的见解。

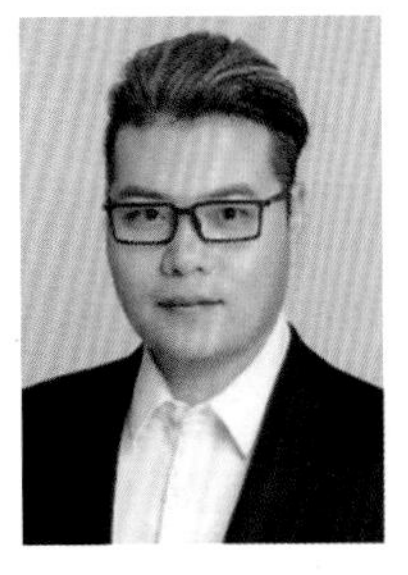

**谭贵苗**　男，整形外科副主任医师。北京医疗美容主诊、山东医疗美容主诊、天津医疗美容主诊、河北医疗美容主诊。

2008 年承德医学院临床专业毕业，同年取得执业医师资格。从事外科医疗美容相关专业，擅长眼周年轻化、修复重睑、下睑袋矫正、鼻整形修复手术。参与编专著 2 本，在核心期刊发表论文 7 篇。个人国家专利 6 项。科研 1 项。从事医疗美容工作 12 年。

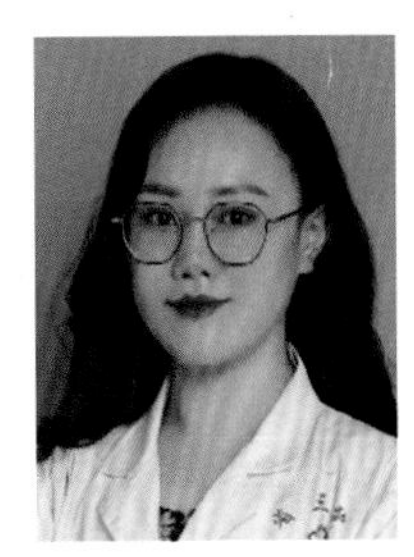

**李佳佳**　硕士研究生，主治医师。新疆医科大学本硕连读 7 年制，于首都医科大学附属友谊医院参加住院医师规范化培训，其后就职于河南省直第三人民医院整形外科至今。

中国线技术精雕师，河南省医学美容专家委员会委员，中国整形美容协会中西医结合分会第二届理事会理事，中国整形美容协会总会荣誉会员，中华医学会整形外科分会第十九次全国学术交流会躯干整形学术工作组委员，脂肪学组工作组委员。

**侯俊杰**　整形外科副主任医师，医学博士，日本昭和大学访问学者。北京市美容主诊医师。北京大学医学部硕博连读，就读于北京大学第三医院成形外科，任住院总。师从著名整形美容外科专家李健宁教授和马勇光教授。

曾就职于首都医科大学附属北京友谊医院医学美容中心，现就职于首都医科大学附属北京世纪坛医院整形美容外科。发表 SCI 论文 10 多篇，参编、参译专著多部。任职多个专业学组委员。

# 目 录

# 安全须知

在有想做重睑的想法的时候，在咨询重睑手术的时候，在决定做重睑手术的时候，或者在做完重睑手术以后的各个时期，其中任何一个环节，都有必要认真阅读“安全须知”，并以正确的方法对待。本书的阅读对象主要包括求美者、医生、护士、咨询、助理、管理者和相关从业人员。

本“安全须知”中记载了重睑的相关重要内容，可使您安全、正确地拥有和使用重睑。并可以预防对您造成不必要的损害和损失。

请在理解本部分内容后，认真阅读本书的正文，并在阅读后妥善保管，以备随时查阅。

本“安全须知”中标志图标的指示和含义如下。

[警告]：表示不遵守该项指示或操作不当，则极有可能造成人员伤害、感染或死亡等的内容。

[注意]：表示不遵守该项指示或操作不当，则极有可能造成人员伤害、感染或死亡，以及财产损失等的内容。

务必注意遵守医嘱！

禁止自己手术：切勿自己对自己进行重睑手术。

否则，容易造成效果不好、感染以及人身意外伤害等。

禁止自己拆线：务必在规定时间内请专业人员拆线，切勿自行拆线。

否则，容易误伤，牵拉毁坏重睑，疼痛，感染，线头残留，不利于医学观察和恢复。

禁止触水：术后到拆线后的伤口完全愈合前，禁止接触生活湿水。

否则会有感染的可能，影响刀口愈合，增加瘢痕的产生概率。

禁止碰撞：重睑术后眼睛，乃至正常非手术眼睛，禁止碰撞，这是不言而喻的。

否则，会引起刀口裂开、出血、血肿、肿胀，以及重睑脱落等。

注意避免孩子的触碰、抓挠；

注意避免自己夜间睡眠中无意触碰、抓挠；

注意伤口恢复期间瘙痒，容易导致患者自己不经意间的抓挠。

禁止揉搓：眼部揉搓不是一个好习惯。尤其是在重睑术后未拆线时，非常容易导致伤口裂开、重睑脱落以及形态不良。在其后的恢复期中，乃至经历 6 个月正常恢复后，眼部揉搓，仍然有可能导致重睑松弛和脱落。

禁止牵拉：手术后禁止牵拉上眼睑和皮肤。

否则会造成重睑脱落、皮肤松弛，影响重睑的形态、对称度和美感。

现代缝合技术，都是细微组织对合，显微缝合线在外界抗力面前，非常脆弱，很容易拉脱。

在一些高位粘连、去皮过多的畸形重睑中，眼睑牵拉并不能达到很好地松弛皮肤和降低重睑目的。

禁止滥用抗生素。

禁止滥用激素。

注意合理使用维生素、抗瘢痕药（械）、活血化瘀补品等。

注意防晒。

注意化妆：术前看诊不要有妆容，即便粉底液等也不可以；术后未拆线期间不要化妆；术后恢复期间避免化妆刺激；必要的化妆最好在外用抗瘢痕药后，再覆盖使用化妆品。

注意避免烟酒、刺激性食物。

注意在身体健康、睡眠、情绪优良的时候手术，不要在病休期间行重睑手术。

注意术后避免大运动量。

注意避免月经期进行择期手术。

禁止大病休养期间行重睑手术。

禁止趁机手术，比如骨折、心脏手术、妇科大手术期间等行重睑手术。

注意尽量避免多项手术一起做，包括眼部多项手术及身体多部位手术。

注意镜子：恢复期间，不要离不开镜子，如果不能用欣赏、期待的眼光，而是用挑剔的眼光看镜子里的眼睛，会是一种心理灾难。

注意耳朵：恢复期间听从专业人士的安排，不要听非专业人士的闲言碎语。有时候，七嘴八舌的言语会让您失去正确的判断力。

注意术后早期使用高枕。

注意术后健康用眼，避免长时间注视手机、电视或电脑显示屏等。

（张诚　侯俊杰　张可欣　王魏）

# 声 明

未经作者及出版机构书面许可，对于本书的所有内容，不得以任何形式进行翻版、传播、转录，或者翻译成其他语言。

本说明书内容，限于医学和美学进展的时代局限性，不可能包含重睑及重睑成形手术的全部内容，并且全部正确。本说明书只负责提供重要参考意义。

本书作者对使用本说明书的主观和（或）客观损害，不承担任何责任。

我们已经尽力确保本说明书内容的准确性、客观性、先进性和完善性。如果您发现任何错误或疏漏，请您及时和作者或出版社联系，对此，我们深表谢意！

按照法律规定，所有重睑成形手术都是医疗行为，务必在有资质的医疗机构进行，并且由有资质的医务人员实施。

在合法范围内开展工作，才有利于合法权益的保护。

相关医疗机构和人员的资质可以在相关机构网站查询。

# 一定要先知晓的重睑美丽蜕变周期

一、美丽重睑的一般蜕变规律

（1）**看诊：**愉快交流，制定方案，达成共识，安排手术。

（2）**手术：**相对而言，重睑成形手术只是做了个小手术，不要紧张。术后第一天开始肿胀，一般在 48 ~ 72 小时达高峰，随后肿胀便快速消退。

（3）**换药：**一般在术后第二天，清理渗出物，观察恢复情况，给出下一步恢复指导；通常第三天开始消肿；拆线前，一般为居家护理阶段，保持术区干燥、清洁，或者遵医嘱护理。

（4）**拆线：**一般在术后 5 ~ 7 天拆线，此时大多数重睑已经大部分消肿，一般可达到美学目标的 80% 以上。

（5）**有创期：**一般从术后即刻到拆线后 24 小时。此期主要工作是保护伤口在一个稳定、安静的条件下得以愈合。需要限制体力劳动、用眼、体位等；需要注意用药；需要进行眼部保护；需要冷敷和热敷等。

（6）**康复早期：**一般从拆线后 1 天到术后 1 个月左右，重睑恢复更加自然。此时可能因组织增生，导致有发硬、收缩、箍紧的感觉；此时饮食、运动、劳动、护理、化妆等基本可以试着全面放开。

（7）**康复中期：**一般从术后第 1 个月末到术后第 3 个月末。此时组织瘢痕增生较重，随后开始增生减弱。在重睑康复中，通常认为第 3 个月末是一个重要的时间节点。

（8）**康复后期：**一般从术后第 3 个月末到术后第 6 个月末。又经过 3 个月的继续恢复，眼部残余的肿胀也消失了，组织开始软化，瘢痕逐渐消失至不明显，此时通常就算完全康复。随后进入稳定期，开始畅享美好重睑生活。重睑术后有瑕疵或患者对形态不满意时，医护人员通常建议继续恢复，观察 3 ~ 6 个月。是否需要调整，半年后根据情况再做安排，这是有科学道理的，这并不是推诿行为。

（9）**稳定期**：一般为术后 6 个月后，持续时间为数月到数年不等，通常以年为单位计。求美者在此期可优享美好重睑生活，只需遵从医嘱，注意维持重睑的“4S 保养”。其间随着身体的老化、身体胖瘦、精神状态、眼部和全身疾病等整体情况的改变，上睑皮肤松弛，眼眶及其内容物变化等，双眼皮开始“产品老化”，出现较明显的形态不良等情况时，这是一个产品周期的结束，应进入翻修、调整期。

## 二、临床应用提示

（1）以上各条内容是重睑恢复的一般规律，会因个体差异和特殊情况而不同，每个人都不能安全相同。

（2）术后早期，重睑出现不对称、肿胀等情况，通常都会经过恢复达到良好。

（3）术后可能会有一些暂时性现象发生，例如疼痛、淤青、发痒、发木、肿胀、紧绷感、牵扯感，以及睁眼费力沉重等。这些情况通常为一过性，随着恢复一般很快自行消退。

（4）关于恢复期的认知。求美者心目中的恢复期，是以效果恢复为指标，通常是指恢复到不肿、不痛、效果自然、无不适、外观无异常，可以完全正常工作的时间，一般需要 3 ~ 6 个月的时间；医生心目中的恢复期，是以组织恢复为指标，通常是指手术组织修复重建结束，和效果恢复的 3 ~ 6 个月的时间基本是一致的。一个看表，一个看里，殊途同归。实际上，大多数求美者在拆线后数天就可以正常工作、生活了。所以，工作人员经常会告诉求美者，双眼皮通常在术后 1 周左右就恢复得很好。

（5）关于拆线时间。有的切口短、损伤小、无张力、恢复好的情况下，术后 3 天左右就可以拆线。

（6）关于双眼皮的“产品周期”。重睑的状态维持主要受求美者的身体状况、老化情况、用眼习惯、精神状态、眼部疾病等个体化因素影响。

（7）需要见医生的重要节点：①看诊；②手术当天；③第 2 天换药；④ 5 ~ 7 天拆线；⑤ 1 个月时的复诊；⑥ 3 个月时的复诊；⑦ 6 个月时的复诊；⑧数年后的再次手术。这是最少的需要见医生的次数。

（8）对待双眼皮，一定要比对爱车的养护还要精心，要按时到医院复诊，进行检视，接受必要的护理和指导。建议求美者多和医生联系、交流、复诊，有利于维持重睑的最好状态。

双眼皮如同一个“产品”，本书的重要意义就是在重睑手术的咨询、准备、手术、术后康复、术后保养等方面给出了良好的建议，教会求美者和相关人员按说明书使用双眼皮这个“产品”。

请记住非常重要的一句话：不适随诊，有情况及时联系医生或到医院诊治。

（张诚　侯俊杰　田怡）

# 前 言

我常常在想，一个工业产品即便再小，也会有一个产品使用说明书。有的产品使用说明书只有一两页，有的则是厚厚的一本书。重睑（双眼皮）手术，动辄数千元的花费，甚至高端的定制重睑，还会有数万乃至更高的消费，为什么就没有专门的“说明书”呢？重睑，虽然不能简单归结为产品，但是从负责任的态度讲，是不是也要给出一个全面的说明书来替代简单的术后交代呢？

为此，我们组织了有一定临床经验的眼整形美容相关人员，进行了本书的编写。希望达到以下目标：

让希望拥有双眼皮的求美者有一个正确的、明晰的获取路线；

让双眼皮的咨询、看诊过程更加透明、更加理性；

让双眼皮的手术不再神秘；

让双眼皮的恢复更加规范化、程序化，更加顺利；

让双眼皮的使用和维养更加合理；

让双眼皮的并发症更少发生，即便发生了，也有科学合理的解决途径；

让双眼皮拥有者对双眼皮有一个正确的认识；

让双眼皮的制造者对整个过程更加关注，达到更加规范化、流程化、科学化、功能化、审美化、合理化、细节化和人性化。

工业产品一般都会有设定的参数、设定的方法和设定的流程。在这一点上，重睑（双眼皮）与工业产品之间也有着一定的相似性，虽然在当今时代双眼皮还不能完全按工业产品来看待。双眼皮可以说是医生、求美者、机构和相关人员共同努力创造的一个鲜活产品，她是有感情的，也是有生命的。科学技术的发展没有止境，医学上还存在很多未知领域，审美上还存在许多不确定性，由此造成在不同的时代、国度和地域，不同民族、阶层、人群和个体对重睑效果和美学认知都不尽相同。所以，对于重睑，我们很难给出一个非黑即白的美学评价标准。

即便如此，至少在现阶段，我们还是可以通过产品说明书这种形式，来更好地传播关于重睑的各种知识。让大家知道，重睑手术不仅仅是医生割一刀、缝起来那么简单。一个良好的重睑，来自术前全面、正规的检查；来自良好的评估和正确诊断；来自正确的手术方案和预案的制定；来自术前、术中、术后的全面完善的护理和指导；来自远期的重睑使用指导等。即便是天生重睑，也需要相应的保养、使用指导和重睑失衡后的手术修整。本书方便求美者从不同层面、不同角度去了解重睑，用以对照和参考。对于整形美容行业的从业者来说，本书则更是关于重睑的一本非常全面的、中肯的非手术技术类参考书。对于各级整形美容机构或者综合医院的整形美容科室，在提高诊疗咨询服务，加强围术期管理，完善术后交代，以及指导求美者的远期保养和使用方面，把本书作为必备用书，充分发挥其重睑产品说明书的作用，可以收到事半功倍的良好效果。

因为作者是初次尝试将重睑的各个环节按流程梳理，很多知识并无现成经验可供参考。有些文章、书籍介绍的重睑术后康复知识非常零散和混乱，甚至是以讹传讹；有些大家一直在做的事情，并没有进行深入地研究和验证，就作为知识传承下来了；有些康复操作，什么时候做、怎么做、做多久、怎么观察、观察指标是什么，以及注意事项有哪些等，都没有很统一的说法。作者经过筛选、梳理，把一些比较成熟的做法，做了整理和呈现。希望在后续的实践中，能够不断改进和完善。

本书参照了产品说明书的一些体例和做法，争取把重睑的事情说清楚。重睑手术，毕竟是一个医学活动，毕竟不能等同于一般工业产品，所以也不能完全按照一般工业产品说明书去构架和写作。本书从重睑的咨询、手术、护理、康复、使用等方面都进行了阐述，也对重睑的原理、手术方式、知识获取等方面进行了深入浅出的讲解。本着既要讲清楚哪些不能做，更要讲清楚这个怎么做、那个怎么做。

因为本书是以一般说明书的形式呈现，以科普为主要目的，并不是严格意义上的学术论文，读者对象以求美者、咨询师、护理人员及客服人员等为主，各级医生和管理人员可作为参考书使用。为了兼顾不同人群的阅读，书中可能会将重睑和双眼皮两词混用。

重睑求美者，对重睑多一些了解很重要。从就诊开始到手术完成，建议一定要拿到本书，用以指导自己的整个重睑历程，受用终生。

重睑手术，看似小手术，其实不然。重睑手术不应该被当作入门手术来看待，更不应该是某个新手踏入整形美容行业的第一台手术。重睑成形术蕴藏着很深的原理、复杂的临床诊断及手术操作，蕴藏着心理学、美学、社会学及哲学的相关知识。医学、美学、科学还在不停地进展中，可以说“每个人的心中都有不止一个双眼皮”。所以，并不是一纸重睑说明书，就能完全涵盖重睑的方方面面。谨希望通过我们的努力，能够把当前最好的重睑知识呈现给读者。

由于作者水平有限，加之成书时间仓促，疏漏和不当之处在所难免，恳请读者批评指正，以便改进。

**眼痴张诚**

2022 年 2 月 22 日深夜，于南京

# 01章

# 开始了解重睑

01 节　一些有用的眼部解剖知识

02 节　重睑相关的美学知识

03 节　重睑、重睑形态及重睑成形术

04 节　重睑形成原理

05 节　重睑单元及相关名词

06 节　重睑的手术方式

07 节　重睑术与其他美容手术及治疗的关系

08 节　重睑术后要有一个良好的恢复过程

# 01 节　一些有用的眼部解剖知识

解剖知识是医学和美学的基础，本节作者对眼部解剖进行扼要描述，并针对临床应用，提出一些参考要点。知晓眼解剖，帮助理解眼功能，升华眼美学，从而切实提高重睑手术的安全性、功能性和健康美。

## 一、眼表解剖

眼部由眼球和附属结构构成，眼表（图 1-1-1）通常可见眉部、眼睑（上睑、下睑、睑缘）、内眦、外眦等结构。详细了解眼表结构，有助于理解重睑的形态、功能和美学，有助于了解重睑的设计和手术形成，也有助于了解重睑的术后康复、维护和保养。

### 眉部

眉位于眶上缘稍上方，由较密的丛生短毛形成，沿眶上缘向外呈弧形分布，双侧对称分布。是上睑与额部的分界。

眉的形态和位置直接影响着一个人的容貌。眉具有保护作用，可以遮光、避水、减少灰尘对眼睛的影响。眉也是重要的表情器官，通过眉的运动，可以传递感情，表达情绪。

通常将眉分成 4 个部分，分别为眉头、眉腰、眉峰、眉梢。

### 眼睑

眼睑分上睑和下睑，覆盖眼球前面，上睑较下睑宽大。眼睑游离缘称为睑缘。上下睑缘之间的缝隙称为睑裂。成年人睑裂平均长度为 27.88mm，高度为 7.54mm。

### 上睑

上睑是位于眼球前方，睑裂之上的帘状组织。上界为眉毛下缘，与眶上缘大致相符。下界为上睑缘。内侧界与鼻根部相延续，睑缘处汇入内眦角。外侧界与颧部相延续，上睑缘汇入外眦角。

上睑的形态，因睁眼、闭眼而发生变化（图 1-1-2）。上睑呈向外隆起的弧形，以便贴合眼球的形状。闭眼时上睑较饱满，睁眼时可能会出现上睑凹陷；天生有重睑者，闭眼皮肤面平滑，未见皱褶，睁眼时可见重睑；一般闭眼时皮肤面平滑，皱褶减少，睁眼时皱褶可能会增多、增大，并出现形态改变。

闭眼时，上睑高度通常为 15 ~ 20mm，眼睑厚度 2 ~ 3mm，宽度 26 ~ 30mm。上睑活动幅度 10 ~ 15mm。

平视时，上睑缘通常位于角膜上缘下 1 ~ 2mm。高于此位置时，要考虑可能存在上睑退缩；低于此位置时，通常要考虑存在上睑下垂的可能。

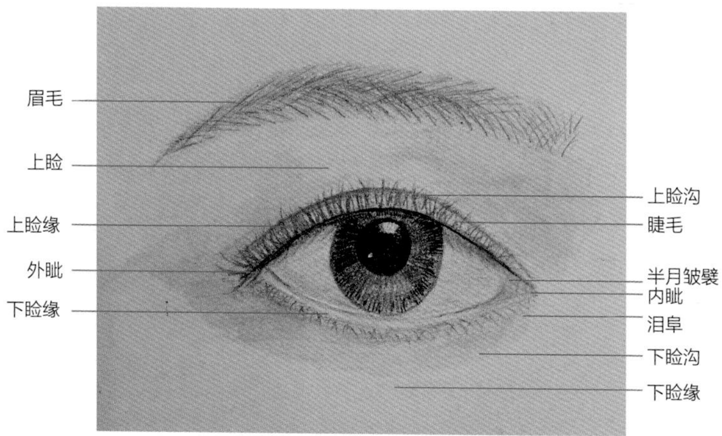


图 1-1-1 眼的外部标志

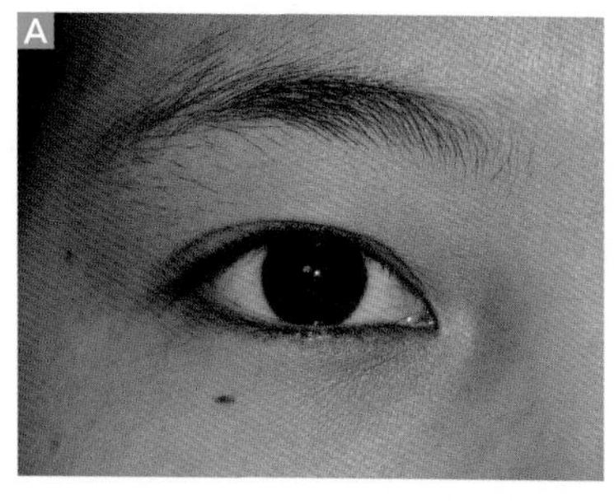


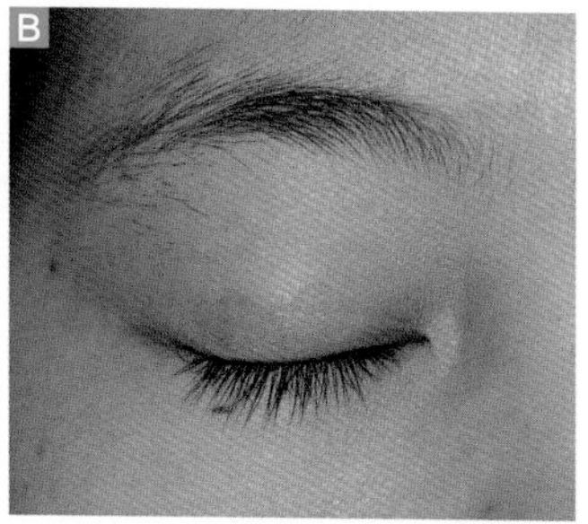


图 1-1-2 眼部表面解剖结构照片（右眼为例）
A. 睁眼；B. 闭眼

**临床应用提要**

(1) 了解眼部表面解剖知识，了解一些结构名称，了解重睑在眼部的位置、结构关系。

(2) 眉的位置、形态、功能，对重睑的宽度（高度）、形态、对称性，都有着重要的影响。

(3) 眉眼间距也是重睑纵向比例美学的重要方面。

(4) 眉眼间距也是上睑皮肤测量的重要数据，尤其是在上睑纵向皮肤量不足时，显得尤为重要。

## 二、睑部沟纹、皱襞的解剖

睑部存在多个沟纹和皱襞（图1-1-3），包括眶睑沟、上睑沟、下睑沟、鼻颧皱襞、颧骨皱襞等。眶睑沟和上睑沟与重睑的形成密切相关。

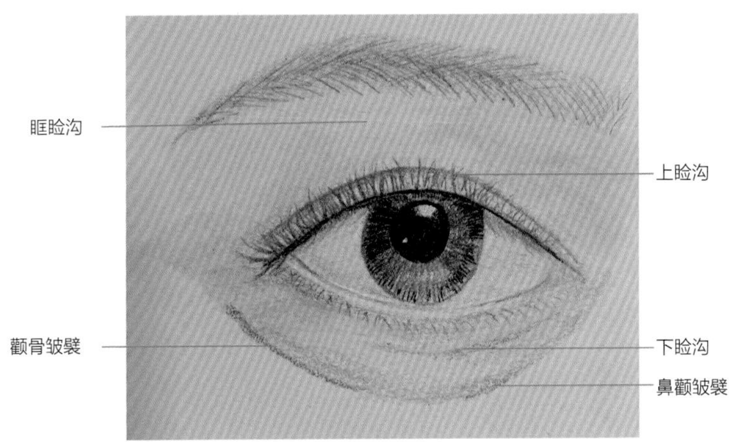


**图1-1-3** 睑部沟纹的解剖

眶睑沟明显者则呈上睑凹陷外观。

上睑沟，亦即上睑重睑沟，通常为上睑提肌纤维末梢穿过眼轮匝肌，到达皮下而形成。睁眼时，重睑沟及以下皮肤提升，重睑沟以上的皮肤相向下垂、折叠、悬垂，形成重睑皱襞，即形成双眼皮。

**临床应用提要**

上睑沟缺如者，通常为单眼皮；上睑沟较低者，通常为内双；出现多个上睑沟者，则为上睑多重褶，没有明显双眼皮。这些情况都是需要通过重睑形成术进行改善。

我们共同的目标就是在上睑沟的位置制造美丽重睑，或者使得已有的重睑变得更合理、更美。

重睑的美学指标，需要和眉部、眉眼间距、睑裂大小（高度及宽度）、上睑缘情况（睫毛、眼线）、黑眼球大小、眼球突出度等进行匹配和协调。

同时还要做到双侧良好对称，并要注意到重睑在眼睑运动中的表现。

## 三、眼睑的矢状剖面解剖

通过观察经瞳孔上眼睑的矢状剖面（图 1-1-4），可以较好地理解眼部各解剖结构的矢状面关系，进而帮助理解眼部诊断、设计及手术的深层次原理。

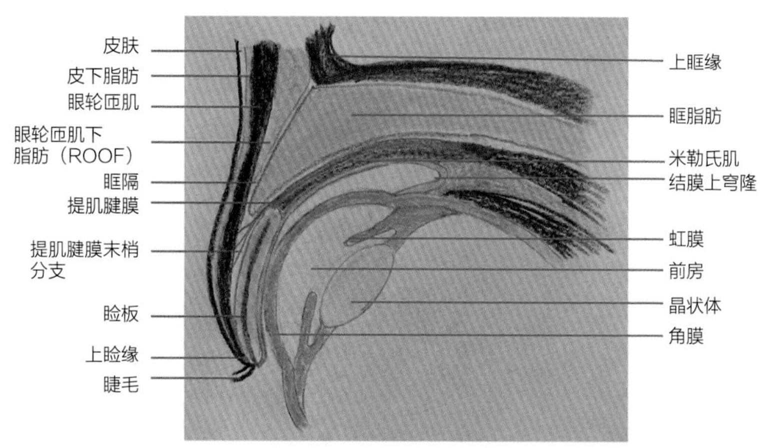


**图 1-1-4** 经瞳孔中心的上眼睑及相关结构矢状剖面解剖。观察上睑的层次构成

## 四、眼眶的解剖（图 1-1-5）

眼眶由上颌骨、腭骨、额骨、蝶骨、颧骨、筛骨、泪骨构成，分一体四壁，分别为上、下、内、外四壁。上壁称为眶顶。眶内主要

容纳眼球、眼外肌和眶脂肪，外上方的泪腺窝内容纳泪腺。

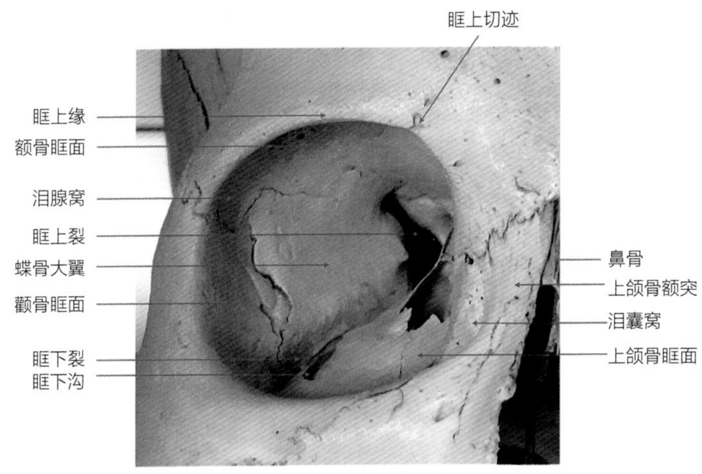


**图 1-1-5** 眼眶的解剖（前面观）

## 五、穹隆结膜及眶缘至角膜缘的距离（图 1-1-6）

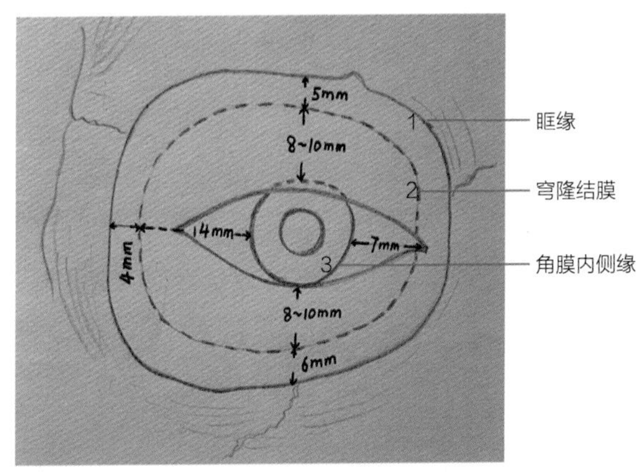


**图 1-1-6** 穹隆部结膜及眶缘到角膜缘的距离（右眼）

1. 眶缘；2. 穹隆结膜；3. 角膜内侧缘

**临床应用提要**

眶骨，是眼部美学的骨性结构，是重要的硬性支撑基础。同时，也是不能无限追求个性美的限制结构。

眼球通过筋膜系统悬吊在眼眶内，周围填充眶脂肪。眶脂肪是重要的衬垫、支撑、保护系统，一般不轻易去除。

外上方眶缘较低者，重睑的外段形成会受限，造成重睑尾部较低（窄)。目前一般不会因为重睑的需求而处理此处的眶缘低下。

泪腺脱垂者也会影响重睑的外段成形。重睑手术的同时可以复位泪腺，如有病理情况则需经专科医生处理。

**总结**

人体所有的美，都要以健康为根本，都是以解剖为基础，都是以功能为核心，美学只是外在表现。在解剖基础上的健康的、有功能的美才是真正的美；相反，以损害健康为代价，影响功能的“美”，只能是形态上的畸形，并不是真正的美。

在追求美丽重睑的时候，一定要以解剖和功能为根基，适度改造，达到健康的美。

重睑要遵循三看原则：看见、看好、好看。首先是要让眼睛能看得见，满足基本功能；其次是要让眼睛能看得好，实现良好视功能；最后才是眼睛要好看，达到重睑要美丽。

（沃贝贝 张诚 聂丽丽 吴海龙 关几梦 马希达 李世卫 周敏茹）

## 02节 重睑相关的美学知识

单睑在东亚人群中比较常见，单睑往往给人眼裂较小、无神、缺乏美感，甚至是冷漠的印象。相反，因为增加了视觉上的睑裂宽度（高度)、角膜的暴露度增加、上睑睫毛上翘等，重睑给人的最大印象是大眼睛、眼神更加明媚、清秀，显得更加灵动，能更好地接受和表达情感。本节通过对一般美学常识、眼部美学以及重睑美学知识的介绍，以期凸显重睑之美。

## 一、人体美学

人体美学观察受种族、社会、个人等各方面因素的影响，牵涉形体与精神、局部与整体的辩证统一，只有整体和谐、比例协调，才能称得上是一种完整的美。人体审美中，有些共同的美学规律可供参考。

### （一）黄金分割

黄金分割与人的关系相当密切。地球表面的纬度范围是 0°～90°，对其进行黄金分割，则 34.38°～55.62° 正是地球的黄金地带。无论从平均气温、年日照时数、年降水量、相对湿度等方面都是适于人类生活的最佳地区。巧合的是，这一地区几乎囊括了世界上所有的发达国家。

黄金分割是公元前 6 世纪古希腊数学家毕达哥拉斯发现的，这其实是一个数字的比例关系，即把一条线分为两部分，此时长段与短段之比恰恰等于整条线与长段之比，其数值比为 1.618∶1 或 1∶0.618，也就是说长段的平方等于全长与短段的乘积。0.618，以严格的比例性、艺术性、和谐性，蕴藏着丰富的美学价值。为什么人们对这样的比例，会本能地感到美的存在？其实这与人类的演化和人体正常发育密切相关。据研究显示，从猿到人的进化过程中，人体结构中有许多比例关系接近 0.618，从而使人体美在几十万年的历史积淀中固定下来。人类最熟悉自己，势必将人体美作为最高的审美标准，凡是与人体相似的物体就喜欢它，就觉得美；于是黄金分割律作为一种重要的形式美法则，成为世代相传的审美经典规律，至今不衰！在研究黄金分割与人体关系时，人们发现了人体结构中有 14 个“黄金点”（物体短段与长段之比值为 0.618），12 个“黄金矩形”（宽与长比值为 0.618 的长方形）和 2 个“黄金指数”（两物体间的比例关系为 0.618）。

符合黄金比例的人体最能使人产生美感，人体美感是由容貌美和体型美两部分组成。头面部从发迹至颏与面宽、颏至眼外眦与颏至鼻翼、从颏至鼻翼与颏至口裂；面宽度与眼外眦间距、眼外眦至口裂与口裂至鼻基底宽度之间，以及躯干部如头顶至脐、脐至脚底，头顶至喉结，喉结至脐等都存在这种比例关系。

**黄金点**

(1) 髋骨：头顶—足底之分割点。

(2) 咽喉：头顶—肚脐之分割点。

(3) 膝关节：肚脐—足底之分割点。

(4) 肘关节：肩关节—中指尖之分割点。

(5) 眉间点：发际—颏底间距上 1/3 与中下 2/3 之分割点。

(6) 鼻下点：发际—颏底间距下 1/3 与上中 2/3 之分割点。

(7) 唇珠点：鼻底—颏底间距上 1/3 与中下 2/3 之分割点。

(8) 左口角点：口裂水平线左 1/3 与右 2/3 之分割点。

(9) 右口角点：口裂水平线右 1/3 与左 2/3 之分割点。

**黄金矩形**

(1) 躯体轮廓：肩宽与臀宽的平均数为宽，肩峰至臀底的高度为长。

(2) 面部轮廓：眼水平线的面宽为宽，发际至颏底间距为长。

(3) 鼻部轮廓：鼻翼为宽，鼻根至鼻底间距为长。

(4) 唇部轮廓：静止状态时上下唇峰间距为宽，口角间距为长。

(5) 手部轮廓：手的横径为宽，五指并拢时取平均数为长。

**黄金指数**

反映鼻口关系的鼻唇指数：鼻翼宽与口角间距之比近似黄金数。

反映眼口关系的目唇指数：口角间距与两眼外眦间距之比近似黄金数。

0.618，作为一个人体健美的标准尺度之一，是无可非议的，但不能忽视其存在着“模糊特性”，它同其他美学参数一样，都有一个允许变化的幅度，受种族、地域、个体差异的制约。

人体黄金点见图 1-2-1。

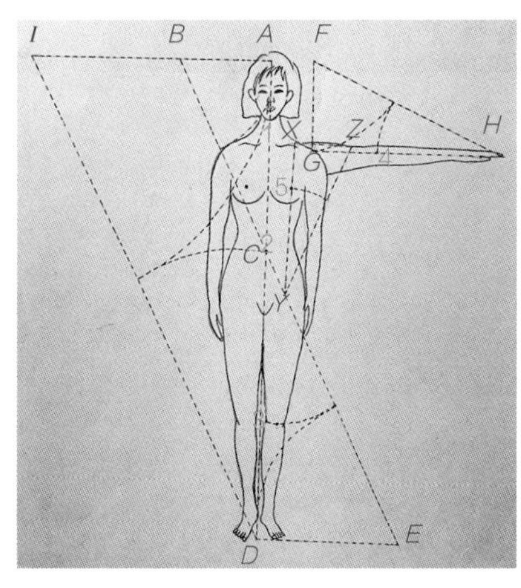


**图 1-2-1** 人体黄金点

1. 喉结点 △ *ABC*；2. 脐点 △ *AID*；3. 膝点 △ *CDE*；4. 肘窝点△ *FGH*；5. 乳头点△ *XYZ*

## （二）比例学说

比例学说也是一种非常实用的、受人们欢迎的、用数字来表达标准人体美学的方法。标准人体美的比例关系中，有许多表述方法，如身长为手长的 19 倍，身长为头长的 7 ~ 8 倍，身长为面长的 10 倍，身长为中指长的 19 倍，身长为鼻高的 32 倍等。

三停五眼也是一种比例说法。

古代美学者将人脸长度分为三等分，上区从额部发迹至眉间中点，中间区从眉间中点到鼻翼基底部，下区从鼻翼基底部到下颌缘，三区的高度应相等；人脸的宽度在眼的水平位等分为 5 个眼的距离，即眼的宽度（左右各一）、眼间距及外眦至耳宽度（左右各一）。

目前有学者针对人脸宽度和睑裂的比例，提出了“三停四眼”的说法。该说法尚未得到很好证实和推广。

## （三）曲线美

曲线美是指人们对于曲线所产生的审美感觉。美学上以曲线比直线柔和，而且富于变化，因此人们对于曲线所产生的美感称为曲线美。

自然界中因人体能包罗一切美的曲线，故为曲线美的代表。

好看的双眼皮上睑缘弧度一定是优美的曲线，而失败的眼整形手术造成的参差不齐、弧度生硬、弧度不良等都很难达到优美曲线这一标准。

## （四）对称美

对称，指物体或图形在某种变换条件（例如绕直线的旋转、对于平面的反映等）下，其相同部分间有规律重复的现象，亦即在一定变换条件下的不变现象。在日常生活中和在艺术作品中，“对称”有更多的含义，常代表着某种平衡、比例和谐之意，而这又与优美、庄重联系在一起。①辐射对称。②双辐射对称。③左右对称或称两侧对称，是仅通过一个平面（正中矢面）将身体分为互相镜像关系的两个部分（例如脊椎动物的外形）。

中心对称：把一个图形绕着某一点旋转 180°，如果它能与另一个图形重合，那么就说这两个图形对于这个点对称或中心对称（Central Symmetry），这个点叫作对称中心，这两个图形的对应点叫作关于中心的对称点。

李政道 1996 年 5 月 23 日在中央工艺美术学院的演讲中曾指出：“艺术与科学，都是对称与不对称的巧妙组合。”“对称是美，不对称也是美，准确地说，对称与对称破缺的某种组合才是美。”单纯对称和单纯不对称都是单调的。一个对称的建筑只有放在不对称的环境空间中才显得美，反之亦然。

数学家魏尔（H.Weyl）在讨论艺术作品中的对称性时，提到西方艺术像其生活一样，倾向于缓解、放宽、修正，甚至打破严格的对称性，他有一名句：“但是不对称很少是仅仅由于对称的不存在。”

**临床应用提示**

重睑的对称美，通常指的是左右对称。要做到重睑的对称美，要基于眼部对称（包括眼球）、眼周对称、鼻部对称以及面部其他部分的对称。

因为主视眼、优势咀嚼、利手、利足以及眼部功能的差异等，很难真正形成重睑的对称，重睑的使用也是在一个相对对称的环境中，所以很难在一个非对称的使用环境中长期维持重睑的稳定和对称性。

重睑的对称是相对对称，相对对称才是一个较为理想的、切实的目标。

## 二、眉、眼及睑裂美学

### （一）眉部美学

（1）眉的形态和位置，影响眉部美学。

（2）眉毛的疏密、长短、生长方向、杂乱与否、毛发颜色也是眉部重要美学要素。

（3）双侧眉的对称性。

（4）眉头间距合适。

（5）眉眼间距。

（6）眉各部与发际线各部的距离。

### （二）眼型

眼睛的形态学观察和美学分型并没有统一的标准。从东亚人的眼型特点实际观察，大概可以分为以下几种类型：

（1）细长眼型，俗称丹凤眼，是最常见的眼型之一。

（2）宽圆眼型，俗称杏仁眼，符合大众审美的标准眼型。

（3）圆突眼型，俗称铜铃眼、金鱼眼、牛眼。巩膜露白较多。

（4）三角眼型，一般见于上睑外侧皮肤松弛者，多见于中老年人。

（5）上斜眼型，睑裂向颞上倾斜，俗称吊梢眼。

（6）下斜眼型，睑裂向颞下倾斜，呈八字眼。

（7）上睑凹陷眼型，主要特点是上眼窝深陷。

（8）小眼眼型，通常见于眯缝眼。

### （三）睑裂的形状

#### 睑裂分型

通常情况下依据睑裂的高度分为 3 型。①狭窄型：睑裂高度＜

5mm。②中等型：睑裂高度 5 ~ 10mm。③高度型：睑裂高度> 10mm。

**睑裂的形状是上下不对称的**（图 1-2-2）

睑裂轴（内外眦间的连线）的上半部分以内侧为最高，下半部分则以外侧为最低。

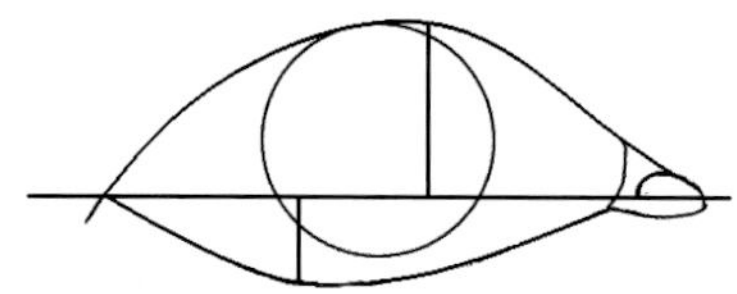

**图 1-2-2** 睑裂的形状，睑裂的上下不对称性。睑裂上半部中内侧最高，睑裂下半部中外侧最低

## （四）双侧睑裂的对称度

据研究显示，双侧睑裂先天不对称者（图 1-2-3）达 36%，重睑手术并不能完全改变这种现象。术前存在睑裂不对称者，重睑术后较容易发生重睑不对称的情况，术前需仔细检查、评估和制定方案。医患双方都要了解这种不对称现象的存在。

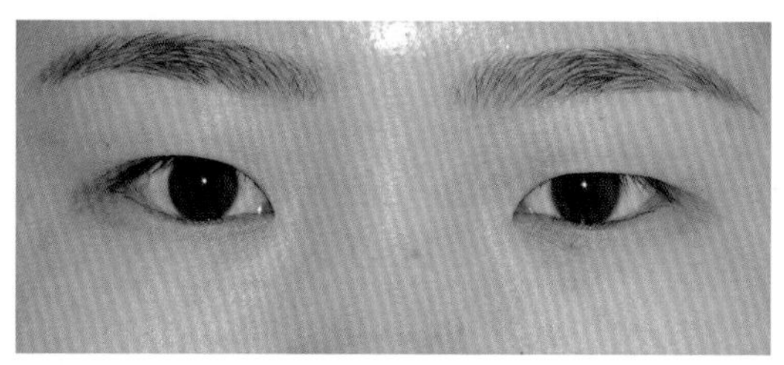

**图 1-2-3** 先天双侧睑裂不对称，左眼睑裂明显小于右侧

## （五）眼睑对眼球的遮盖关系

### 1. 睑裂与眼球的遮盖关系（图 1-2-4）演变

眼睑与眼球的遮盖关系，随着年龄的增长，一直在变化中。总的趋势是上睑向下，遮盖角膜越来越多；下睑越来越向下，暴露下方巩膜越来越多。这种情况除了影响眼部的生理功能，在美学上也是

不良现象。

眼部整形美容手术和治疗就是要及时阻止这种改变，通过努力让眼部遮盖情况变得更好。重睑手术中，也会通过提肌的调整等，改变上睑缘向下遮盖的美学异常。

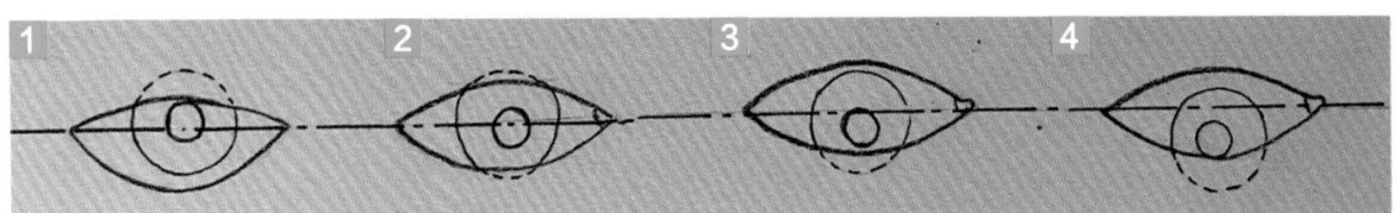


**图 1-2-4** 睑裂与眼球的遮盖关系演变
1. 新生儿；2. 儿童；3. 成人；4. 老年人

### 2. 上睑缘位置异常

#### 2.1 上睑下垂（图 1-2-5）

正常在自然状态下原位注视时，上睑缘位于瞳孔与角膜之间，正常情况下上睑缘遮盖角膜 1.5 ~ 2mm。若上睑缘遮盖角膜 2 ~ 3mm 为轻度上睑下垂；上睑缘遮盖角膜 3 ~ 4mm 为中度上睑下垂；上睑缘遮盖角膜大于 4mm 为重度上睑下垂。

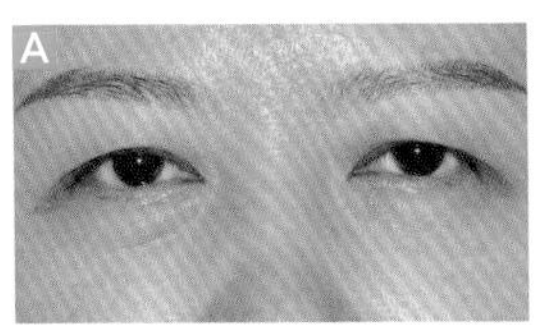

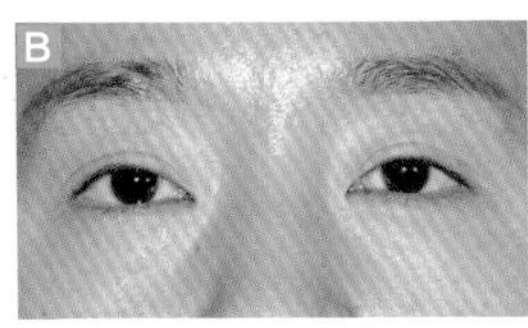

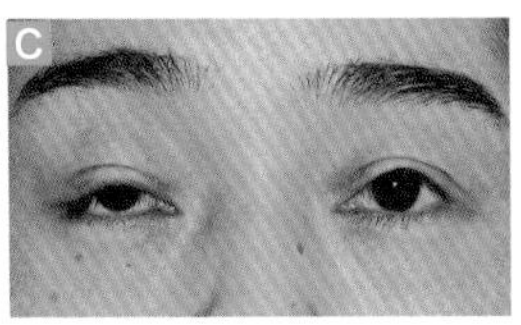


**图 1-2-5** 上睑下垂
A. 年龄相关性上睑下垂，双眼，平视时正面观。属于容易被忽视的不典型上睑下垂。B. 重睑术后继发上睑下垂，双眼平视正面观。在一些对提肌干扰较大的术式中会发生；有时候，埋线重睑也会因为法登现象，后期出现上睑下垂征。C. 先天性上睑下垂矫正术后，双眼平视正面观。右眼下垂矫正不良

#### 2.2 上睑退缩（图 1-2-6）

原位注视时，正常情况下上睑缘位于角膜上缘下 1.5 ~ 2mm，如睑缘高于此位置则视为上睑退缩。上睑退缩发病的主要因素有甲状腺相关眼病、各种外伤、手术创伤、面神经麻痹、先天性上睑提肌和上直肌纤维化、Parinaud 综合征等。

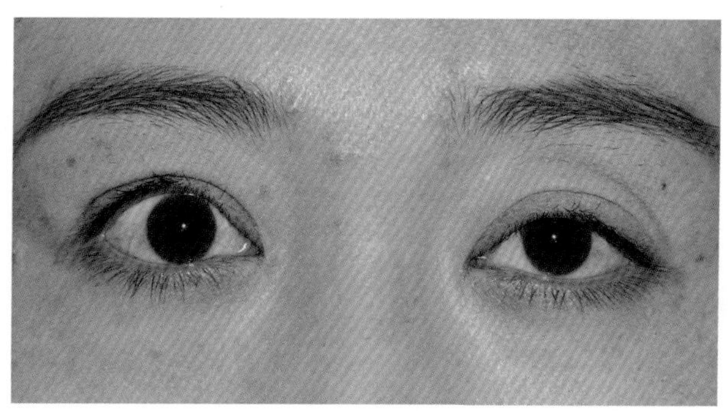

**图 1-2-6** 示右眼上睑退缩。正位平视

### 2.3 上睑迟滞（图 1-2-7）

上睑迟滞，是指眼球向下转动时，上睑不能随之下落，表现为角膜和上方巩膜显露增多。也有人称之为上睑迟落。常见于甲状腺相关性眼病，先天性上睑下垂患者也会出现，也可见于各种重睑术后效果不良的案例中。

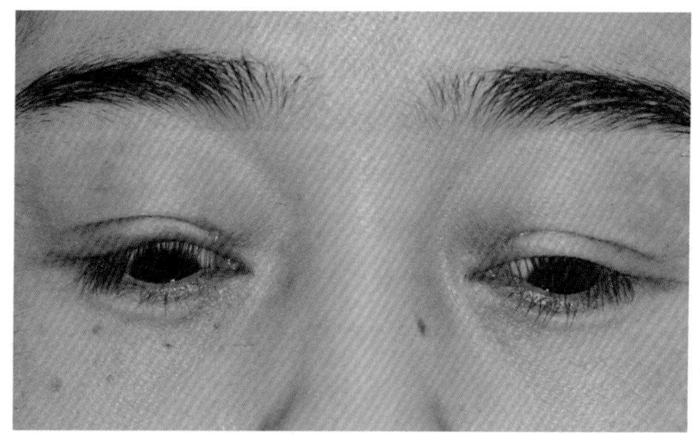

**图 1-2-7** 患者下看时正面观，显示双眼上睑迟滞，右眼严重

### 2.4 下睑退缩、睑球分离（图 1-2-8）

正常人的下睑缘中央位置与角膜下缘平齐或略低，当下睑缘低于角膜下缘时，巩膜暴露，即为下睑退缩。

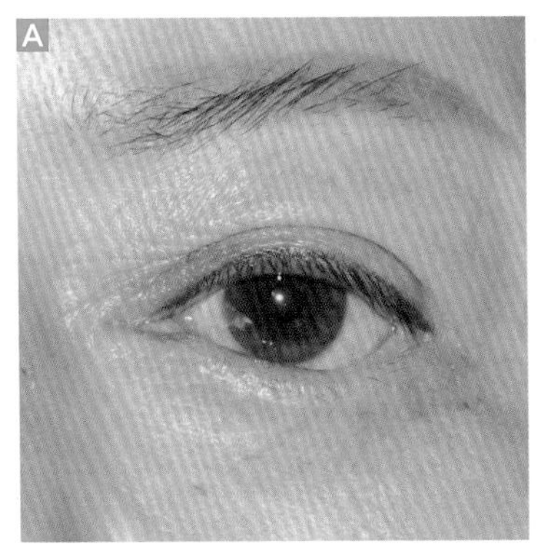


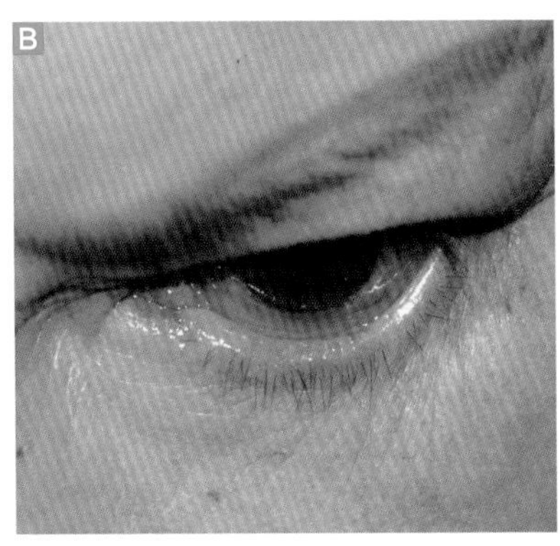


**图 1-2-8** 外切眼袋术后下睑外翻和睑球分离，以左眼为例

A. 左眼平视正面观，可见下睑退缩、弧度不良，外侧段畸形明显；B. 患者略低头上看，可见下睑退缩和睑球分离，并伴有球结膜水肿

**临床应用提示**

掌握一些基本的睑裂美学知识可以很好地指导术前设计，术前准确判断出上睑下垂、眼裂不对称、严重内眦赘皮等问题，从而避免手术所引起的不良后果。而术前检查不仔细、未与求美者详细沟通，可能会产生一些不必要的医患纠纷。

## （六）睑缘美学

良好的睑缘，通常睑缘完整、解剖结构完善和功能良好，弧度流畅，无外翻，无内翻，睫毛正常，无双行睫，无乱睫，无倒睫，无睫毛稀疏，睫毛色泽正常，睑缘无水肿，无异常分泌物，无痂皮，无鳞屑，无赘生物等。

重睑手术相关的异常，通常包括：眼睑内翻 / 外翻、睑峰外移、成角畸形、睑球分离等。

**睫毛美学**

正常情况下上睑睫毛 100 ~ 150 根，平视时角度为 110° ~ 130°，闭眼时为 140° ~ 160°，对眼睛具有重要的遮挡作用。细长、乌黑、浓密、上翘的睫毛对人的容貌美起着重要的作用。

睫毛生长方向，既不要过度上翘，也不要向内倒向。睫毛生长方向异常称倒睫。眼科通常是指睫毛倒向眼球，会引起相关症状，是最常见的外眼病之一。

眼部整形美容中，有些求美者要求做翘睫术，其容易形成上睑外翻露红和睫毛外翻（图 1-2-9）的丑化效果。

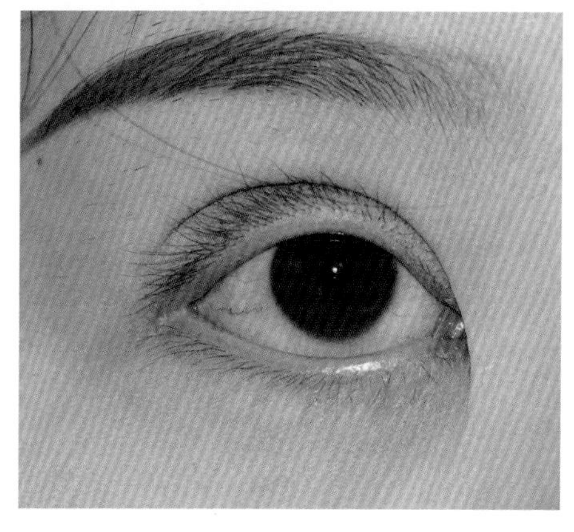

**图 1-2-9** 重睑术后上睑睫毛外翻，左眼平视正面观

## （七）眦角美学

### 1. 内眦与内眦赘皮

内眦赘皮又称蒙古皱襞、内眦皱襞，是上睑皱襞向内眦处延伸形成的，依据遮盖泪阜的程度不同分为轻、中、重度，依据内眦赘皮的形态和高度又分为眉型、睑型、睑板型和倒向型内眦赘皮。

与重睑相关的内眦和内眦赘皮美学及功能问题，主要包括内眦显露不足，内眦显露过度呈现老化征象，内眦赘皮术后瘢痕，内眦赘皮术后内眦闭合不自然，内眦赘皮术后对内眦和上下睑的影响，以及内眦赘皮对重睑、上睑的牵拉等。

### 2. 外眦

外眦是睑裂的重要功能结构和形态结构，通常处于较稳定的状态。大多数情况下，医生不太建议求美者开外眼角，除非睑裂很小、外眦异常粘连等。

有的求美者会伴有外眦过高、过低的情况，睑裂倾斜度异常，影响美观。

一些开外眦手术后很容易遗留一些问题（图 1-2-10、图 1-2-11）。

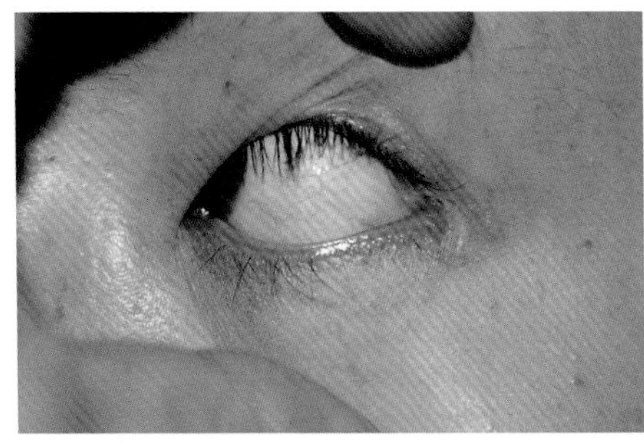

**图 1-2-10** 外眦术后不良。检查者用左手食指和拇指分开被检查者左眼上下睑，显露外眦，被检查者向右看，充分暴露外眦。显示外眦露红、瘢痕、形态异常和睑球粘连

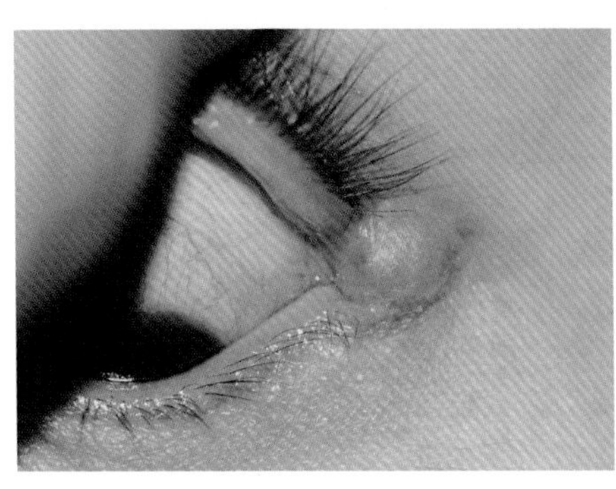

**图 1-2-11** 外眦开大后并发症。显示左外眦囊肿形成及外眦角缺损

## （八）按上睑皮肤弹性及皮下脂肪含量分类

（1）正力型：上睑皮肤紧致、无松弛，皮下脂肪充盈适度，多见于年轻人。

（2）无力型：上睑皮肤松弛、弹性差，皮下脂肪含量少，可见凹陷（图 1-2-12），多见于老年人。

（3）超力型：上睑皮肤紧致光亮、皮下脂肪过度充盈，个别患者伴有泪腺脱垂，呈肿胀状态，俗称“肿眼泡”“肿泡眼”或“泡泡眼”（图 1-2-13）。

（4）特殊类型：伴有其他异常（如内眦赘皮、上睑下垂、小睑裂和鼻背塌陷等）的眼睑形态。

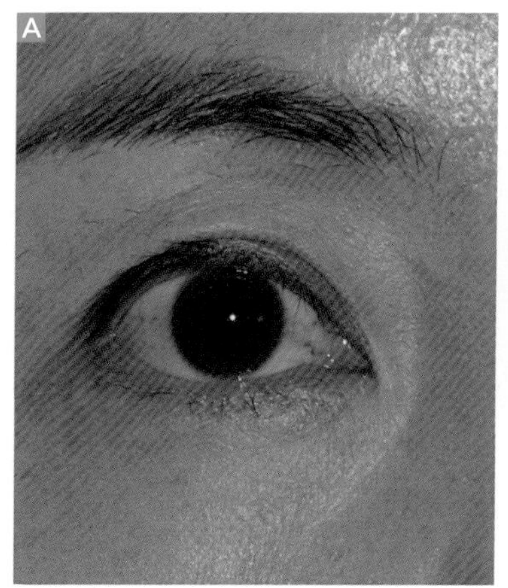
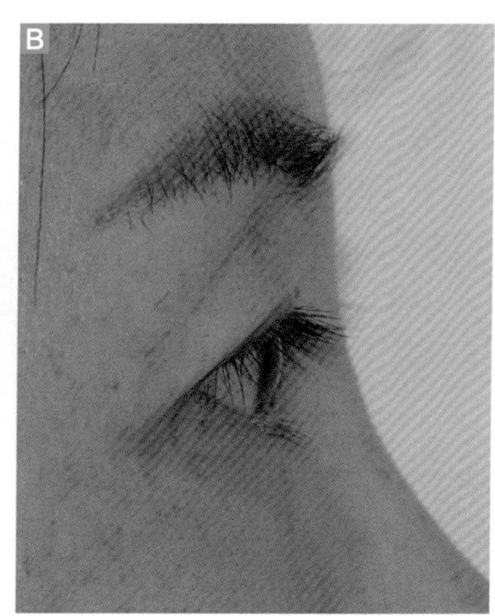

**图 1-2-12** 显示求美者存在上睑凹陷
A. 平视时右眼正面观；B. 平视时右眼侧面观

上睑凹陷是眼部整形美容临床上常见的体征。其形成有生理性原因，也有继发性原因；有全身因素，也有局部因素。临床所见案例大多为上睑局部原因所导致，比如上睑眶脂肪移位或被手术去除，上睑提肌力量不足等。

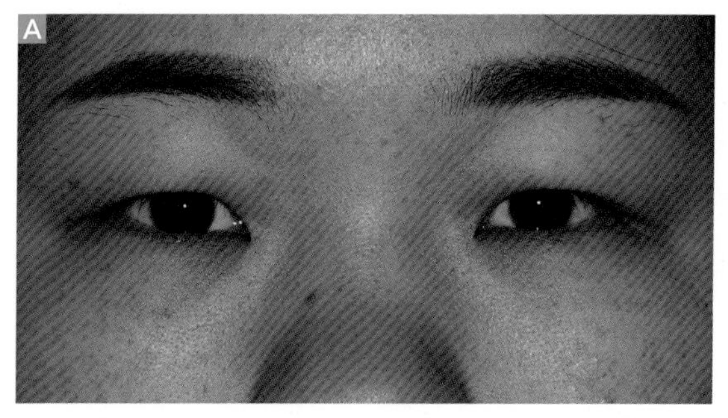
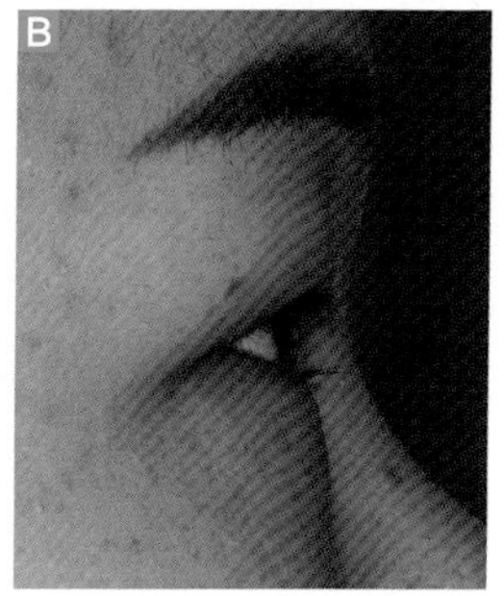

**图 1-2-13** 上睑明显肥厚，隆起，组织堆积
A. 平视时双眼正面观；B. 平视时右眼侧面观

上睑臃肿的形成有全身原因，也有局部原因。容易造成当期重睑塑形困难，造成远期重睑稳定性和持久性不够。

**临床应用提示**

每一种类型的上睑都奠定了不同的重睑基础。

求美者不要忽视自己上睑条件对重睑形成的影响，不要追求不必要的、难以实现的美学效果。

医生也不要为了过度迎合求美者的需求，对眼部组织结构进行过度分离和去除。

## （九）眼睑闭合与开启

眼睑运动以开合为主，一定要闭合良好，开启良好（图1-2-14）。

（1）睁眼、闭眼动作顺畅、快速、有力。

（2）闭眼时，上下睑缘闭合，没有睑裂闭合不良，此时睑裂成大致水平弯曲，一般外眦略低于内眦；平视时，一般外眦略高于内眦。

（3）瞬目功能良好。

（4）在眼睑运动中，求美者自我感觉无明显异常，无卡顿、干涩、费力、疼痛等感觉。

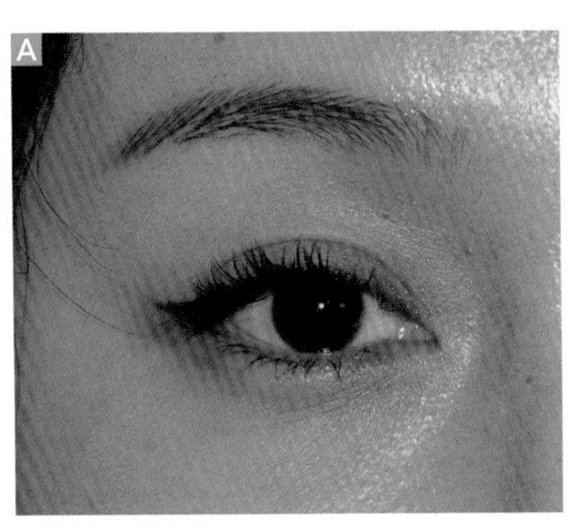


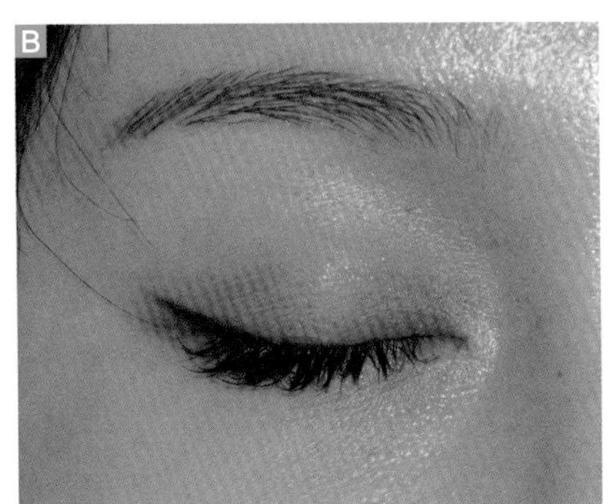


**图 1-2-14** 眼睑闭合和睁开时的位置和形态
A. 平视；B. 闭眼

## （十）眼球美学

眼球美学，通常涉及眼球大小、突出度、有无斜视、眼球各部分是否有赘生物，颜色、光泽是否正常等。眼球运动的灵活度和双侧协调也是重要内容。

**1. 眼球突出度（图 1-2-15）**

无眼球突出、内陷，也无双侧眼球突出度的明显差异。

**2. 眼球注视方向（图 1-2-16）**

无斜视、震颤，双侧眼球活动协调一致。

**3. 眼球大小**

眼球大小正常，无牛眼、小眼球，甚至无眼球。

眼球及各部位显露合适，黑白比例合适。

角膜大小、形态正常。

**4. 眼球各部色泽正常**

角膜透明，无瘢痕、云翳，形态、大小无异常。

虹膜形态色泽无异常，对光反射灵敏。

没有翼状胬肉（图 1-2-17）。

结膜透明，不苍白，无出血、充血，无色素痣，无赘生物，无瘢痕粘连。

巩膜无明显色素显露，无形态异常。

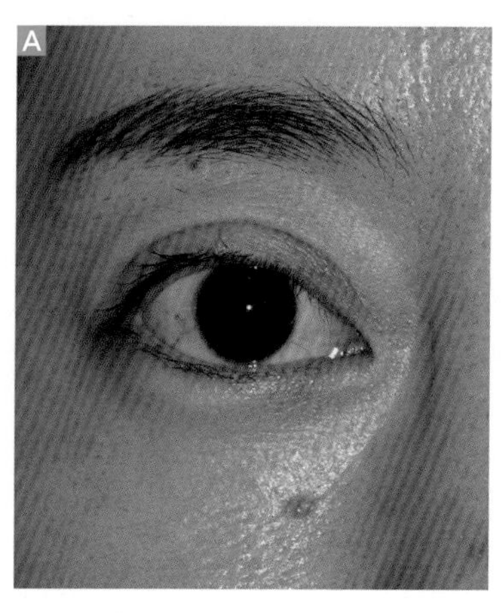


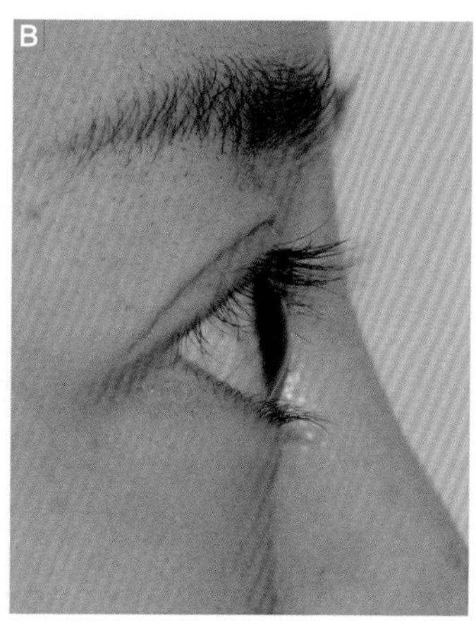


**图 1-2-15** 突眼

A. 右眼平视正面观；B. 右眼平视侧面观

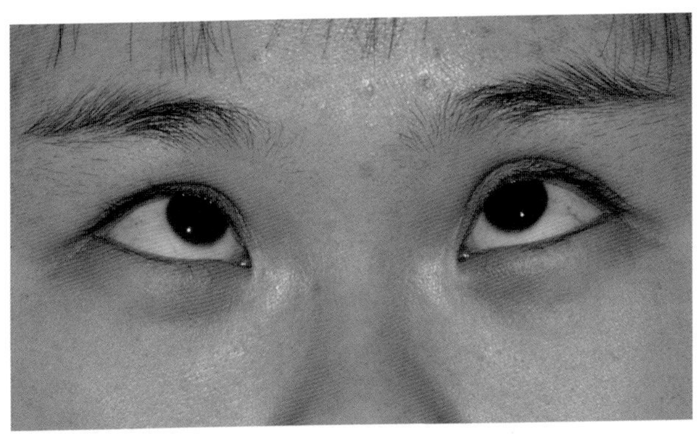

图 1-2-16 患者上看时，眼球向内上方注视，会引起重睑形成异常和最高点的变化

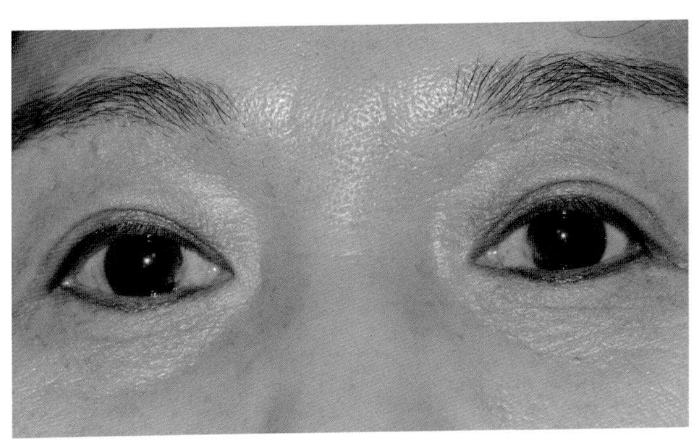

图 1-2-17 双眼平视可见双侧翼状胬肉，影响眼部美观

## （十一）眉部美学

眉部外形良好；眉的位置良好；眉毛疏密正常，色泽、方向正常；眉的运动良好；眉部无明显瘢痕、不良文绣、赘生物等。

眉眼间距良好。

## （十二）无眼病和眼部功能障碍

眼部无眼病，功能正常，是实现眼部美学的重要基础。

（1）无病理性屈光异常。

（2）无青光眼、白内障、眼底病、甲状腺相关眼病、眼部肿物

（图 1-2-18）等眼病。

（3）无眼部功能异常，无视力、视野异常。

（4）无眼外伤，无睑球粘连，无眦角粘连等。

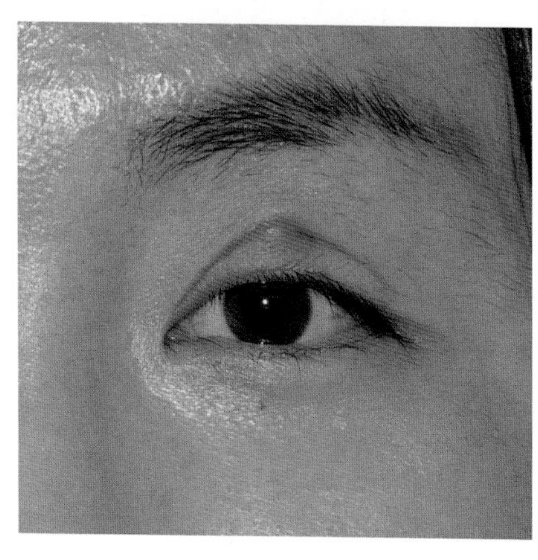

**图 1-2-18** 睑腺炎对重睑的影响，患者平视正面观，左眼

### （十三）其他

眼部美学的外延要包括身体、心理、生理等方面。全身情况健康，是实现眼部美学的最重要基础。主要包括身体健康、心理健康、休息良好、精神饱满、内环境维持在良好状态，身体内环境和外环境平衡等。

## 三、重睑美学

重睑的审美除了基本美学常识的应用，在具体的重睑审美中也有以下几方面要引起注意。

#### 1. 眼睛在正面部的位置

无论是采用黄金分割理论分析，还是面部九宫格分析，双眼的上下位置，要处于“三停”的上下停交界处；单眼的左右位置，要处于水平向的外 1/3 处；双眼间距合理，基本符合一个眼距。符合以上规律，使得双眼成为面部审美的关注点，成为自然引导的审美中心。

### 2. 眼睛大小在正面部的比例

睑裂大小与面部比例匹配。

可以采用全面部观察法、上面部观察法、半面观察法、眶区观察法（单眼及双眼）等区域组合的方式，进行面部不同区域的框选，从而进行多方面观察。观察眼睛在不同面部区域中的美学情况。

### 3. 眼睛在侧面凸度、弧度中的情况

从侧面观察面部的静态、动态弧度，观察眉部、上睑、眼球、下睑在面部弧度中的情况，是否存在凹陷、隆起、突出、移位等异常现象。

### 4. 眼睛与其他器官的美学协调

一双漂亮的眼睛，配上鞍鼻，肯定不能显示出美感。人们常说的“眉眼不分家”和“眼鼻不分家”，是有一定道理的。

一双漂亮的眼睛，如果配上额部异常，也不能显示眼睛的灵动和深邃。

一双漂亮的眼睛，配上明显凹陷的颞部，眼睛的美也是难以体现的。

### 5. 重睑与睑裂、眉眼间距等的比例关系，以及运动中变化的比例

- 重睑的闭眼高度；
- 重睑的平视高度。

这两个高度在眉眼间距中的比例：与睑裂的高度、宽度比例。

重睑高度的动态比例：扑闪的眼睛，在变化中的比例依然良好。

上述重睑美学分析，提示重睑审美一定要注意眼睛的位置、大小、形态，眉部形态和位置，面部轮廓、形态、比例，不同区域面部组合观察，结合发型、化妆、职业特点等，进行全面审美。决不能抛开面部与器官的比例，抛开眼部和面部表情等的关系，去孤立看待双眼皮。

仅仅盯着重睑曲线，眼里只有重睑高度、长度、弧度，以及双侧要对称一致，是非常狭隘的审美。这种眼里只有重睑的审美，只能叫测量，不能叫审美。

一个常见的求美者，会面临面部不对称、眶部发育不一、主视眼、优势咀嚼、视力不良、视野不一，以及眼睑运动等因素，无论是在动态，还是在静态下，通常是不可能出现完全一致的重睑的。刻意追求这样的目标，只会徒增烦恼。

眼睛是心灵的窗户，一双漂亮的眼睛是众多人的追求。眼值高，颜值才高。美是有一定标准的，但审美却千差万别，审美意识是人类进化发展的结果。

受西方文化的影响，越来越多的东方女性追求高鼻梁、欧式眼，希望有较薄和较宽（高）的双眼皮，并消除内眦赘皮和上睑的臃肿感。其实，这种审美追求对于东方人并不十分合适。因为东方人的面部结构特点与西方人有着显著的差异。眼部的美更应该是眼睛和面部五官比例协调的美。

眼整形美容医生会全面考虑求美者的诉求和基本条件，在眼部结构及功能允许的情况下，既要满足大众的一般审美标准，也要满足个性化的审美需求，尊重求美者在审美上的主观差异性，从而做出求美者满意、医生安心的健康美眼。

（张诚　沃贝贝　吴海龙　蔡薇　林川　聂丽丽　关几梦　田怡　张可欣）

# 03节　重睑、重睑形态及重睑成形术

## 一、重睑及相关名词的定义

### 1. 重睑的定义

睑裂张开时，在上睑出现一条与睑缘走向一致的皮肤皱褶，使得上睑看起来像双层眼睑，称为双重睑，简称重睑。俗称双层眼皮，简称双眼皮（图 1-3-1）。

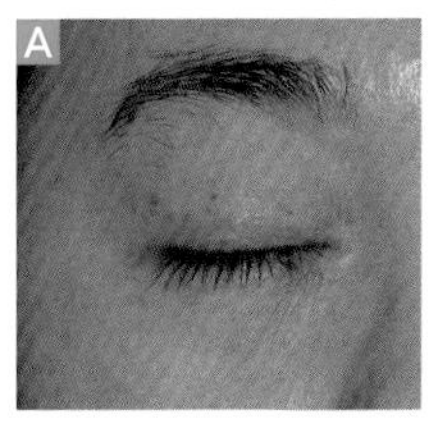

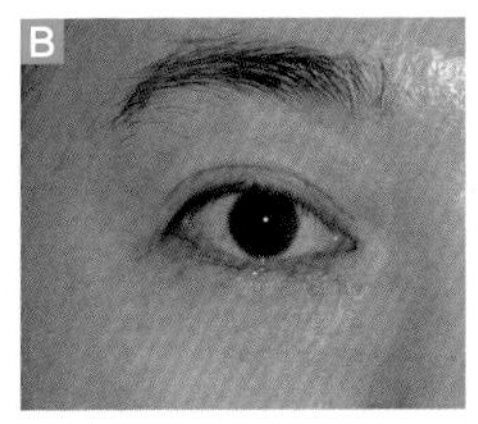

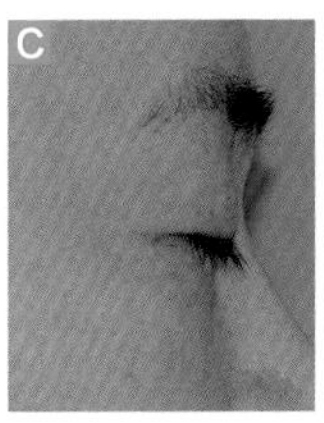

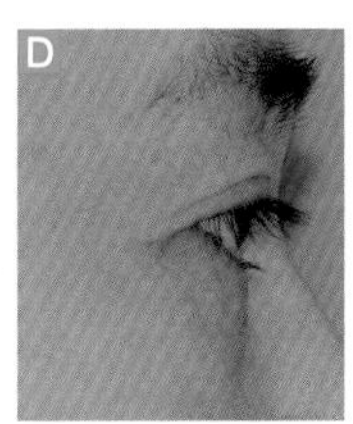


**图 1-3-1** 配合定义描述的重睑形态观察，以右眼为例
A. 正位闭眼；B. 正位平视；C. 侧位闭眼；D. 侧位平视

### 2. 单睑定义

自眉部向下至上睑缘，上睑皮肤平滑，睁眼时没有皱襞形成，上睑看起来为单层，称为单睑，俗称单眼皮（图 1-3-2）。

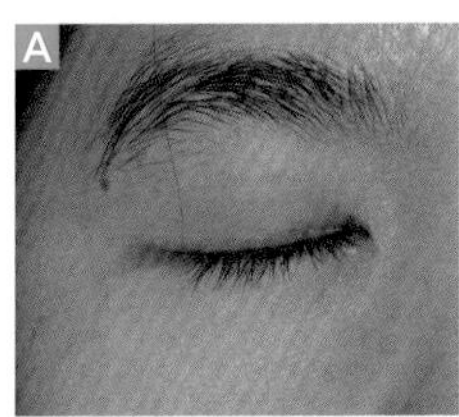

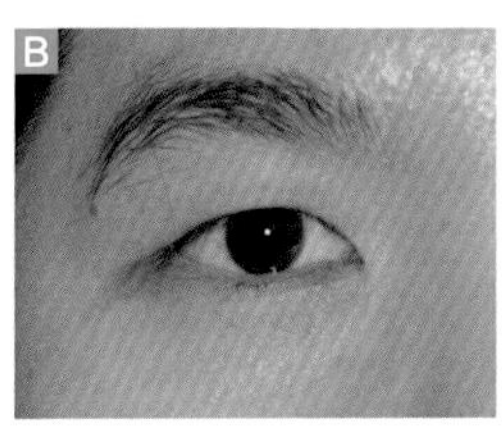

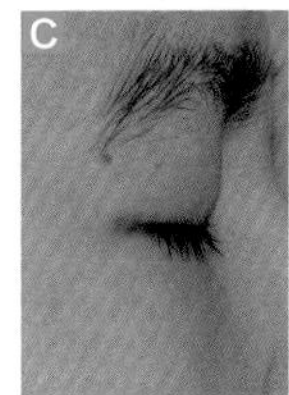

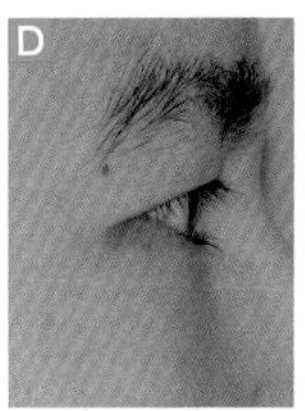


**图 1-3-2** 配合定义描述的单睑形态观察，以右眼为例
A. 正位闭眼；B. 正位平视；C. 侧位闭眼；D. 侧位平视

单眼皮有时也是指单薄的眼皮，指的是上眼睑单薄，睁眼时没有重睑（图 1-3-3）。这种眼睛其实并不难看，可能会有自己独特的美。

### 3. 多重皱褶、多重睑的定义

睁眼时上睑有多个皱襞，使得上睑看起来有多层，称为多重睑，或多重皱褶、多层眼皮（图 1-3-4）。俗称“三眼皮”，三为虚指。

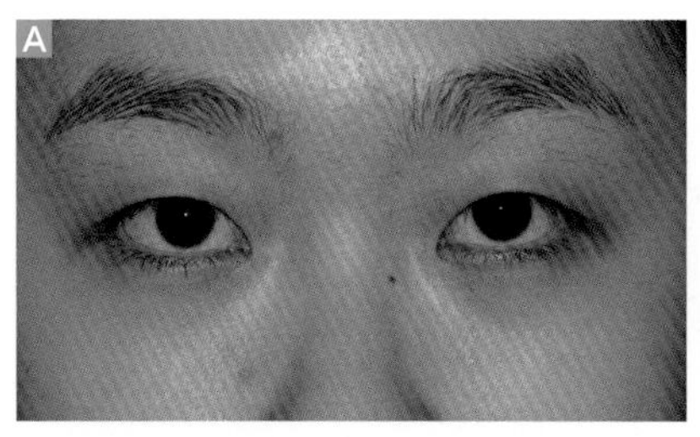
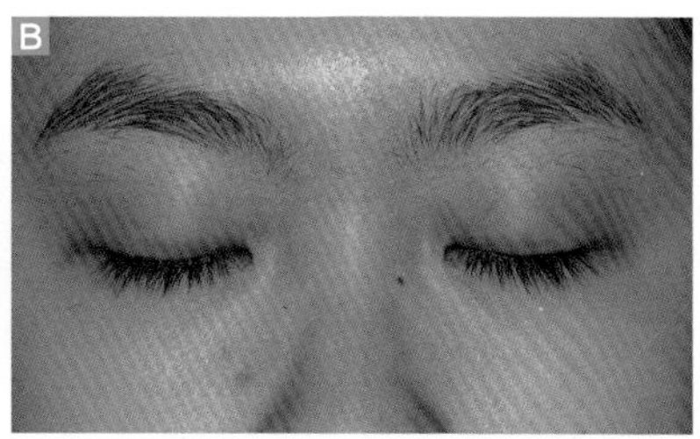

图 1-3-3 单薄却不失美感的单睑
A. 正位平视；B. 正位闭眼

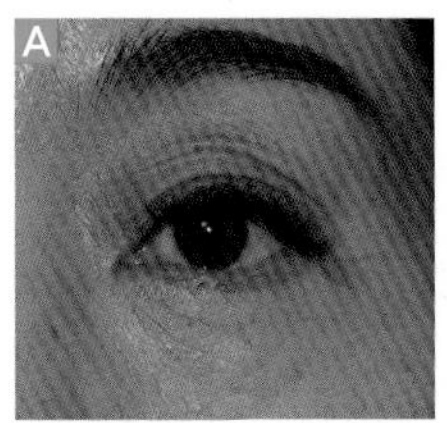
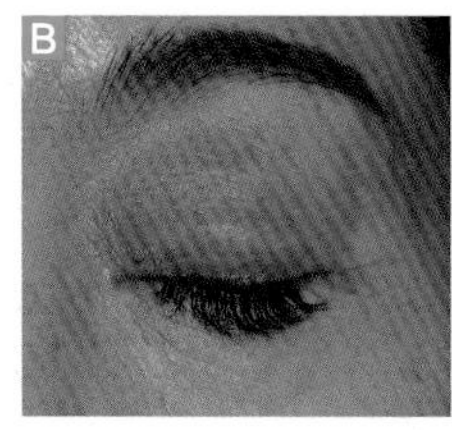
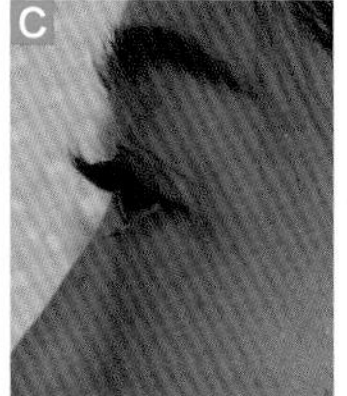
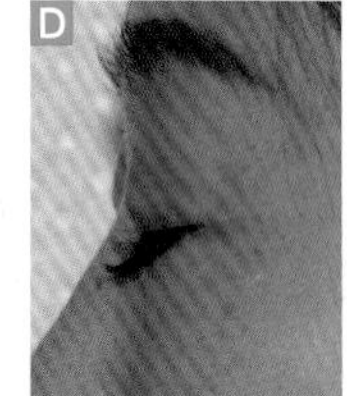

图 1-3-4 上睑多重褶观察，以左眼为例
A. 正位平视；B. 正位闭眼；C. 侧位平视；D. 侧位闭眼

注

当前一些文献对重睑的定义有以下几种：

1. 重睑的解剖性定义

有人认为存在上睑沟就是重睑。又有人往前推进一步，认为睁眼时在上睑沟部位形成皱褶，称为重睑。

我们把这种重睑定义称为解剖性定义。这样的定义对重睑的理解是有失偏颇的。

2. 重睑的原理性定义

整形界大多数人认为上睑提肌腱膜末端穿过眼轮匝肌，插入睑板前皮肤，睁眼的时候，提上睑肌收缩，拉动该部皮肤上移，形成皱褶，称为重睑。这是根据重睑原理进行的过程描述来定义的。这种定义也是有失偏颇的，存在更大的误导性，比如用双眼皮胶带粘贴后，睁眼时形成重睑，该怎样套用这个定义呢？难道这个重睑就不叫重睑了吗？

我们认为，无论是解剖性定义还是原理性定义，都不是很好的重睑定义。按照这两种说法，在没有眼部解剖，也没有重睑原理的阐述之前，重睑还叫不叫重睑？所以，从事物的本源状态上描述，给出重睑定义，才是比较科学的，才是适应性较广的。前述给出的重睑定义就是按照状态性定义来进行的，基本可以适用在重睑的各个应用层面。

## 二、重睑的显露程度分类（4 型分类）

根据重睑的显露程度，可将重睑分为：全双重睑、中双重睑、半双重睑、内双（隐双）重睑这 4 种类型（图 1-3-5)。

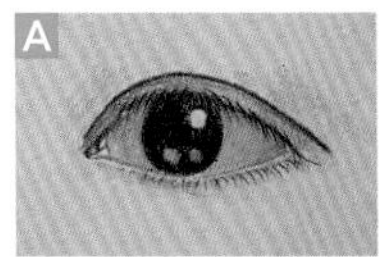

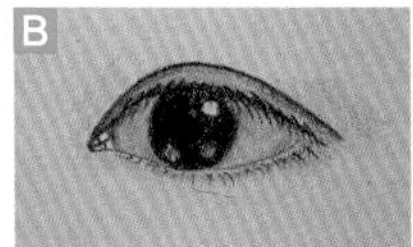

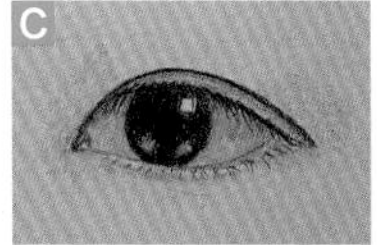

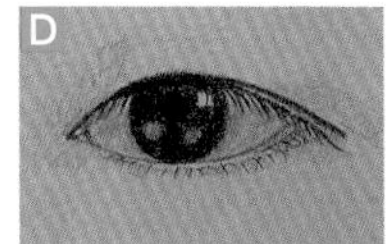


**图 1-3-5**　重睑的 4 型分类
A. 全双重睑；B. 中双重睑；C. 半双重睑；D. 内双重睑

（1）全双重睑，指的是从内眦到外眦有一宽窄大致相同的重睑皱襞，类似于平行型重睑（图 1-3-6)。

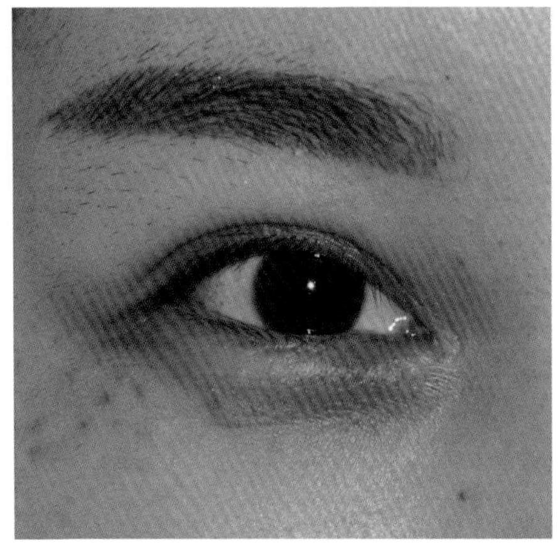

**图 1-3-6**　全双重睑，以右眼为例，正位平视观察

（2）中双重睑，重睑皱襞自内眦到外眦均有，内侧 1/3 较低（窄），向外渐高（宽），类似开扇型（图 1-3-7）。

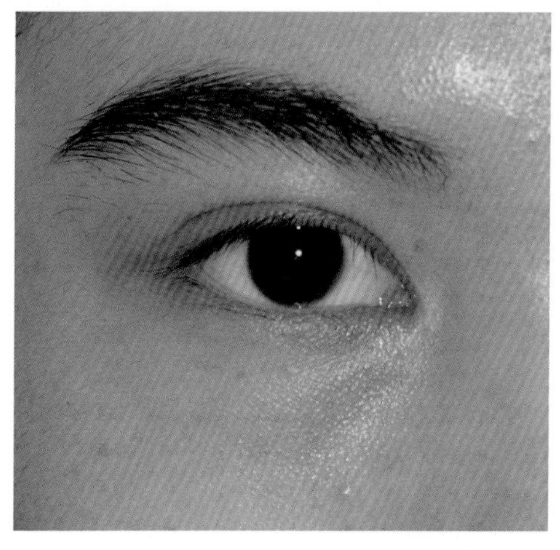

**图 1-3-7** 中双重睑，以右眼为例，正位平视观察

（3）半双重睑，内侧 1/3 重睑不明显，而后逐渐显出，增高（宽）（图 1-3-8）。

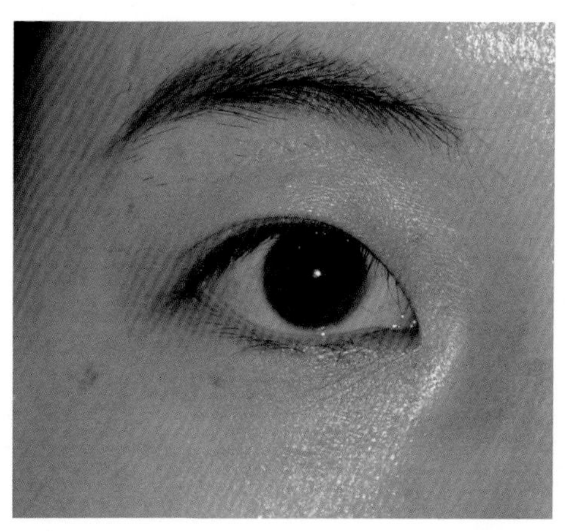

**图 1-3-8** 半双重睑，以右眼为例，正位平视观察

（4）内双（隐双）重睑，是指平视睁眼，或略向下看时隐约可见窄的重睑，睁大眼睛时重睑消失（图 1-3-9）。

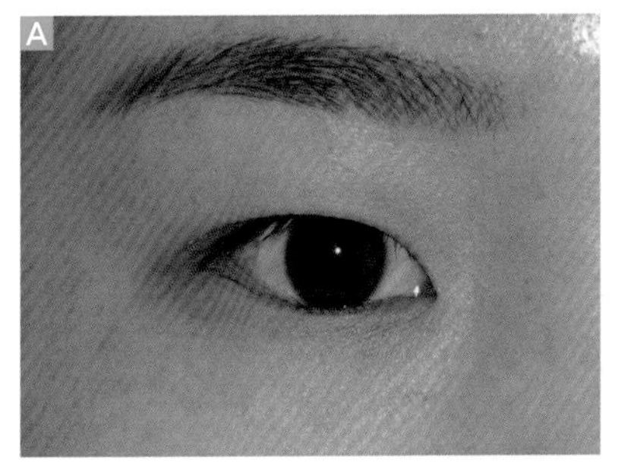
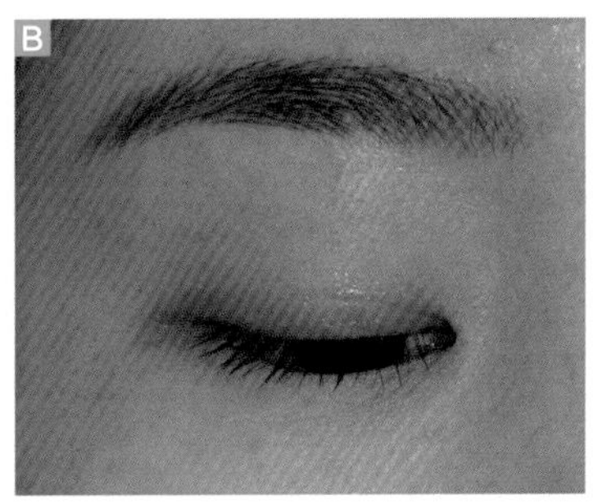

**图 1-3-9**　内双重睑，以右眼为例
A. 正位平视；B. 正位下看

## 三、重睑的形态（3 型分类）

东亚人的重睑形态一般有：开扇型、平行型和新月型 3 种（图 1-3-10）。

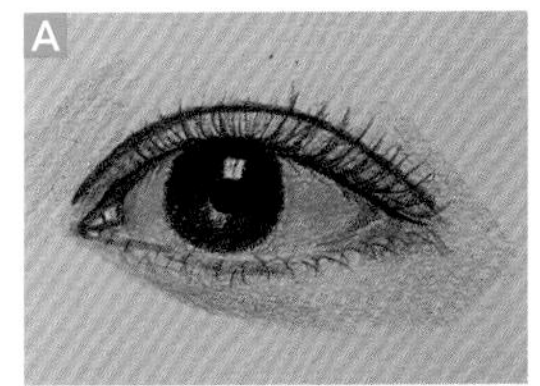
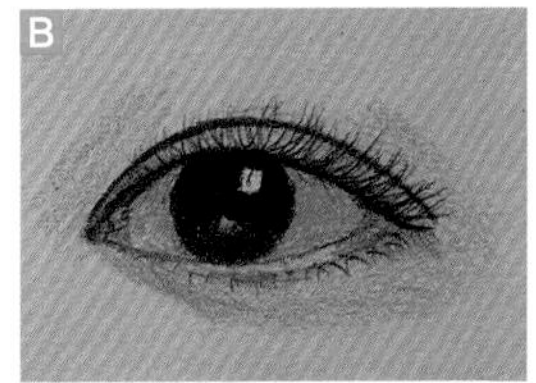
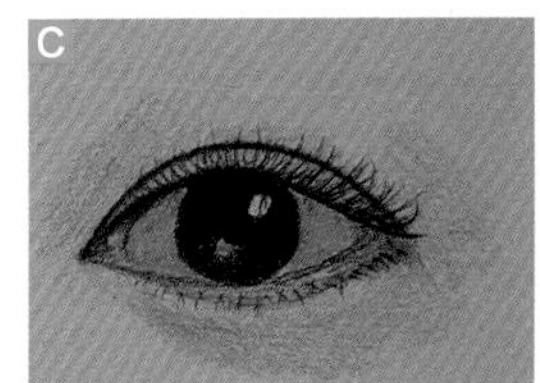

**图 1-3-10**　重睑的 3 型分类
A. 平行型；B. 开扇型；C. 新月型

这种形态分类主要依据重睑线与上睑缘的相交情况。平行型重睑（图 1-3-6）是两头都不相交；开扇型重睑（图 1-3-7、图 1-3-8）是内眦相交，外眦部平行或上扬；新月型重睑（图 1-3-11）是两头都有相交的趋势。

高加索人的“欧式眼”，通常为半月型重睑，是一种受限于眶骨缘的形态。

一般中国人的重睑不宜追求高加索人的半月型重睑，因为面部比例、眼部结构不同，很容易出现不美和相关并发症，成为问题重睑（图 1-3-12）。

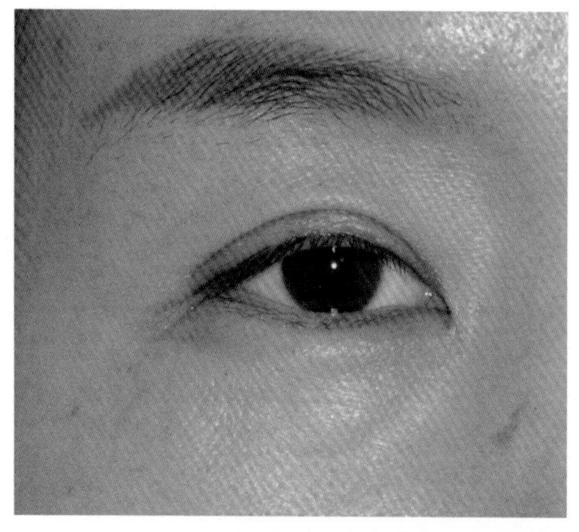

**图 1-3-11** 新月型重睑。右眼平视

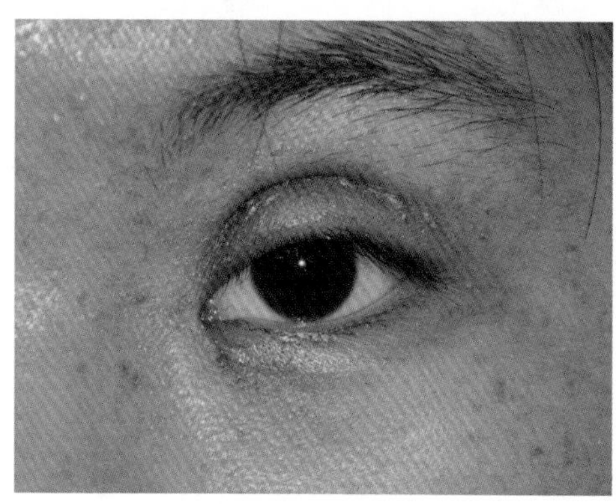

**图 1-3-12** 切开重睑术后粘连过高形成的半月型重睑（左眼）。重睑过高，造成上睑下垂，重睑形态不美观

从形态和显露程度，对重睑进行分类和描述是比较常见的方法。尚有通过解剖的方式进行的分类描述，一般比较少用。

## 四、重睑的遗传和发生

人类的上眼皮性状有 3 种：单睑、重睑、一单一双。有研究显示，我国双侧单睑发生率约为 36.89%，双侧重睑发生率约为 52.44%，一单一双约为 8.89%，多重睑约为 1.78%。

影响中国人上眼睑性状的主要因素有：种族、地域、年龄、性别、遗传规律等。比如，回族和维吾尔族较汉族重睑发生率高；新疆地区重睑发生率较中原地区高；性别影响因素中，女性重睑发生率较男性群体略高；年龄越小，单睑发生率越高；而随着年龄增长，上睑皮肤松弛下垂，原有重睑线也会下移，睁眼时重睑皱襞线与睑缘齐平或低于上睑缘，逐渐也会呈单睑外观。

经调查显示，眼皮性状遗传方式为常染色体遗传，而非伴性遗传；双眼皮为常染色体显性遗传，而单眼皮为常染色体隐性遗传。若父母都为重睑，子女一般为重睑；父母都为单睑，子女虽然多为单睑，但理论上也有 25% 的重睑发生率。

## 五、重睑成形术

重睑成形术，也称重睑术，通常是指为增加美学观感而对大部分没有明显生理缺陷的上睑，通过手术的方式人为地改变上眼睑的组织结构，对眼睑结构、结构间关系以及上睑外形重新塑造，使得睁眼时，上睑出现重睑皱褶。

重睑手术，通常理解为从单睑到重睑的美容手术，是从无重睑到有重睑的过程。在目前的重睑临床实践中，重睑手术的内涵和外延均得到了扩大。重睑术，已经扩展为切开法和非切开法两大类，每一类中又分化出各种手术细类方式。在临床实践中，重睑术也不仅仅局限于从单睑到重睑了。

## 六、临床应用提要

在具体的临床实践中，重睑手术的内涵和外延均有所扩大，通常包括：

（1）从单睑到重睑的手术。

（2）天生重睑的手术调整。

（3）术后重睑的调整和修复手术。

（4）天生重睑病理性问题的治疗性手术。

（5）重睑双改单。

（6）眉下切口的重睑显露手术。

（7）不同切口入路的重睑成形术：重睑线切口、近睑缘切口、眉下切口等。

（8）甚至外延到一部分重睑入路或作为解剖注意点的上睑手术（如先天性上睑下垂矫正术、上睑退缩矫正术、泪腺手术、上睑瘢痕整复、上睑植皮修复、皮瓣修复等），重睑成形术成为其中的一个重要步骤。

（张诚　吴海龙　林川　侯俊杰　李静）

# 04 节　重睑形成原理

重睑成形术又称重睑术，通常是指为单睑求美者做出重睑的一种美容性手术。从 1896 年日本 Mikamo 医生发表重睑文章算起，重睑术已经经历了一个多世纪。重睑原理的研究和应用成为贯穿始终的重要内容。

**重睑原理的提出**

1956 年，菲律宾医生 Sayoc 提出重睑形成的“上睑提肌腱膜纤维插入睑板前眼轮匝肌到达皮下”理论。

该原理认为，上睑提肌腱的纤维不仅分布在睑板的上缘，而且有一部分纤维穿过眶隔和眼轮匝肌，分布在睑板前皮肤上，当上睑提肌收缩时，牵拉睑板前的皮肤和睑板一起上提，上睑的皮肤在睑板上缘附近形成皱褶，出现重睑（图 1-4-1）。

该原理成了重睑形成的经典原理，深深影响了重睑手术半个多世纪，致使其后大部分重睑研究和重睑手术都是围绕上睑提肌腱膜进行的。

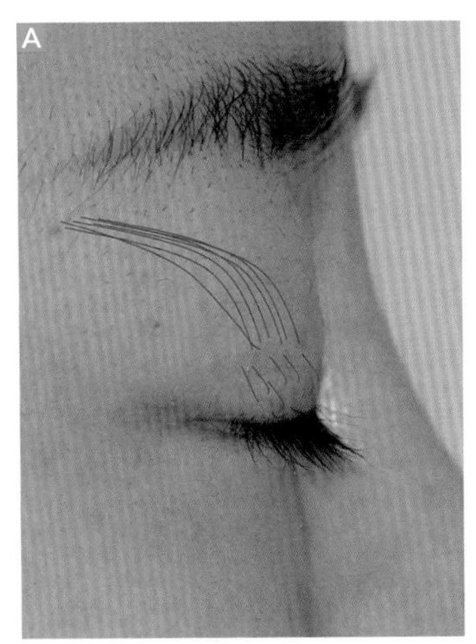


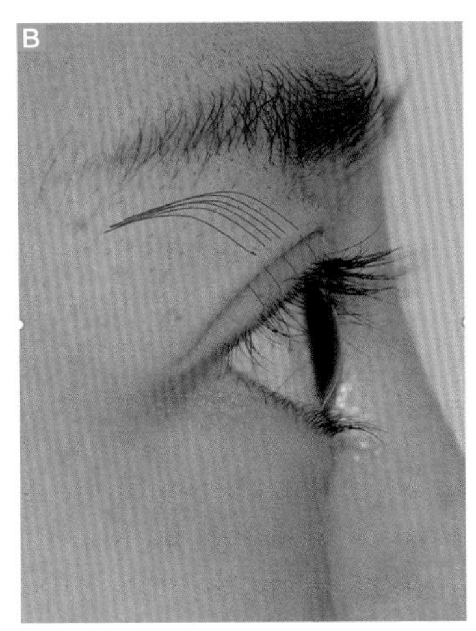


**图 1-4-1** 重睑原理模拟图

A. 患者闭眼侧面观，蓝色线条模拟提肌腱膜长入睑板前组织，到达皮肤；B. 求美者平视侧面观，蓝线显示拉起重睑线下组织，上提，形成重睑

**重睑原理的临床应用**

通过手术，模仿提肌腱膜末梢纤维插入模式，形成人工重睑。这种模仿就是为了建立皮肤和腱膜之间的联系。手术方法包括手术和非手术两大类，主要包括缝线法、埋线法、各种切开法和烧灼法等。

**现有主流重睑形成原理的局限**

目前，手术形成重睑的方式都是围绕这个原理进行的各种努力和改进。但是，也有一些用这个原理不能很好解释的重睑现象。比如，儿童发热之前可能会出现从无重睑到有重睑现象，发热痊愈以后，重睑或消失，或继续留存，这种现象很难用重睑形成的提肌腱膜插入理论来解释。另一种现象就是，用双眼皮贴可以贴出重睑来，并没有“提肌腱膜纤维”的插入，此现象也无法用提肌腱膜纤维插入理论来解释。

针对这些现象，有一些学者提出了重睑形成的其他机制。宋儒耀和方彰林等认为，亚洲人重睑形成机制可能还包括：①重睑皮肤厚度；②眼轮匝肌分部；③眶隔脂肪下界的位置等影响重睑形成的因素。这些理论主要应用于切开法，是在手术中选择性切除重睑线上下部分皮肤、眼轮匝肌及眶隔脂肪，使睑板良好显露，给重睑线至睑缘的皮肤与睑板发生粘连瘢痕创造条件。

这些不能用经典重睑原理解释的现象的存在，一方面说明，我们人类对重睑形成原理的认识还存在不足，需要医学专家和科研人员进一步深入探索。另一方面也说明，重睑效果做到基本上达到理想，就已经很不容易了。医生会尽最大的努力做到最好。作为求美者，对重睑效果的追求不要陷入绝对的完美主义，不要求全责备，不要太苛刻。

**总的来说**

虽然人类在重睑形成的原理上还存在一些未知因素，但是，重睑成形术已经成为临床上很成熟的手术方式，并且越来越微创，手术效果也越来越好。求美者可以放心地去咨询、手术，并畅享美好重睑生活。

（张诚　林川　王忠志　周敏茹　王小民　杨晓红　谭贵苗　蔡薇）

# 05节　重睑单元及相关名词

重睑相关名词涉及重睑的定义，前面章节已进行了阐述。本节主要针对重睑单元及重睑单元内结构进行初步命名和阐述，以帮助读者深入、细致地理解重睑。

## 一、重睑单元及相关名词

重睑单元结构在睁眼和闭眼状态下是不同的，闭眼状态下平坦的上睑，会在睁眼时形成折叠，从而出现重睑。闭眼时的上睑结构不但在睁眼时出现形态变化，也因为重睑形成，出现了部分组织结构被遮挡。下面分别从睁眼、闭眼状态进行重睑单元的描述，并结合睁眼、闭眼进行分析。

### （一）闭眼重睑单元分析（图 1-5-1）

重睑线（Crease），通常沿上睑板上缘弧度走行，或高于或低于睑板上缘。描述重睑线通常用高度（宽度）、起点、止点、弧度、顺畅性等。

线上区域，也称线上组织（上唇）、线上段（Section），范围为重睑线向上至眉下（眶下缘）。重睑线以上区域为返折区（部），是重睑形成的重要转折部位。

线下区域，也称线下组织（下唇）、线下段（Section），范围为重睑线向下至上睑缘（睫毛根）。

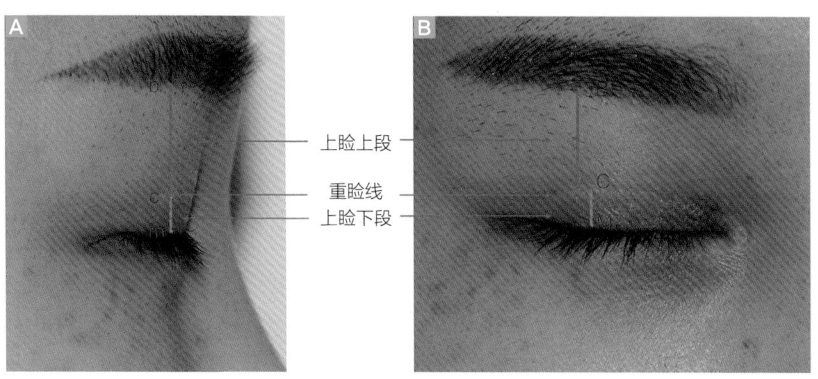


**图 1-5-1** 闭眼时上睑重睑单元分析

A. 右眼闭眼侧面观，c 为重睑线，bc 为重睑线上段；mc 为重睑线下段。B. 右眼闭眼正面观，C 为重睑线，BC 为重睑线上段；MC 为重睑线下段。（B、b 为眉点，通常取眉下缘；C、c 为重睑线点，位于重睑线上；M、m 为上睑缘点，标记上睑缘。大写字母用于正面观，小写字母用于侧面观。）

### （二）睁眼（平视下）状态下重睑单元分析（图 1-5-2）

重睑皱褶，由重睑线上组织在睁眼时形成返折（Fold），悬垂点连线为下折线。睁眼时重睑的弧度、长度、起点、止点、形态等主要由其决定。

在靠下部组织上形成的折线，可称为下折线。实际上重睑皱褶的返折线通常低于重睑线，才能形成良好重睑，从这个意义上讲，重睑皱褶的下缘返折线可称为下折线，重睑线可称为上折线、后部折线、后折线。

重睑线下组织，随着眼睑上移，由近似垂直转向倾斜。部分被线上组织形成的返折线遮盖。

重睑线（后折线），在睁眼时，通常被线上组织形成的皮肤返折（Fold）遮盖。

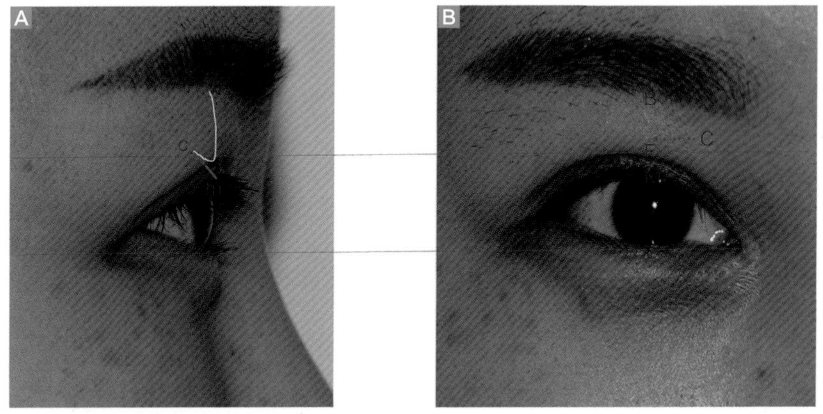


**图 1-5-2** 平视下重睑单元分析

A. 平视下右眼侧面观，重睑线上组织 bc 在睁眼时形成 bfc，在 f 点形成返折。cf 为虚线，被遮盖部。B. 平视下右眼正面观，重睑线上组织 BC 变成 BF 可见，BC 段被遮盖、隐藏。CM 的 CF 段也被遮挡掩藏

## 二、重睑单元分析的临床应用

重睑高度（宽度）的影响因素通常有：眼球注视方向、头部摆位、重睑线悬挂位置、提肌力量、眉部力量（额肌）、用眼习惯、重睑线上方皮肤量、睑球关系等。

当双侧影响因素不一致时，势必会引起双侧重睑的不对称。

### 1. 重睑的高度（宽度）

重睑线的附着高度决定了重睑的解剖高度，也是设计高度。其高度为从睑缘到重睑线。理论上，这个高度是恒定的，实际上，闭眼

时的解剖高度，近似垂直高度，当睁眼时，睑板发生倾斜，解剖高度成了三角形的斜边，显示的垂直高度成了三角形的一个直角边，高度降低（图 1-5-2A)。

天生重睑的重睑线，会有一定的移动性。人工重睑瘢痕软化后，重睑线也具有一定的滑动性，在睁眼时，重睑线会轻微下移，使得重睑解剖高度实际上降低了。

通常重睑的可见高度，是指 MF 段（图 1-5-2B）的高度，即重睑表观高度，实际上是重睑解剖高度（设计高度的倾斜高度）再减去重睑皱褶的遮挡高度。

被观察者的重睑高度与观察者的观察角度有关，被观察者平视，观察者在相同高度平视，看到的重睑为正常高度；观察者高于被观察者时，与重睑倾斜面越接近垂直，越会看到略宽一些的重睑。

被观察者的重睑高度与注视方向有关，平视时重睑正常；上看时重睑变窄；下看时重睑变宽。求美者在使用手机观察和自拍时，以及用镜子观察眼睛时，重睑宽度和形态处于实时变化中。

提肌力量的强弱也会影响重睑的高度（宽度)，肌力过强时，重睑变窄；肌力减弱时，重睑变宽。

重睑高度（宽度）的另一个影响因素，上方重睑皱褶的遮盖，皱褶越大，对重睑线下组织的遮盖越多，能够显现的重睑高度就越小。

所以医生会根据上睑皮肤的松弛程度，设计不同的去皮量，以达到在重睑线上方形成大小合适的皮肤返折。

当然，如果没有重睑皱褶的遮挡就不能形成双重眼睑的感觉，就没有“重睑”了。这种形态会很奇怪，睁眼的时候形成重睑线凹陷的“V”形侧面观，正面就像光滑的皮肤上拦腰做了一道瘢痕一样(图 1-5-3)。

这种情况，因为皮肤量紧张，通常在切口线上形成的瘢痕要比皮肤量适中者产生的瘢痕要明显很多。这种多去皮的做法，还会造成上睑皮肤紧张，造成眼睑闭合不全，影响眼睛的生理功能。

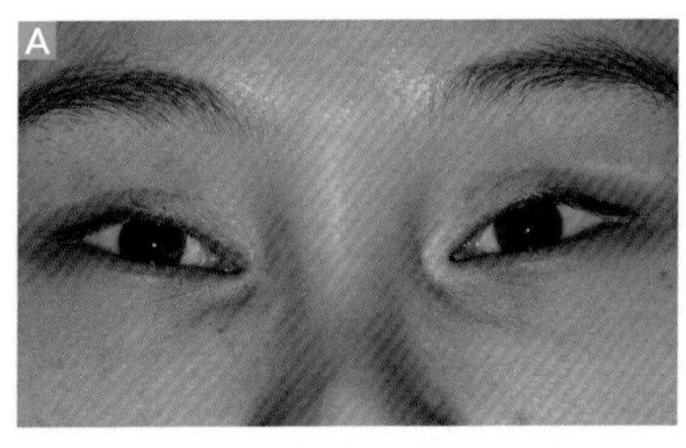


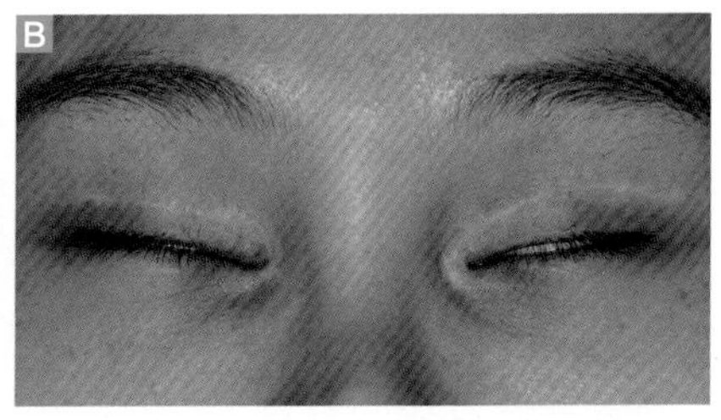


**图 1-5-3** 上睑严重缺少皮肤后重睑形成不良

A. 平视正面观。上睑皮肤缺乏，可见重睑线瘢痕，无皮肤返折形成，不能形成重睑。B. 闭眼正面观。可见双侧睑裂闭合不全。重睑线瘢痕明显

## 2. 与重睑单元结构相关的一些临床现象

重睑术后会出现一些理想状况，通常包括肉条、板结、瘢痕、臃肿、松弛、睑裂闭合不全、上睑凹陷等。下面结合重睑单元结构名称进行阐述。

2.1 肉条，通常是指重睑线下组织臃肿、肥厚（图 1-5-4），多与高位重睑有关。以前多见于 PARK 法重睑术使用不当。

2.2 板结，通常是指重睑线下组织干瘪，甚至使皮肤贴在睑板上。通常见于早期的老式切开法重睑术，当前，随着重睑理念的改进，已经很少出现这种现象了。

2.3 瘢痕，重睑切口通常不会留下明显瘢痕。皮肤量去除过大时，可能因为切口张力过大，造成瘢痕增生明显。皮肤黝黑、油性的东亚人群，切口线会形成色素减退的痕迹，类似白色瘢痕。

2.4 臃肿，通常指重睑线上方组织肥厚、臃肿，折叠形成重睑时会更加明显，常见于肥胖者。一般求美者的上睑饱满，是年轻化的标志，不要误认为是臃肿（图 1-5-5）。

2.5 松弛，通常是指线上组织、皮肤量冗余，或皮肤弹性较差，出现松弛和悬垂状况。

2.6 睑裂闭合不全，是指闭眼时睑裂不能完全闭合，是睑裂闭合不良的一种。术后早期因为肿胀，以及麻醉药的作用，出现一过性睑裂闭合不全是正常的。医生术前要仔细检查，注意甄别术前就存在的闭合不全问题。术中要谨慎去除组织，最大限度保留组织的量和功能。

2.7 上睑凹陷，有些求美者为了过度追求上睑的修薄效果，让医生多去脂肪，术后有可能会发生上睑凹陷，使得重睑形态不良。

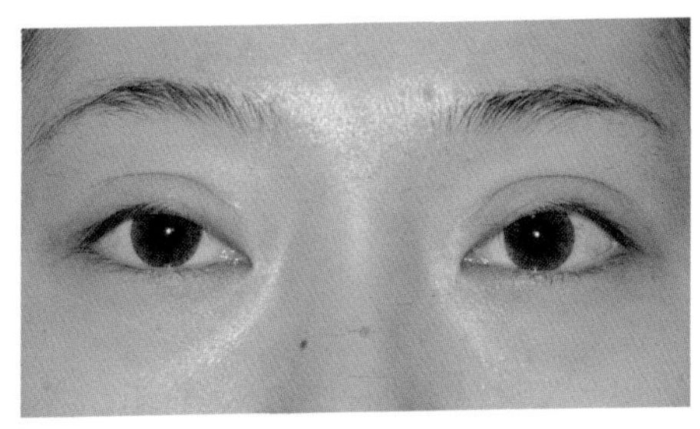

图 1-5-4 重睑术后下唇臃肿，俗称“肉条”

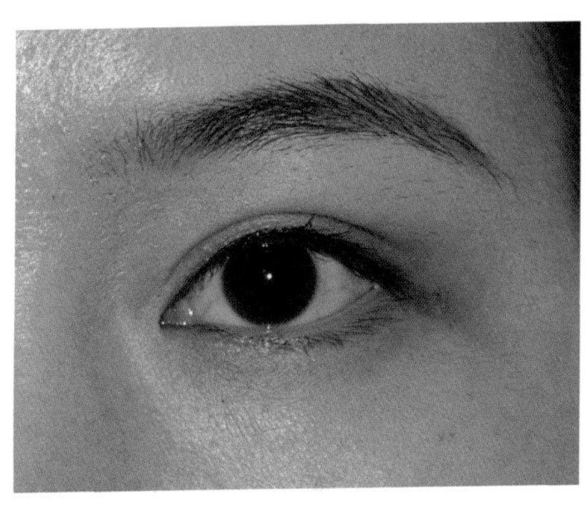

图 1-5-5 重睑线上组织饱满，显得年轻，并不是肿泡眼或臃肿

### 3. 重睑去皮及去皮区的设定

为了减少重睑线上多余组织的干扰，通常会选择切开法重睑术，以去除一定量的皮肤软组织，留下适量的线上组织，在睁眼时形成高度合适的重睑返折。

**重睑去皮的设计**

(1) 重睑线切口法：以重睑线为下界，向上去皮。有通过推顶法、移动法等设计测量去皮量。标记上界，上下界连线，形成去皮区。

(2) 睑缘切口法：以上睑缘为下界，向上去皮；下拉，切除冗余的皮肤。

(3) 眉部切口法：以眉下缘为上界，向下去皮；上提，切除冗余的皮肤，使得原重睑显示良好。

（4）多部位结合去皮：重睑线切口去皮与眉下去皮结合。

每种方法各有优缺点，经典重睑切口历经多年验证，目前仍然为主流选择。一般提倡保留薄皮肤，去除多余的厚皮肤。

（张诚 马希达 侯俊杰 田怡 王梓）

# 06节 重睑的手术方式

重睑术，也称重睑成形术，通常是指为增加美感而对没有明显生理缺陷的上睑，通过手术的方式人为地改变上眼睑的组织结构，对眼睑外形重新塑造，使得睁眼时，上睑出现重睑皱褶。

## 一、手术方式分类

目前，重睑成形术的基本手术方式较为固定，主要分为切开法和非切开法。

**切开法**

切开法包括全长切开法、短切口法、小切口法。这是一般意义上的重睑手术方法分类，也是多年来重睑手术方式发展的主线。

（1）全长切开法：沿重睑线全长切开，手术形成重睑被认为是目前适用范围最广同时也是历史最为悠久的手术方法。

（2）短切口法：通常是在重睑设计线中部仅选择一长约 10mm 的切口，去除部分皮肤、眼轮匝肌，保留睑板前筋膜，并将皮肤切口上下唇与睑板上缘一起缝合。

（3）小切口法：有人理解该方法为沿上睑重睑线切开 5mm 左右的小切口，手术形成重睑。也可为沿重睑线多点微小切开，手术形成重睑。

根据切口部位，切开法还可分为经重睑线切口、睑缘切口、眉下切口 3 类。

实际上人们常说的切开法重睑术，在今天，通常指的是经重睑线切口的切开法重睑术。

**非切开法**

非切开法又可细分为缝线法、埋线法和热凝法等。

(1) 缝线法：由结膜面通过 U 形褥式缝线贯穿睑板上缘睑组织，将皮肤、上睑提肌腱膜、睑板结扎在一起，使其粘连后形成重睑。

(2) 埋线法：根据进针部位可分为经皮肤面法和经结膜面法。按缝线方式，又可分为连续埋线法和间断埋线法。间断埋线法又有单点、三点、多点等形式。

(3) 热凝法：通常利用高频电刀点状烧灼或二氧化碳激光的光热反应，在预先设计的重睑线上连续烧灼、切割皮肤至睑板，造成皮肤与深层睑板粘连。

关于重睑手术方法的详细分类见图 1-6-1。

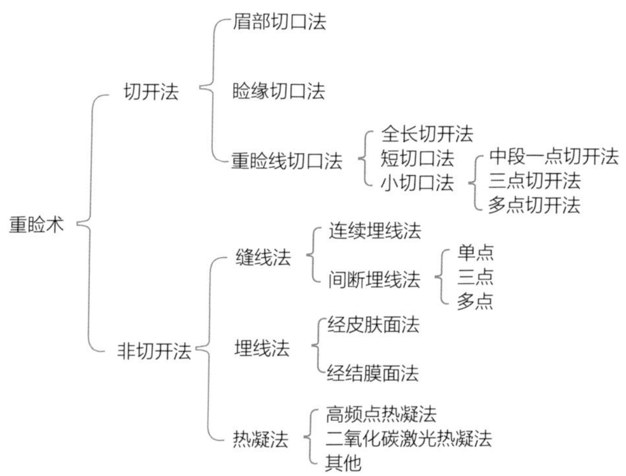


**图 1-6-1** 重睑手术方式的详细分类

每一种手术方法都有其优点和缺点，学者们一直在进行积极探索和改良，在重睑褶痕附着固定的位置（睑板上缘固定、腱膜固定、其他），固定缝合的方式（轮匝肌与睑板、轮匝肌与腱膜、轮匝肌与白线、其他），帮助重睑显露的方式（重睑线部位去皮、眉下去皮、睑缘切口去皮），脂肪手术（影响粘连、控制高度、饱满度），提肌手术（改善角膜暴露度、翘睫），泪腺处理、优化皮肤缝合等方面，都做了不懈的努力，也催生了更加细化的一些手术方式。这些努力都是为了更好地满足求美者的要求，将损害最小化，将效果最大化。

经过对重睑手术方式的梳理，发现无论是采用何种方法形成重睑，最终都是朝着微创的方向发展的。重睑切开法在向小切口多点技术发展的时候，其实，已经和间断埋线法的多点埋线不好区分了，达到了殊途同归的境界。

针对每一例重睑求美者，医生都会根据自身经验和受术者的实际情况，进行充分研究，进行个体化设计，为求美者选择最适合的手术方式，达到最好的重睑效果。

各种商业化包装的重睑名称，有的是医院为了表达自己的手术方式和技术特点而设计的名称，大多则是一种不相干的包装，假借一些英文缩写、汉语拼音缩写进行手术命名，或胡乱堆砌一些概念和新奇名词，需要求美者甄别。

手术名称的确定，建议以医疗文书为准。

需要着重指出的是，当前的相关医疗规定明显滞后于整形美容的临床发展，需要相关部门与时俱进做出进展调整，以适应和指导日新月异的整形美容临床进展，才能真正服务好广大求美者。

## 二、常见重睑手术方式介绍

针对目前临床上常见的重睑手术方式，从手术方法、手术设计、术后效果、优缺点、病例选择、适应证及点评建议等方面，对每个重睑手术门类进行粗略介绍。

### 1. 埋线法重睑成形术（图 1-6-2）

该方法适用于年纪较轻、上睑皮肤无明显松弛，上睑组织无明显臃肿、不伴有上睑下垂的求美者；重睑线若有若无、时隐时现，或者上睑组织较薄要求加宽原有重睑的求美者均适用。

手术设计：轻微绷紧上睑皮肤，距离灰线上方 6 ~ 8mm 处标记重睑线，并在重睑线上标记入针点。

手术方式：用较细的缝线经皮肤或结膜面入针，将上睑提肌腱膜或睑板与皮下组织粘连固定，并将线头埋置于皮下。

优点：埋线法重睑术操作简便，创伤小、恢复快；因皮肤基本无切口，所以术后也无明显的瘢痕形成；一旦术后效果不佳，易于修改或采用其他术式。

缺点：该法缝线易脱落，重睑线不稳定，易消失；皮下可能出现缝线小结节或囊肿，闭眼时能看到或触及，可出现局部感染或线结外露等。

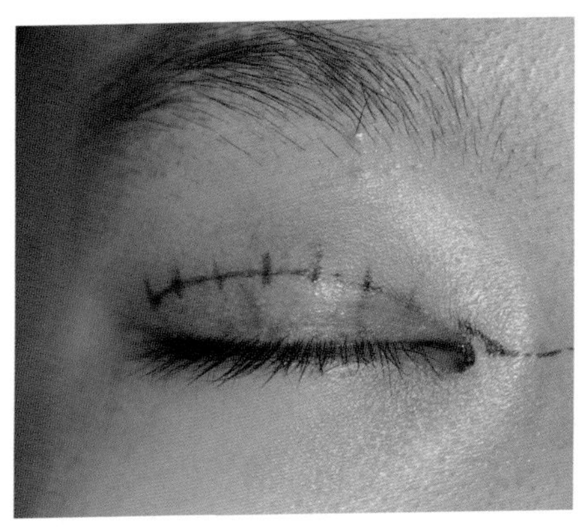

**图 1-6-2** 连续埋线法重睑设计模拟图

笔者点评：多数求美者认为该方法“如果做得不好还可以拆掉”“拆掉后像什么都没有发生过一样”“可以反复做，随意更换成自己满意的形状”，所以埋线法重睑成形术是目前最容易被接受也是开展最广泛的微创手术方法，也正是这种心理让求美者认为这是一项极为简单，甚至不能被称为“手术”的操作。很多机构为了迎合市场，更是推出“纳米无痕双眼皮、一针环绕双眼皮、高分子极速双眼皮、智慧线雕双眼皮、无痕订书机立体定位双眼皮”等名词来包装埋线法双眼皮，不少“非医者”因为只会埋线法，但又因求美者的眼睛情况超出该方法的适应范围，为了增加重睑的稳定性，他们或者多次施行埋线法或者发展演绎该方法，笔者做切开法修复时看到过各式各样的缝线（透明 / 白色 / 蓝色 / 黑色尼龙线、丝线、锯齿线）及留存在上睑组织中呈现的不同状态（如直线缝合、转圈缝合、麻花状、束状等）。

### 2. 缝线法重睑成形术

该方法仅适用于上睑组织较薄、皮下脂肪较少和上睑皮肤无松弛的眼睛。

手术设计：距离灰线上方 6 ~ 8mm 处设计一重睑线，标记结膜贯穿点出针位置。

手术方式：由结膜面通过 U 型褥式缝合贯穿睑板上缘眼睑组织，将皮肤、上睑提肌腱膜、睑板结扎在一起，使其粘连后形成重睑。

优点：该法无须做皮肤切口，操作简便，线结均在上睑皮肤外，故没有皮下线结引起的囊肿。

缺点：虽然属于微创手术，但需要拆线；由于上睑组织全层被缝线结扎，淋巴回流障碍，故术后肿胀明显，恢复较慢，如果眼睑的软组织较厚或眶隔脂肪较多，形成的重睑有消失的可能。

笔者点评：早年因为尼龙线未得到普及，只能使用丝线或者羊肠线进行缝合，造成上睑局部水肿及组织的轻度坏死，然后形成瘢痕粘连从而生成重睑外观。1933 年，日本医生为减轻缝线压痕产生的瘢痕，发明了“珍珠双眼皮法”（在缝线中穿入塑料珠子以增大局部压迫面积，减轻瘢痕粘连），但仍因瘢痕卡压和受力面积增大，增加了医源性上睑下垂的风险，时过境迁，缝线法双眼皮逐渐退出历史舞台，被创伤小的埋线法取代。

### 3. 小切口重睑术

适应证：没有上睑皮肤松弛和上睑臃肿者，特别是本身有重睑，但不太明显，要求加深重睑线者。

手术设计：设计距离灰线约 8mm 的重睑线，在瞳孔上方重睑线上标记约 5mm 的小切口，在此切口线等距离内侧或外侧分别标记另两个 5mm 小切口。

手术方法：在设计好的重睑线上间断做三个皮肤短小切口，在切口之间去除适量的眼轮匝肌和脂肪，保留睑板前筋膜，并将皮肤切口上下唇与睑板上缘一起缝合。

优点：该方法是在全长切开法的基础上进行的改良，主要是通过三个小切口去除导致上睑臃肿的部分组织，因皮肤切口小所以瘢痕较轻。

缺点：该方法是在切口盲视下分离操作，易造成内、外侧静脉及淋巴管回流障碍，导致术后肿胀消退较慢；若切口数目偏少而上睑过于臃肿者重睑线也不易稳定。

笔者点评：小切口重睑成形术最初为 6 ~ 8mm 单一的小切口，只能去除切口周围的部分眼轮匝肌，无法去除周边的组织，重睑线容易消失，后来逐渐演变到三点小切口或五点皮下隧道法小切口，该方法是介于微创与全切之间的一种方法，选择好适应证可获得良好的重睑外观。

因为小切口手术，通常可以微创解决。所以，该方法应用并不广泛。

4. 全切法重睑成形术（图 1-6-3）

适应证：适应人群广泛，几乎适合于所有需要做重睑术的求美者。

手术设计：绷紧上睑皮肤，距离灰线上缘 6 ~ 8mm 处标记一条重睑线，在重睑线上方标记预去除的松弛皮肤，首尾相接形成流畅的镰刀形。

手术方法：沿标记线去除松弛的皮肤和部分上睑组织。现阶段强调睑板前组织及眶隔处理方式的个体化，缝合固定方法均有不同，如：皮肤—睑板—皮肤、皮肤—提肌腱膜—皮肤、翻转眶隔真皮固定法、眼轮匝肌—睑板固定法、眼轮匝肌—提肌腱膜固定法、睑板真皮固定法、睑板—提肌腱膜—下唇眼轮匝肌、眼轮匝肌—提肌腱膜—睑板、眼轮匝肌外筋膜—眼轮匝肌—上睑提肌腱膜等，所以手术方法并无定论。

优点：该方法可去除臃肿肥厚的上睑组织，形成较为稳定的重睑线。

缺点：闭眼后可见不同程度的切口瘢痕。

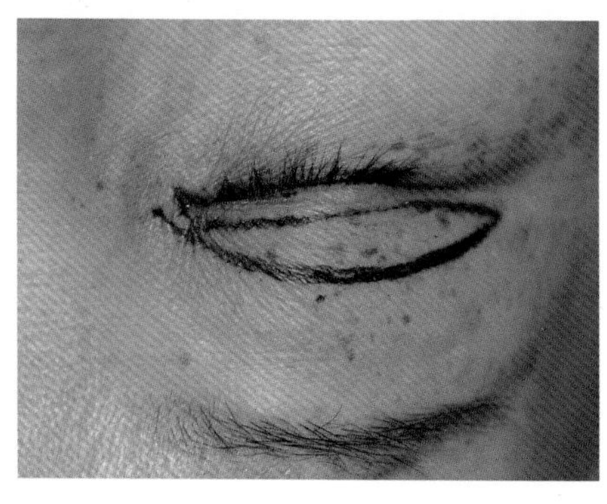

图 1-6-3　上睑松弛者的切开法重睑术画线设计。右眼，观察者头位俯视视角照相

笔者点评：自 1929 年，日本整形医生 Maruo 首次报告了皮肤切开法重睑成形术至今，重睑成形术在不断地改进中走过了近一个世纪。切开法重睑成形术历史上的多次重大变革都来源于术者对上睑解剖的深入观察和思考，以及对旧术式的不满。切开法重睑成形术正是在这种不断的否定中不断地完善。重睑固定的方法繁多，但没有“金标准”可言，可见其各有利弊，但经典的切开法重睑术历经多年，目前仍是比较主流的选择。但是，术式的改进、精细化的解剖和个体化的治疗在切开法重睑成形术中越来越受到医者的重视。

### 5. 睑缘切口重睑成形术

适应证：此方法手术适应证基本与经典切开法相同，但更适于睫毛附近皮肤较松弛，上睑较臃肿者；必须去除松弛皮肤又担心闭眼遗留明显瘢痕的求美者。

手术设计：沿灰线上方 1mm 处标记第一条切口线，根据上睑皮肤松弛程度设定第二条切口线，在眼尾将两条切口线顺延吻合。在瞳孔上方寻找重睑的最高点并标记（一般距离第二条切口线 6 ~ 7mm），模拟重睑形态并依次寻找其余四点，将该五处重睑定点连接形成预制重睑线（图 1-6-4）。

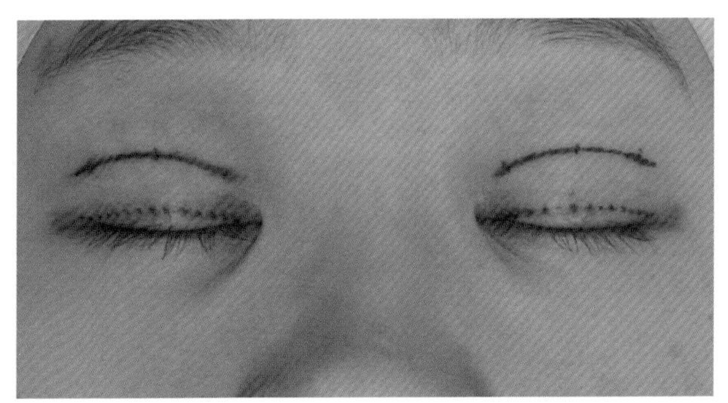

**图 1-6-4** 睑缘切口重睑术画线设计图（天津眼科医院陈文莉医生供图）

手术方法：沿切口线上下缘切开皮肤全层，去除松弛的皮肤，在皮肤及眼轮匝肌平面向上方分离至最上端标记线处，在距离睑缘上方约 7mm 处去除一条宽约 3mm 的眼轮匝肌并暴露提肌腱膜，打薄并过渡下唇处眼轮匝肌，去除多余的眶隔脂肪，将提肌腱膜与重睑标记点的真皮缝合固定，睁眼确定有流畅且对称的重睑线后缝合上睑切口缘。

优点：切口隐蔽，闭眼几乎不易察觉痕迹；较经典的切开法保留更多的血管及吻合支，所以恢复更快。

缺点：上睑组织过于臃肿者或皮肤真皮层菲薄者采用此方法均易导致重睑线不稳定；操作步骤烦琐，有多年经典切开法重睑术经验的医生方可完成；去皮量过大或者突眼者易发生眼睑闭合不全。

笔者点评：1972 年，TD Cronin 在矫正上睑皮肤松弛下垂的手术中，为了使减轻闭眼的术后瘢痕，尝试将切口设计在睑缘上方 1 ~ 2mm 处。历经数十年发展，专注于重睑成形术的医生不停地探索更加自然的重睑外观，再次推广该项技术。将切口放在距离睑缘较近的地方也会带来一些风险，如睫毛毛囊和睑缘动脉弓，在去除睑缘附近的皮肤时不可避免地去除了上睑较高位置的睫毛，因此需要熟练细致的操作。

### 6. 眉下切口重睑成形术

适应证：担心经典全切法会遗留瘢痕者；伴有双侧上睑提肌肌力轻度不对称的求美者；上睑外侧松弛较明显的单睑者。

手术设计：眉下缘设计长约 2.5cm 的手术切口，切口尾侧不超过眉尾最外侧缘，标记预去除的眉下皮肤；绷紧上睑皮肤后标记重睑线。

手术方法：从眉毛下缘切开皮肤和眼轮匝肌，沿上睑提肌腱膜表面向下分离至睑板上缘，去除一条眼轮匝肌，并将此处真皮与睑板前组织缝合，去除眉下方多余的松弛皮肤，最后关闭切口。

优点：切口隐蔽；术中可以方便显露上睑提肌及其腱膜组织，对于轻度上睑下垂和双侧上睑肌力不对称的上睑，此方法可同时行折叠或缩短手术加以矫正。

缺点：眉下切口距重睑线较远，术中分离组织过多会加大手术难度和风险，并且创伤较大。对于单纯施行重睑成形术的求美者，这种术式并不推荐，因为可能会出现或加重上睑斜拉纹且降低眉毛，影响眉毛形态和走向，影响眉眼间距。

笔者点评：眉下切口法重睑成形术因分离范围大且重睑线弧度不易控制等明显的缺点，目前存在滥用的趋势。据临床观察，眉部横行切口，有可能增加上睑前层组织失营养的可能。

眉下切口重睑术，严格地讲也不是提眉，也不是重睑术，而是上睑松弛的一种去皮方式，同时在手术中又有人进行了向上、向下的延伸。

### 7. 热凝法重睑成形术

（1）超脉冲二氧化碳激光法：利用二氧化碳激光的光热反应，在预先设计的重睑线上连续烧灼、切割皮肤至睑板，造成皮肤与深层睑板粘连，该方法的优点是术野几乎不出血，对周围组织电热损伤小。但激光器早教高，对术者的操作要求较高。

（2）高频电刀点状热凝法：在重睑线设计的最高点，利用三角针垂直进入皮肤至睑板，烧灼 5s，在该点两侧分别再做 4 ~ 5 个烧灼点，通过电刀物理刺激及烧灼，使皮肤与睑板粘连。

笔者点评：热凝法的优点是操作简便，但无法实现准确分离上睑各层组织的要求，远期效果并不确切，缺乏临床研究及循证医学证据，故而推广受限。

（张诚　沃贝贝　林川　李世卫　周俊　赵迎兵　李彦　樊春赞）

# 07 节　重睑术与其他美容手术及治疗的关系

随着审美能力和经济能力的提高，求美者经常会提出多种美容手术同期或先后开展的要求。随着医疗水平的发展，加上手术理念和技术的提高，也为同期或先后开展眼部多个手术和治疗，以及同期开展身体其他部位的美容手术提供了科学保障。重睑术以外的美容手术和治疗，主要包括眼部其他手术和治疗、面部美容手术和治疗以及身体其他部位的美容手术和治疗。

## 一、眼部其他手术和治疗

眼部其他手术和治疗，是指经典上睑板上缘附近切口的重睑手术以外的眼部整形美容手术和各种治疗，主要包括以下项目：

额部：填充、提升、去皮、肉毒素注射、发际线调整；

眉部：切眉（眉上、眉部、眉下），眉部隆起术，植眉，眉部文绣，肉毒素调整眉形和位置；

上睑：凹陷填充、上睑下垂矫正手术、肿眼泡处理、泪腺脱垂处理、血管瘤治疗、局部注射激素治疗瘢痕、经典切口以外切口的重睑术（睑缘切口及眉下切口等）、睫毛种植等；

眼睑疾病治疗：睑板腺囊肿、睑腺炎、睑黄瘤、瘢痕治疗、黑毛痣（眼睑分裂痣）、小肿物、倒睫治疗等；

内眦：内眦赘皮矫正术、泪囊瘘手术；

外眦：外眦成形术、外眦固定术、外眦睑板条、外眦开大术，鱼尾纹肉毒素注射治疗，外眦粘连、眼袋外端切口对隐裂的处理等；

眼袋手术：内路眼袋、外路眼袋、眶隔脂肪释放、中面部提升、下睑外翻矫正术等；

下睑下至术：对睑裂环的牵拉和睑球关系的影响；

眼眶手术；

眼球手术；

眼部其他严重畸形和疾病治疗。

## 二、面部美容手术和治疗

面部提升固定类：中面部提升、线提升术、肉毒素注射提升、拉皮（除皱）手术等；

面部填充增大类：脂肪填充、玻尿酸等填充、其他填充；

面部去除缩小类：下颌角、颧弓等颌面部手术，咬肌肥大手术和治疗等；

面部激光、换肤类治疗；

肉毒素注射、其他注射；

鼻部手术；

唇部手术；

颏部手术；

其他。

## 三、身体其他部位的美容手术和治疗

脂肪抽吸、脂肪填充；

乳房手术；

腹壁整形；

私密手术；

毛发移植；

其他。

## 四、关于同期、先期和延期手术

（1）要根据适应证和禁忌证来选择手术，不能随心所欲叠加治疗项目。

（2）手术项目之间不能有互相矛盾的地方，以减少手术之间的相互干扰。

（3）多项手术和治疗的开展，要考虑术中体位调整和项目衔接的可能。

（4）多项手术的开展，要考虑术后康复的方便和顺利。

（5）多项手术的开展，要遵从科学规律，合理安排顺序，不能同期进行手术的，要坚决按序延期。

（6）同期行多项手术，要科学评估机体的承受能力和影响恢复效果的可能。

（7）同期行多项手术，要避免利益心理的干扰。

（8）同期行多项手术，要避免急躁心理和急于求成心理。

（9）同期行多项手术，大多是为了效果更好而一起施行的，并不是拼凑的。

（10）多用减法，少用加法。

## 五、眼部和眼周其他手术对重睑的影响举例

例 1　眉部手术治疗对重睑的可能影响（图 1-7-1）。

（1）眉部修整和眉部文绣，都可能影响对眉眼间距的判断；眉眼间距的改变，也会影响重睑的美学表现。文绣的眉形与重睑的美学匹配。

（2）眉部固定，可能会影响眉部运动，从而影响重睑的形态。

（3）眉部去皮，会减少上睑的皮肤量，同时或其后行重睑术，要考虑如有皮肤量不足和牵拉，会影响皱褶形成。

（4）眉部去皮提升后，上睑会产生斜拉纹的可能，加重上睑凹陷的可能。

（5）眉部填充，会影响上睑的力学关系，影响上睑运动；对重睑的形态美学选择产生影响。

（6）肉毒素注射，导致眉部位置上提或下压，影响重睑的形态和高度（宽度）。

（7）眉部切口，可能会影响上睑的血供和回流，远期有上睑组织失营养的可能等。

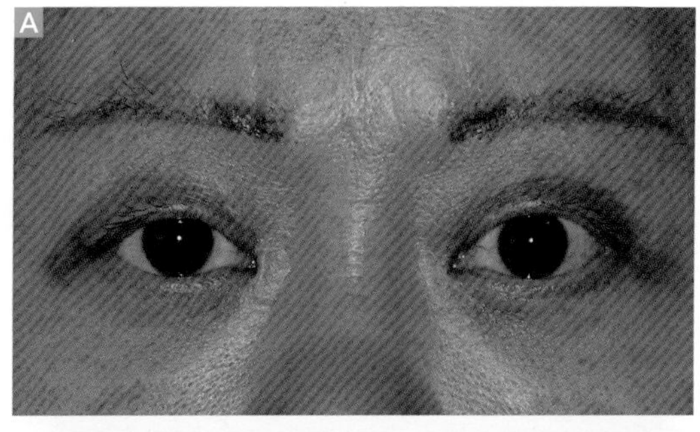

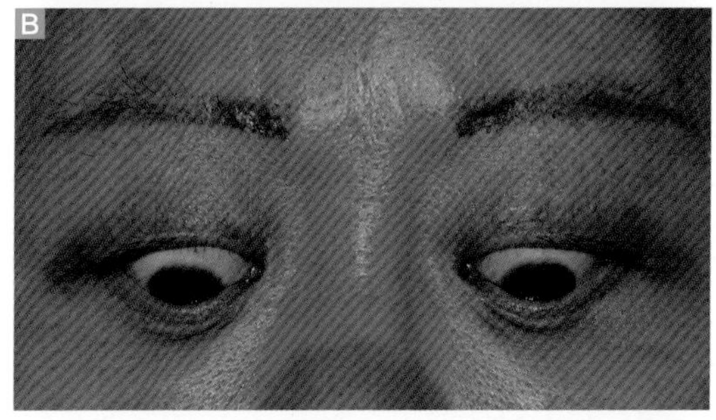

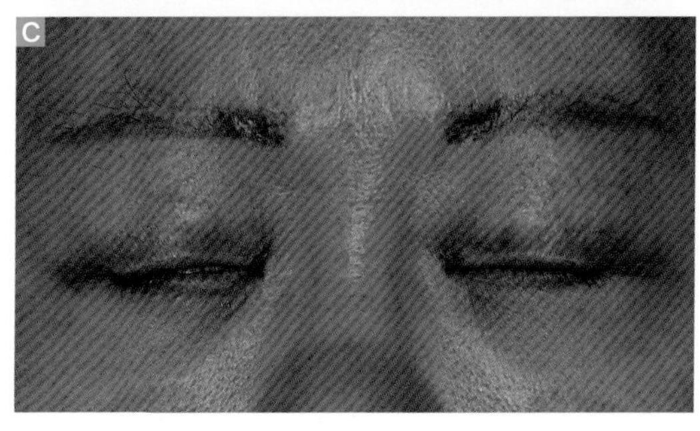

**图 1-7-1** 切眉术对上睑造成的影响。求美者，女，54岁，双侧切眉术后23年
A. 正位平视；B. 正位下看；C. 正位闭眼

例2 眼袋手术对重睑的可能影响（图 1-7-2）。

（1）眼袋手术去除眶隔脂肪，减少了眶内脂肪量，可能会引起眼球下沉、眶内上部和上睑空虚、上睑凹陷，甚至影响提肌的力学关系。上睑中层腱膜前脂肪的减少和移位，造成前后层粘连位置变化，会导致重睑形态改变。在做重睑手术时，可能要考虑补充上睑脂肪量的不足，以及提肌力量的影响和处理。

（2）眼袋术后继发下睑退缩者，重睑后可能会发现睑裂闭合不全问题。术前要仔细检查。

（3）眼袋术后继发下睑外翻者，泪液流动发生改变，眼部泪液涂布受到影响，重睑术后可能会在此基础上产生眼部干涩的感觉。

（4）下睑外翻修复，可能对睑裂大小、形态产生影响，影响重睑的美学表现。

（5）外切眼袋手术对眼台的影响，可能会影响美学效果和闭眼、挤眼等眼部动作。

（6）其他。

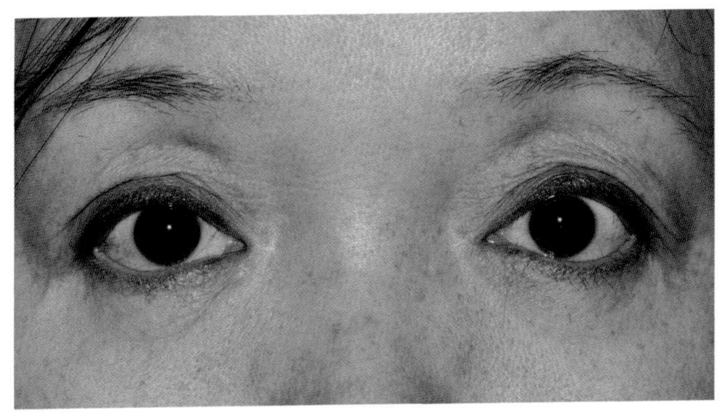

图 1-7-2 眼袋手术后，对重睑产生的可能影响

（张诚 韩雪峰 王梓 李静 林川 李世卫 童晋文）

# 08节 重睑术后要有一个良好的恢复过程

重睑术后恢复，有着共同的一般规律，也可能有个体差异。通常需要有良好的恢复环境和到位的恢复配合，并做到心中有数。

## 一、重点对以下几个常见的恢复项进行描述

### 1. 肿胀的恢复

如果没有特殊情况，重睑术后数小时会开始肿胀，一般 48 ~ 72 小时达顶峰，随后逐渐消肿，到术后 1 周左右基本消肿，通常需要 3 ~ 6 个月完成恢复，有的求美者 3 个月左右就可以恢复得很好。

埋线重睑通常会比切开重睑恢复更快。切开范围较小，保留血管网较多的，恢复也会较快。

窄一些（低）的重睑恢复较快；重睑越宽（高），恢复越慢；过高（宽）的重睑则很难恢复好。

### 2. 淤青的恢复

因为眼部组织细嫩、疏松、血供丰富，容易出现反应性出血，有些女生身体其他部位也会因不明触碰后出现瘀斑。所以重睑术后的淤青不用担心，很快即会恢复。适当热敷有助于恢复。因为没有破口，恢复期可以化妆遮盖。

### 3. 刀口、针眼的恢复

刀口和针眼术后即刻已经通过血液成分黏合，随后逐渐机化、软化、血管化。一般伤口经 3 ~ 6 个月即可恢复良好。重睑切口因为眼睑皮肤薄、血供好，通常会恢复更快。

术中轻柔地切开，而不是多次划切和反复烧灼，有利于切口恢复。

缝线打结松紧适中，有利于恢复，也有利于减轻针眼瘢痕和线痕。

术后注意保护和良好的护理有利于伤口恢复。

### 4. 球结膜下出血的恢复

有个别患者重睑术后会出现球结膜下出血，通常范围不大。像皮肤淤青一样可以自行吸收、恢复，一般需 2 ~ 3 周，恢复期可能会经历变黄再吸收的过程。适当热敷有助于恢复。

### 5. 重睑形态塑造的恢复

重睑形态塑造的恢复，一般与肿胀的消退关系很大。随着眼部

肿胀的消退，重睑形态会越来越塑形良好。

眶脂肪的数量、形态、位置稳定，对良好重睑形态很重要，上睑眶脂肪的调整、移植、补充需要有一个良好恢复过程。

上睑术后瘢痕的良好转归，可促进重睑形态恢复。

毗邻部位的手术，也会影响重睑消肿塑形的进程。

总的来说，重睑形态趋于自然，一般需要半年左右时间。

需要注意的是，重睑术后肌力平衡的改变可能会出现眉部位置、皮肤松弛、遮盖情况的改变，术前并不能做到完全预测和精确调整，并一次实现良好到位。

远期使用中出现重睑改变时，可再次调整。

## 二、患者通常要做的术后恢复配合

冷敷，术后即可进行适当冷敷。

热敷，2~3 天后根据情况适当热敷。

用眼，避免过度用眼，以注意眼睛休息为好。不要趁机长时间观看屏幕。

体位，术后可采用头高仰卧位休息。

避免增大腹压的情况，比如屏气、鼓劲、腹部受压等。

劳动限制，避免负重和肢体大幅度动作。

运动限制，避免高强度、大动作、多体位运动，可进行一般日常活动、散步等。

驾驶限制，术后及眼部不适期，建议避免驾驶，避免操控机械。

湿水限制，术后至拆线后 24 小时内，避免伤口被生活用水沾染。

术区保护，防止磕碰、牵拉、挤压等。

饮食限制，避免烟酒和刺激性食物的摄入。

眼部动作限制，术后早期避免幅度较大的眼部动作，比如瞪眼、挤眼等。

## 三、特别注意

（1）遵守医嘱。

（2）按时换药、拆线。

（3）恢复期要“塞上耳朵，扔掉镜子”！避免周围人不良语言的干扰，避免自己频繁照镜子带来的不良影响。

（4）保持主动和被动联系通道通畅！记住和医院及有关人员的联系方式，有情况及时联系或到院检查。

（韩雪峰　王忠志　张诚　吴海龙　管玉兵　亓麟　聂丽丽）

# 02 章

# 如何确定适合自己的重睑

## 一、什么样的重睑最适合自己

### 1. 明确做重睑的目的

拥有良好的双眼皮，会使得眼睛更大、更协调、更立体、更美丽。

更重要的是，拥有良好的重睑会使得上睑在睁眼、闭眼的过程中，做功更加合理，表现更加灵动。

拥有良好的重睑，会使眼睑和眼周生态更健康。

拥有良好的重睑，也会改变眼神的犀利和冷傲，使人变得柔和与更加有亲和力。

其他，拥有良好的重睑会拥有年轻化，比例之美，和谐之美。

### 2. 选择重睑形态（定弧度）

开扇型（内折型）。

平行型。

新月型。

其他形态（半月型或欧式眼）。

### 3. 确定重睑宽窄（定高度）

定宽窄（高低），这是重睑样式选择的最关键点；在术前模拟和术中画线设计时，这一步是非常重要的，也是重睑设计的第一步，称为定高点。

过宽重睑会使人显老，并使上睑提肌负荷过大，容易出现睁眼费力，以及上睑下垂等表现；同时，过宽的重睑也需要美瞳镜片、眼线、假睫毛等装饰和化妆来配合；除非有特殊化妆要求，以及灯光环境要求，可选择适当加宽的重睑，否则，非常不建议做过宽重睑。

合适的宽度（高度），才能带来真正的重睑之美。

**4. 确定重睑线的长短（定长度）**

定起点。

定止点。

**5. 其他要求**

避免臃肿。

避免肉条。

避免板结。

避免上睑凹陷。

避免多重皱褶。

双侧对称度等。

## 二、在确定自己的理想重睑时，要考虑的一些因素

**1. 自身需求**

职业需求。

化妆喜好。

自己在意的人的审美影响。

自身审美倾向等。

**2. 自身条件（全身条件、局部条件、眼部疾病手术史、其他因素）**

全身条件：疾病情况，营养状况，身体处于特殊时期（哺乳期、恢复期）。

局部条件：睑裂形态大小、黑眼珠大小、黑白比例、美瞳镜片、睫毛、眼线等。

眼部疾病史和（或）手术史：多次重睑手术史、眉部手术史、眼袋手术史、眼部注射治疗史、眼周填充史、眼科相关疾病史和治疗史等。

其他因素：面部填充，面部吸脂，缩小（颧弓、下颌角等），肉毒素注射，面部提升（线技术、除皱手术、注射等），鼻部手术，额

部手术，眉弓隆起等。

3. 所处人文环境（图 2-1）

求美者是生活在东方人文明显的江南小镇，还是处在欧式化明显的环境？

亲朋好友的审美影响。

公序良俗的审美影响。

民族特征、地域文化、圈子文化等。

求美者不要受当下充斥屏幕的“滤镜脸”“滤镜眼”的审美干扰。那些畸形的“屏幕美”，已经摧毁了一些人的审美基础和审美能力。

独特的审美需求（特立独行的需求）。

其他。

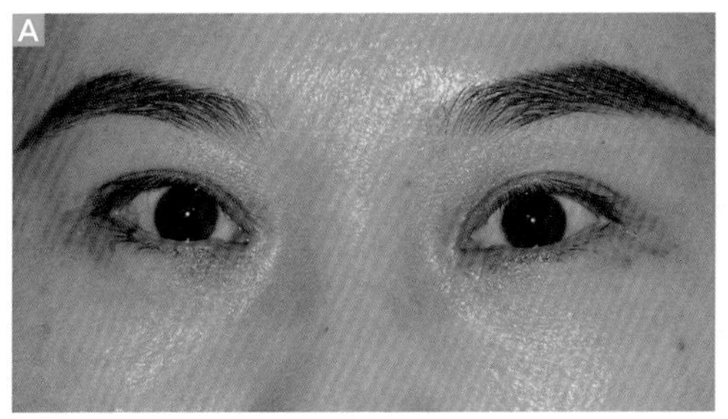


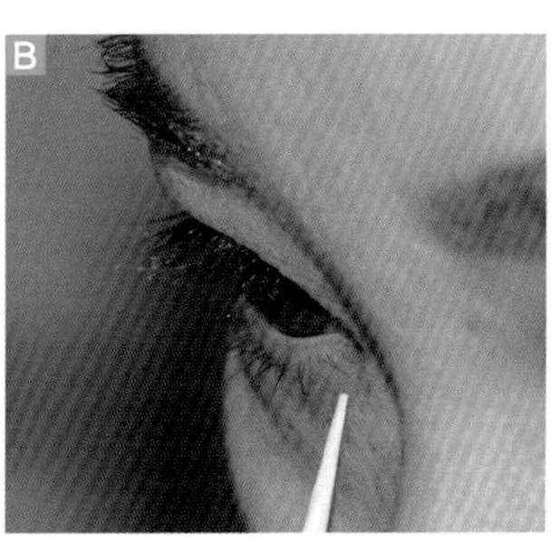


**图 2-1**　双侧切开重睑术 + 双侧内眦赘皮矫正术后 4 个月。求美者为 30 岁女性，是生活在内蒙古的汉族人，因为周围环境中有内眦赘皮者较多，术后总是觉得原来有内眦赘皮的时候更好看

A. 正位平视；B. 求美者用牙签指示内眦角显露情况，希望回到手术前的有内眦赘皮的状态

## 三、在医生看诊时，求美者可通过以下一些方式来帮助表达自己的美学诉求

（1）照片参照：明星照片、熟悉的人的照片。

（2）画图：画出自己想要的样子，以及关于细节的考虑。

（3）PS：在自己的照片上，加上自己喜欢的重睑。

（4）提供自己的素颜照和化妆照，甚至是舞台照，让医生明白求美者的喜好和需求。

（5）眼部实际模拟：通过自己或者医生，反复模拟重睑，寻找自己喜欢的重睑形态。不同高度（实际交流中很多人会用宽度这个词）的重睑模拟见图 2-2。

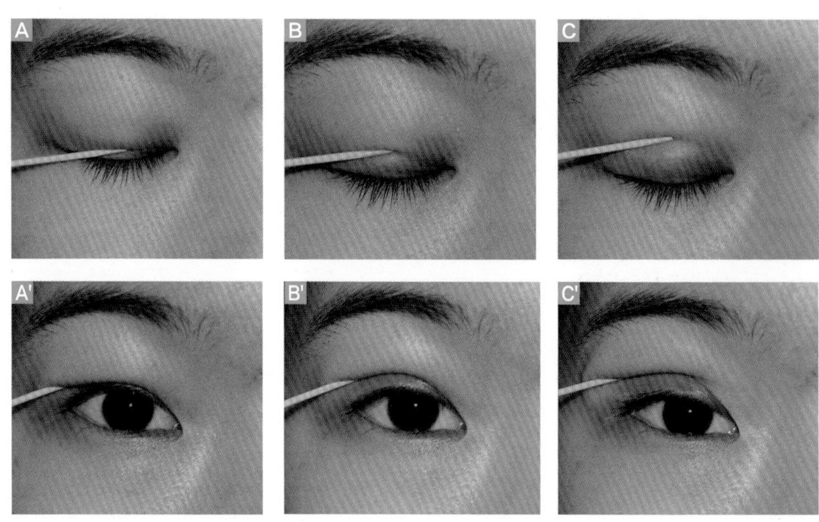


**图 2-2** 检查者用牙签在求美者闭眼时上睑的不同高度定位，睁眼时形成不同高度的重睑，并带来相应的重睑形态、内眦形态、上睑缘位置的变化。

A. 为闭眼时低位模拟重睑，对应睁眼时重睑形态为 A'；B. 为闭眼时中等高度模拟重睑，对应睁眼时重睑形态为 B'；C. 为高位模拟重睑，对应重睑形态为 C'

重睑形态的选择中，一定要注意面部比例、和谐的审美，避免孤立的要求重睑的形态、宽窄（高低）、对侧、褶痕等，避免出现单看重睑效果不错，把重睑放在整张脸上，整体审美却效果不佳的情况。

总的来说，我们并不能随心所欲地将重睑做成各种样子。求美者要尊重科学，遵从眼部结构、眼部功能、面部特征、民族特征、地域文化和公众审美等因素，结合自身的需求、喜好和条件，在专业医生的帮助下，做出适合自己的重睑。

（张诚　李彦　李明哲　史延凯　张明　靳尧　童晋文　王小强）

# 03 章

# 要不要开内眼角

## 一、内眼角及内眦赘皮定义

内眼角（内眦），上下睑缘之间的裂隙称为睑裂，内眼角（内眦）为睑裂的内侧端（鼻侧端），即上下眼睑的内侧交汇处（图 3–1）。

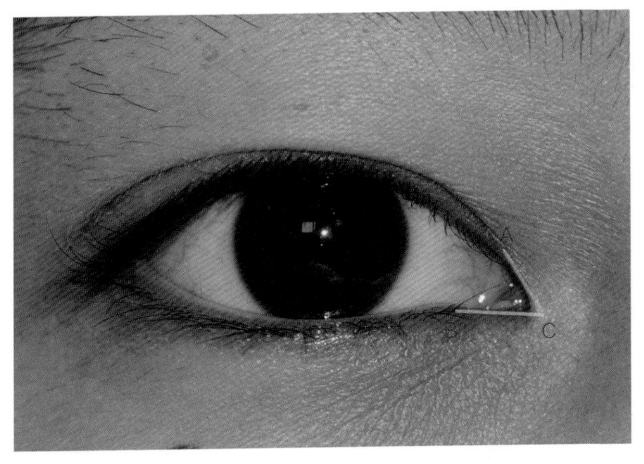


**图 3–1**　内眦角展示（右眼正位平视）。∠ ACB 为上睑和下睑相交形成的角，称为内眦角。ABC 区域通常也称为内眦或内眦部

内眦赘皮，是指位于眼睛内侧，纵向或斜向走行的弧形眼睑皮肤皱襞，将内眦角（内眼角）和泪阜部分或全部遮盖，影响眼部、面部美观，甚至有可能影响眼部功能。

内眼角不是内眦赘皮，内眦赘皮是遮盖内眼角的皮肤皱襞。二者关系如同窗户和窗帘的关系，如果把内眼角（内眦）比作窗户，则内眦赘皮就像是窗帘（图 3–2）。

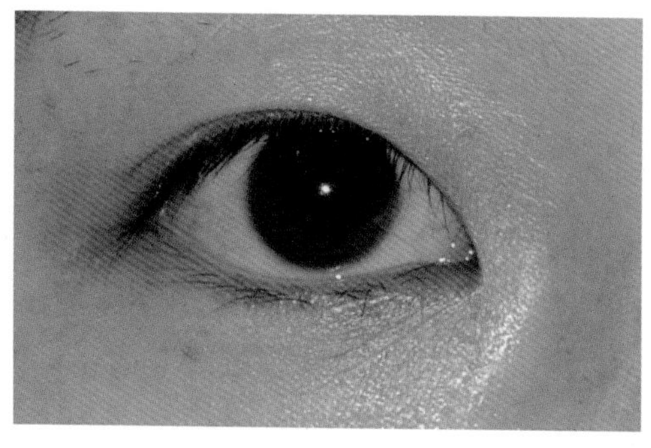

**图 3-2** 显示求美者存在内眦赘皮（右眼正位平视）

开内眼角，是内眦赘皮矫正术的通俗说法，并不是真的要把内眼角切开，而是通过内眦赘皮的调整手术，得到内眼角显露、打开的效果。简单地讲，就如同拉开窗帘，显露窗户（图 3-3）。

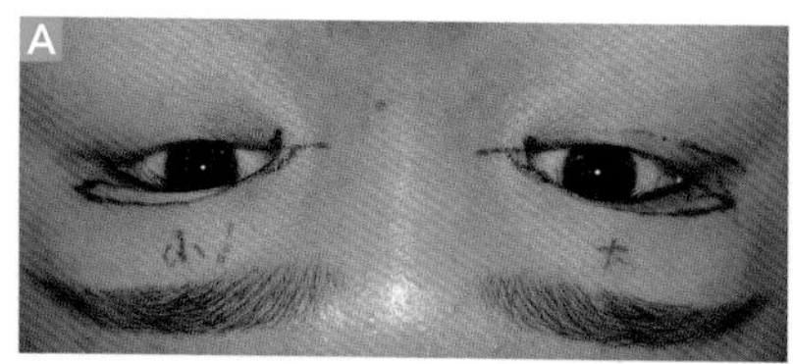

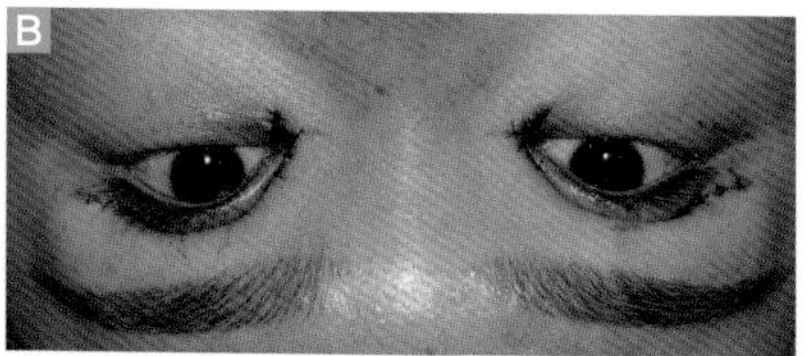

**图 3-3** 内眦赘皮矫正术
A. 术前设计（仰卧位平视）；B. 术后即刻（仰卧位平视）

## 二、内眦赘皮的形态和分型

根据内眦赘皮的高度和形态，可分为以下几种类型：

（1）眉型：起自眉部，向下延伸至内眦部。

（2）睑型：起自上睑睑板区以上，向下至内眦，可延伸至眶下缘处，可与下睑鼻颧部皱襞融合。

（3）睑板型：起自上睑睑板区（上睑皱襞），下延至内眦部逐渐消失。

（4）倒向型：又称逆行型或倒转型、下睑型；起自下睑，向内上延伸至内眦稍高位置。

国人常见睑板型内眦赘皮，其次是睑型内眦赘皮。眉型内眦赘皮少见。倒向型通常见于小睑裂综合征（图 3-4）。

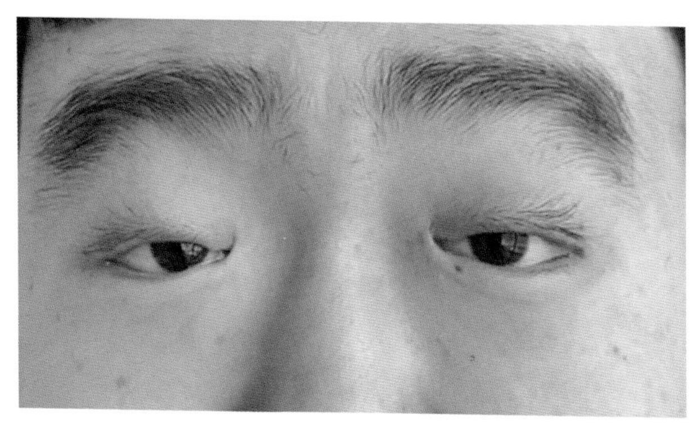

**图 3-4**　倒向型内眦赘皮（照片由柯晴方医生提供）

有时根据内眦赘皮横向遮盖泪阜的程度，将内眦赘皮分为轻度、中度、重度 3 类。从内眦赘皮的力学影响来看，遮盖程度并不能完全代表赘皮的严重程度。有时候，赘皮遮盖并不明显，但是，这个小小的赘皮对重睑形成和上睑功能的影响却很大，需要通过手术调整。

由此可以看出，矫正内眦赘皮首先要看内眦及上睑之间的力学关系的调整与协调，其次才是看内眦的显露程度。

临床所见的内眦赘皮形态千变万化，初眼内眦赘皮的形态就有很多，如起始、附着、牵拉、延伸、包绕和遮盖上的不同，手术后造成的内眦赘皮形态更是多种多样，甚至会出现并发症和畸形。此处主要展示和描述常见的初眼内眦赘皮情况（图 3-5）。

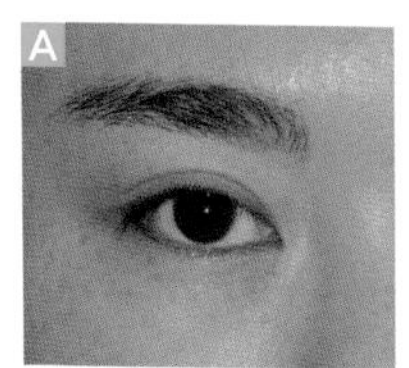


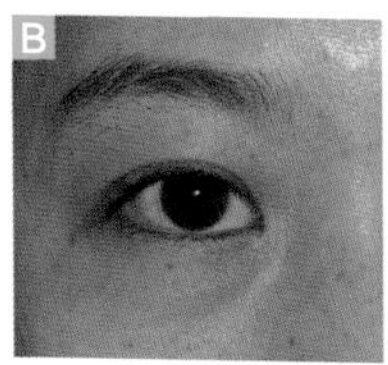


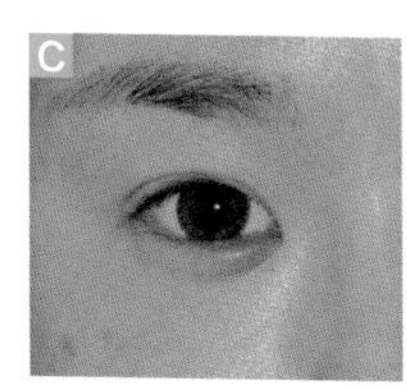


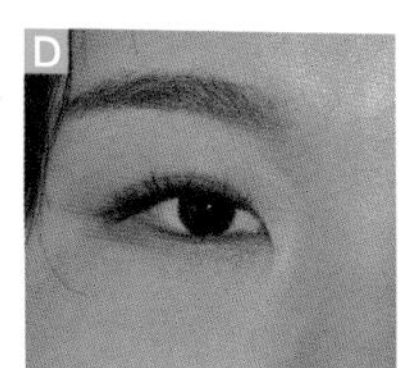

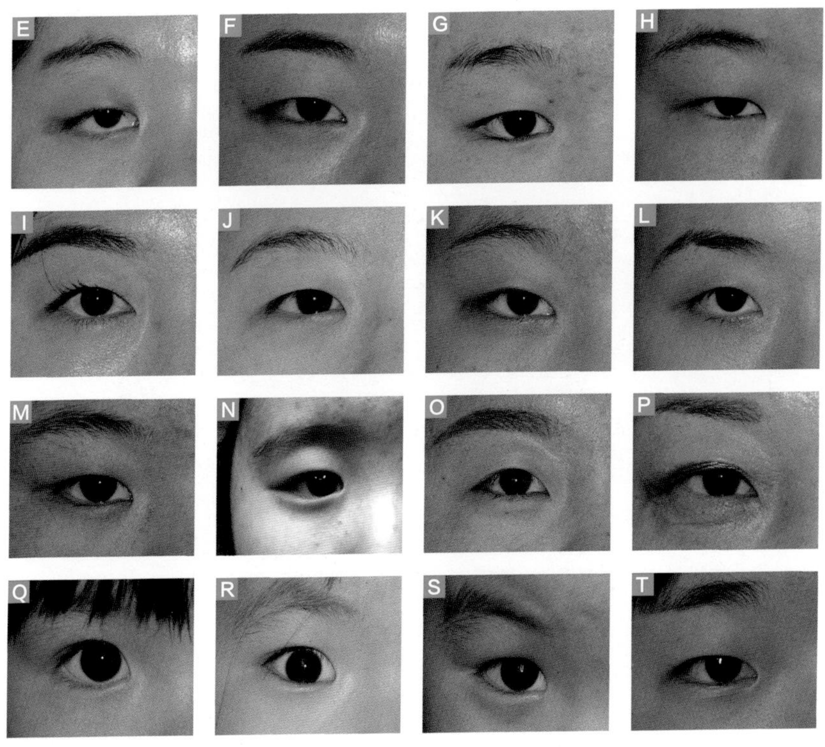


**图 3-5** 临床上常见的各种初眼内眦赘皮（照片均为张诚医生提供）

## 三、内眦赘皮的美学分析（图 3-6）

（1）内眦赘皮的存在、遮挡，造成内眦间距加大，眼睛失去三停五眼的美感。

（2）内眦赘皮遮挡内眦部，使得黑眼球接近内侧内眼角，内侧露白少，呈内斜视外观，造成不美观。

（3）内眦赘皮从上睑到下睑陡直下落的线条，没有美感。

（4）内眦赘皮线条与重睑线条错落，导致重睑显露不全、衔接不良、分叉或成角畸形。

（5）内眦赘皮的存在，导致难以形成平行型重睑，也不易形成较宽的重睑。

(6) 内眦赘皮的牵拉，有可能导致上睑上提受限，使上睑呈现某种下垂的感觉。

(7) 如果将睑裂比喻成一条鱼，内眦裂是鱼头，固有睑裂是鱼身，外眦和隐裂是鱼尾巴。内眦赘皮的存在，使得眼睛像胖头鱼了，缺少了灵性。

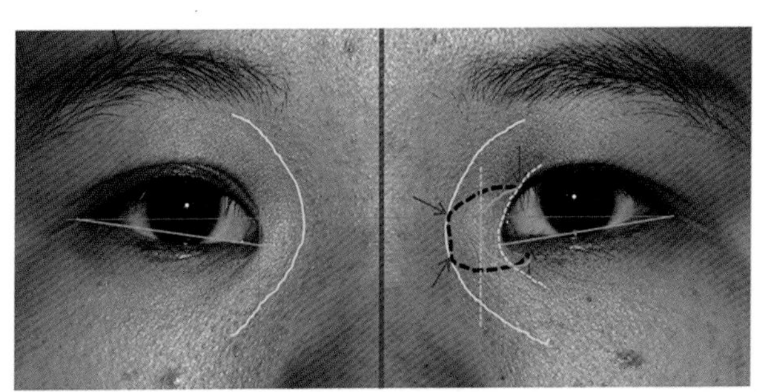

**图 3-6** 内眦赘皮分析。医生通常会对重睑求美者的内眦和内眦赘皮进行详细的分析和测量（张诚医生测绘）

基于以上原因，除了患者需要比较窄的重睑，且内眦赘皮遮盖和牵拉并不严重时，可以暂不考虑施行内眦赘皮矫正术。大多数情况下，有经验的重睑医生，都会建议求美者做重睑的同时要开内眼角，即内眦赘皮矫正术。

## 四、“开内眼角”的意义

(1) 解决内眦部被遮挡，眼睛圆钝、显短的问题，解决主要的美学问题。

(2) 解决内眦赘皮和重睑之间的力学关系，减少或消除内眦赘皮对重睑的牵拉，使得重睑形态顺畅，后期稳定性好。

(3) 内眦赘皮的牵拉力，会在从额部—眉部—上睑—内眦—下睑—面部下外侧，这样一个大 C 形牵拉力环上传导，导致患者上睑抬高困难，出现抬眉与额部皱纹增多等现象。内眦赘皮矫正术可以帮助解决这种情况，并改善上睑的下垂感。

(4) 内眦赘皮遮挡内侧视野，影响视功能，需要矫正。

（5）部分内眦赘皮可能会牵拉下睑造成下睑赘皮和下睑内翻倒睫，内眦赘皮矫正术是一个较好的解决办法。

## 五、关于求美者最担心的术后瘢痕问题

根据临床观察，内眦部位手术后切口愈合确实比上睑慢一些，后期的发红时间长一些。这是因为内眦部位的皮肤比上睑皮肤厚，局部张力较大，周围组织结构在运动中造成局部力学关系复杂，所以内眦赘皮术后容易出现瘢痕（图 3-7），但通常都是一过性的，经过一个恢复期后，通常瘢痕并不明显。内眦赘皮矫正术后，力学关系恢复良好者，几乎看不到明显的瘢痕。

况且，即便术后有瘢痕也能得到很好的处理，可以通过药物、激光、手术等方式进行改善或修复。

皮肤颜色较暗、较黑者，容易出现切口痕迹和周围皮肤的色差，切口愈合后可呈细线状白色痕迹。

绝大多数存在内眦赘皮的求美者，采用合理的内眦赘皮矫正手术方式，张力释放彻底，基本上不会遗留明显的痕迹（图 3-8）。即便原来的内眦赘皮矫正术遗留有瘢痕，也可以通过再次手术予以修复（图 3-9），依然可以做到术后痕迹不明显。

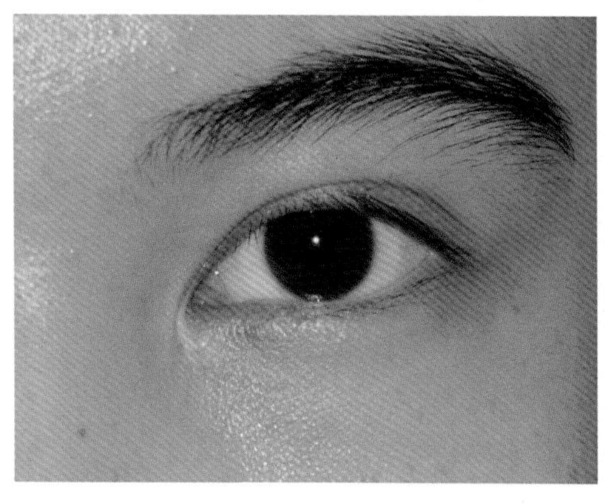

**图 3-7** 可见内眦赘皮矫正术后遗留的线状白色瘢痕（左眼平视）

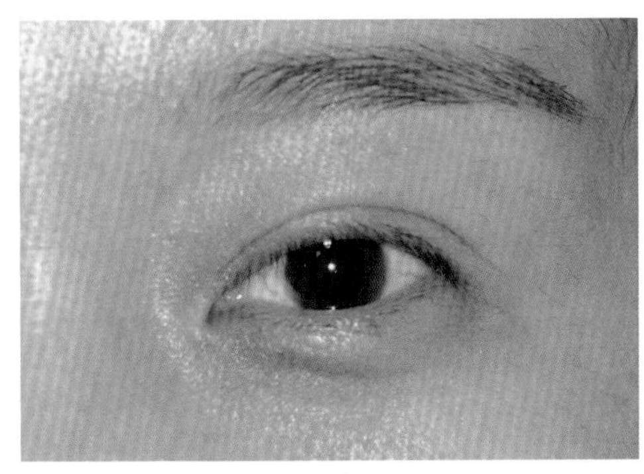

图 3-8 重睑修复 + 内眦赘皮矫正术后 1 年，左眼为例，内眦部未见瘢痕（手术医生张诚）

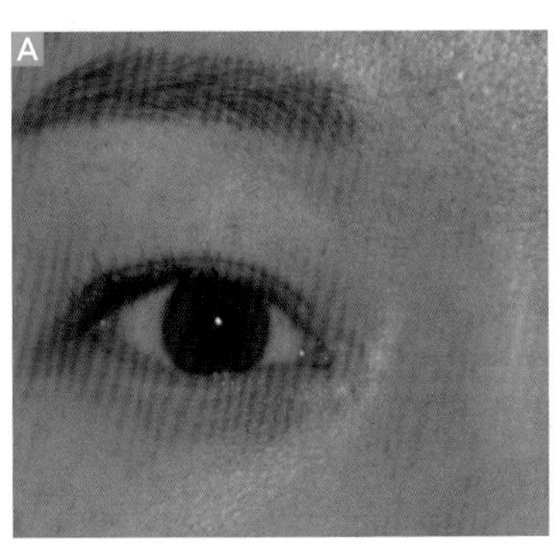


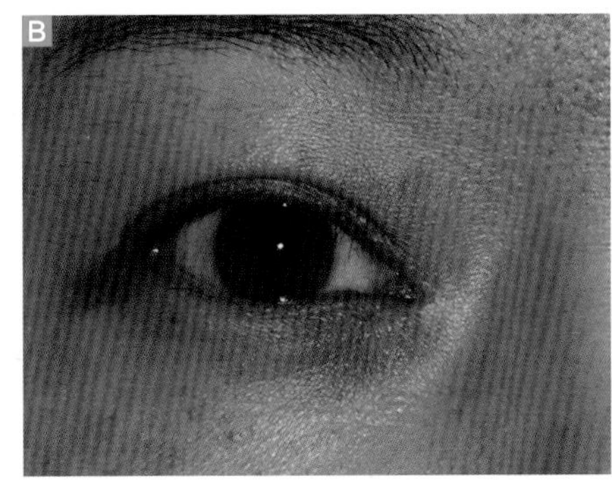


图 3-9 内眦赘皮术后瘢痕的修复（右眼为例）
A. 修复术前；B. 修复术后 1 年（手术医生张诚）

## 六、内眦赘皮矫正术后，有问题能修复吗

内眦赘皮矫正术后需要再次手术的情况，大概有以下几种情况：内眦赘皮过矫、矫正不足、瘢痕、内眦与重睑匹配不良、固有内眦的不良改变等。

通常涉及的手术项目有：

（1）内眦赘皮再次矫正术（再次开眼角）。

（2）内眦赘皮再造术（俗称包眼角）。

（3）内眦赘皮矫正术后瘢痕修复术。

（4）内眦修整术。

（5）重睑内段修整术。

（6）眼台内眦段的修复重建。

（7）内眦下缘凹陷的修复。

（8）其他。

## 七、临床应用提示

内眦赘皮是东亚人群常见的一个眼部特征，大多是先天性、生理性的，而非病理性的。“内眦赘皮”这个名称在当前有些泛化，有病理化的倾向。这个名词对于东亚人并不公平，这是沿袭西方医学认知的结果。因循“内眦赘皮”这个病理化的名词，无形中会在内眦赘皮矫正的手术中，出现一些疾病治疗性的破坏性手术方式，导致内眦部受损。这是需要引起注意的地方。

对于一般性、生理性的内眦部皮褶，建议使用较中性的名词，比如“内眦皱褶”“内眦皮褶”。确实存在明显遮挡、牵拉、内眦间距缩短，以及外伤造成的蹼状瘢痕，可称为内眦赘皮。需要进行医疗干预。

对于眉目清秀，具有典型东方美的求美者，如果内眦赘皮对眼部力学关系没有明显不良影响，则未必要积极处理内眦赘皮，甚至建议尽量避免动内眦赘皮。

当然，出现以下情况，可确定为是要施行内眦赘皮矫正术的。

（1）内眦赘皮严重遮挡内眦，造成两眼间距过大，甚至形成内斜视外观。

（2）内眦赘皮牵拉上睑，甚至传递到眉部、额部，造成上睑缘提升受限，上睑凹陷加重，眉部出现抬眉，额部出现纹理增多等情况；尤其呈现“滑稽脸”外观时，一定要注意内眦赘皮的矫正。

（3）内眦赘皮牵拉下睑，造成下睑赘皮、内翻倒睫等情况。

（4）内眦赘皮牵拉，使得泪沟表现明显。

（5）内眦赘皮牵拉方向和重睑折叠方向之间成角畸形，需要理顺者。

（6）对于审美有欧化倾向，拟要平行型重睑，或较宽重睑的求美者，则大多需要施以内眦赘皮调整手术。

（张诚　童晋文　侯俊杰　韩超　李志成　谭贵苗　朱鹏　贾晓峰　胡斌　刘玮）

# 04 章

# 正确看待案例照片及明星网红照片

重睑效果良好的案例照片，一般都是医生、医院，或求美者都觉得效果不错的重睑术前、术后对比照片。案例照片越多、越全、越美，就越有吸引力，也越有说服力。案例照片从正面证明了医生和医院的技术和实力，是取得求美者信任的重要信息载体。

案例照片一般可分为医方提供的案例照片和患方提供的案例照片两大类。

医方的案例照片通常又可分为两类：一类是医生的技术性案例照片，一类是医院的宣传性案例照片。求美者通常所见的重睑案例照片，大多为医院的宣传性案例照片。这两类照片有着不小的差别。

求美者提供的案例照片，通常包括明星照片、网红照片、熟人照片等 3 种类型。

下面分别进行阐述。

## 一、技术性案例照片的特点

(1) 医生通常会拍摄术前、术后照片，采用前后统一的拍摄条件，拍照前要去除妆容。这种照片总是从技术角度拍摄的，而不是从唯美角度去拍摄的。

(2) 技术性案例照片对瑕疵不加掩盖，甚至专门去寻找不足，并进行突出拍摄。

(3) 技术性案例没有化妆，也没有修图，照片内容更加原生态，更加真实。

(4) 技术性案例照片通常比较平淡，对比不强烈，没有震撼性，缺乏吸引力。

（5）从照片上，医生能看到的改善和美以及变化趋势，并能体会到照片后面的技术性高度，非专业人员则很难看得到照片背后的技术高度和难度，甚至完全看不懂。

技术性案例照片举例（图 4-1、图 4-2）。

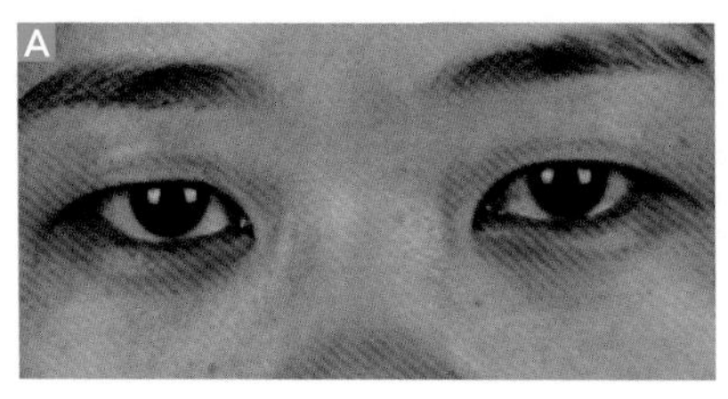


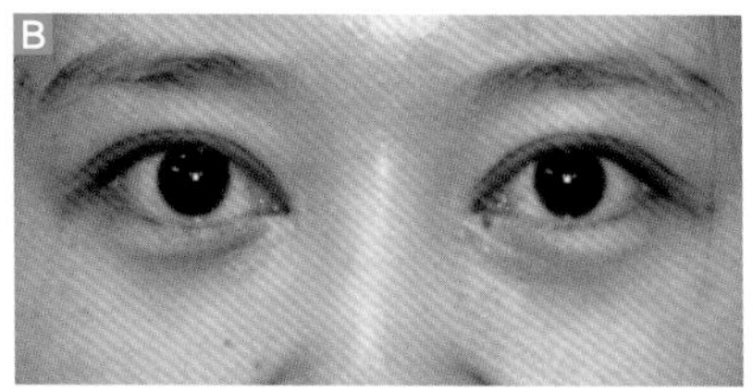


**图 4-1** 切开重睑案例
A. 术前；B. 术后 11 个月（手术医生张诚）

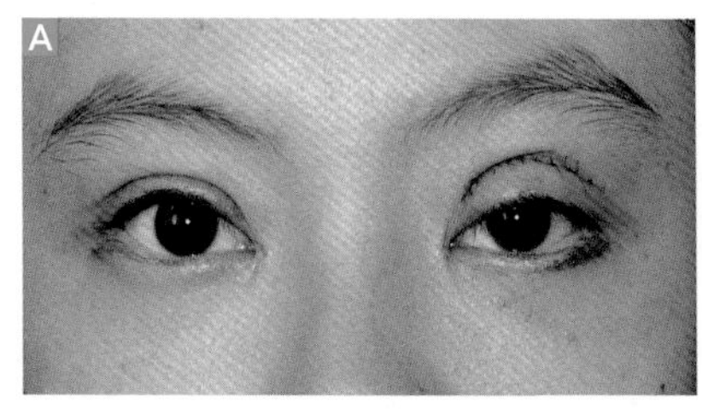


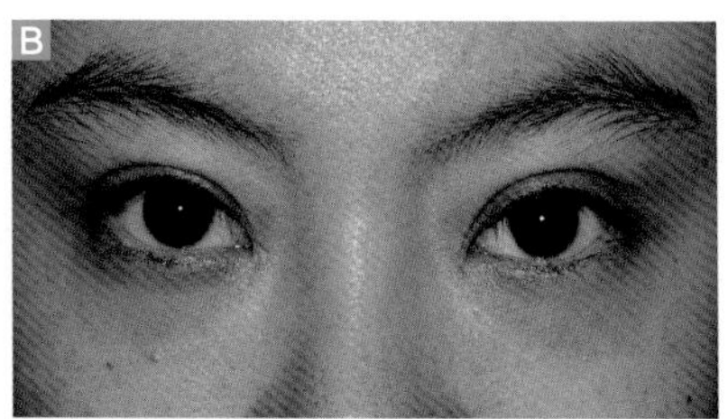


**图 4-2** 重睑修复（左眼）案例
A. 术前；B. 左眼重睑二次修复术后 4 个半月（手术医生张诚）

## 二、宣传性案例照片的特点

（1）案例模特的宣传照片，拍摄术后照片时通常会掩盖和去除瑕疵，术后照片的拍摄中会通过化妆、灯光、角度等进行问题掩盖。并采用不同于术前的、更加美化的灯光布置，来弱化缺陷。

（2）宣传性案例照片通常会在选取较好的呈现角度、眼部动作和身体姿势进行拍摄。甚至改变发型、服饰。这种照片是从唯美角度拍摄的，而不是从原生态呈现这个技术角度拍摄的。

（3）对照片进行大量后期处理，从对比度、明暗、色调、遮瑕、调整比例、替换结构等方面进行美化。

(4) 宣传性案例照片，前后对比强烈，效果良好，具有冲击力，很容易吸引人。

(5) 宣传性案例照片对专业医生几乎没有任何用处。普通观众则从照片上看到“显而易见”的好看，并会喜闻乐见。

宣传性案例照片举例（图 4-3、图 4-4）。

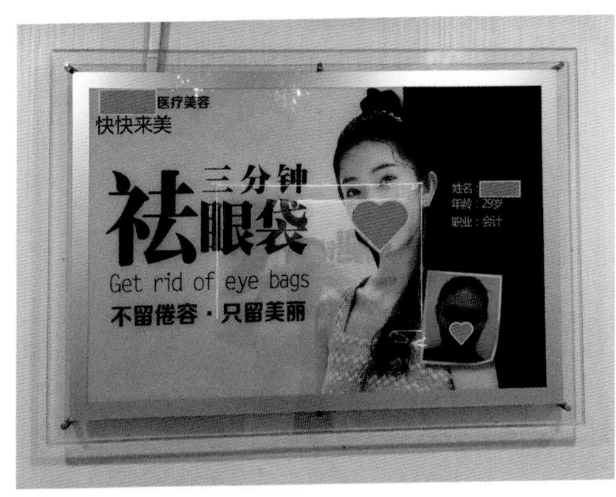


**图 4-3**　某机构悬挂于展示区的宣传性案例照片，明显存在加大对比的处理

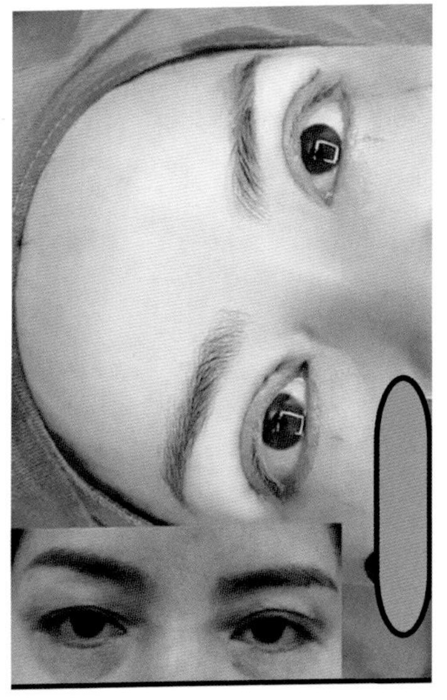

**图 4-4**　某机构用于宣传重睑术后即刻效果的宣传性案例照片，可见术后效果经过明显的美颜处理，在构图上也是对术后照片进行了突出显示

在一些商业化的运营中，案例照片的水分通常会比较大，求美者千万要注意甄别案例照片的真实性。目前不少机构的宣传性案例照片，有的可能是用专门打造的模特进行精心拍摄；有的案例照片的效果是各种化妆、灯光、修图的功劳；也有的案例照片是通过商业化的批量购买，用于冒充自家案例。

生活中的一些经验也告诉我们，有些美容效果仅仅通过化妆就可以达到了，或者连化妆都不用，只要有个滤镜就可以了，根本就不用操心费力去做手术。

求美者要学会看医生原生态的技术性案例照片，得到真实的信息，不要被化妆的宣传性照片所迷惑。

## 三、求美者提供的案例照片

求美者提供的案例照片通常包括明星照片、网红照片、熟人照片。我们平常看到的一些网红照片和明星照片，求美者和照片本人通常都没有直接接触，这些照片大多都是经过精心处理的。熟人的重睑照片也是从其社交媒体朋友圈发布的照片中截取的，其展示的大多是化妆后的美颜照片。也有的求美者针对自己的特点和需求，在照片上进行设计成形，作为目标案例。

一般情况下，明星照片和网红照片，首先要经过专业的化妆师精心化妆，再由高水平的摄影师，经过良好布光，寻找最美的角度、姿势和动作，然后才按下快门，再从众多的照片中，选出较好的照片，再用专业软件进行修饰调整，再经反复审核，最后才发出照片。普通民众看到的照片已经是无数次处理后的“图片”，甚至都不能称之为“照片”了，或者直接可称之为“照骗”。

对于普通人来说，首先是一般不能经过这么多环节去生成一张照片，即便走了同样的流程，也可能在某些环节上达不到很高的水平。作为普通人，不要拿自己的素颜形象和明星的美颜照片形象做比较。实际上，美颜照片上的“人”，无论多美，也只是一个化妆美、灯光营造的美、滤镜美、修图美，最终呈现的是屏幕美，并不是真实的美。美颜照片中的人是一个虚拟的人，是一个近乎不存在的人。

在生活中，我们也会发现有不少人存在妆前、妆后判若两人的情况。现在各种拍摄照片和视频的软件，均自带美颜，会严重影响、干扰使用者的审美能力和审美情趣。求美者千万不要被“滤镜美”干扰，不要被滤镜美欺骗，甚至被其带入虚幻的、不切实际的审美认知。

即便经过了各种优化，我们也会从一些明星和名模的照片上发现其重睑并不完美，存在宽窄不一、弧度不良、多重皱褶、宽大重睑、肉条、上睑凹陷、上睑下垂、双侧不对称等问题（图 4–5）。

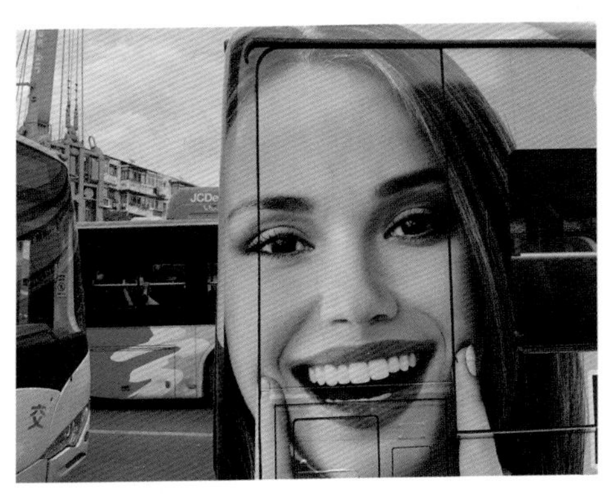

**图 4–5** 公交车车体广告中的模特照片。可见该模特的重睑存在诸多问题，如双侧上睑凹陷、右眼上睑下垂、双侧重睑不对称、左眼重睑多重褶、右眼重睑内段分叉、双眉高低不一等情况

当然，总的来说，明星群体的颜值是远高于一般人群的，再加上公众人物的光环效应，她们还是让人愿意欣赏和愿意模仿的。

既往的整形外科原则，是非常排斥求美者拿着某明星照片来看诊，并要求如何如何整形的。这个影响至今还是很深远。

当前，已经有一部分美容医生能够接受求美者使用一些照片帮助自己表达诉求和美学目标，但是，一般医生还是很难认同一定要做成照片上的样子。

所以，我们建议求美者只是用自己提供的案例照片作为参照，用以帮助表达诉求。一定要结合自身的条件，去设想自己的重睑和其他美容项目，求美者可以拥有自己的美，甚至比照片上的人更美。

（张诚　王小民　王梓　聂丽丽　李佳佳　韩雪　朱鹏　贾晓峰）

# 05章

# 关于重睑的重要指南

# 01 节 指南 1：求美者如何看诊

## 一、做好看诊前功课，了解自己的目的

### 1. 做好机构功课

了解机构性质；

了解机构资质；

了解机构业务；

了解来自监管机构的处罚情况；

了解机构口碑等。

### 2. 做好医生功课

医生资质；

医生专长；

审美倾向；

沟通方式；

专业程度；

科技理念；

学科背景；

师承关系；

成长经历；

学术贡献；

获奖情况；

口碑情况等。

### 3. 关于口碑了解

客观看待医疗机构和医生的负面消息，既不能熟视无睹、事不

关己，也不能胆战心惊、害怕不已。客观看待、评估其对自己选择的影响；

注意甄别其正面案例和正面评价，防止被过度美化和修饰所吸引；

同行评议与推荐，这一点比什么都重要和难得。

### 4. 做一些对比工作（货比三家）

ABC 机构对比；

ABC 医生对比。

### 5. 提示

了解对方，了解目标地，避免有利益倾向的第三方机构和个人的不实之词。

### 6. 相关机构查询

信用中国、国家信用系统、企查查、天眼查、中国裁判文书网等，都有相关机构的行政处罚、诉讼判决等相关信息记录。

**简而言之**

（1）通过政府网站等了解机构和医生的资质，以及处罚和失信情况。

（2）通过教育经历、学术任职、文章发表、书籍出版、大会演讲、手术演示等方面了解医生的职业水平和行业高度。

（3）通过医生获奖情况了解其行业认可度。

（4）通过手术案例了解其真实手术效果，进而了解其真实职业能力。

（5）通过了解周围人术后情况等方式了解口碑。

（6）横向对比：机构和机构、医生和医生。

（7）尽量排除有利益倾向的网站、平台以及一些博主的误导和干扰。

（8）避免以熟人面目出现的销售。

（9）不要被明显营销倾向的自媒体信息误导，好医生有时间做营销科普的不多。

（10）存疑求缓，甚至要及时止停。

## 二、初次联系和看诊预约

通过合适途径预约；

预约心仪的机构和医生；

预约看诊日期和时段；

询问有无需要提前准备及注意事项：假如可以当天看诊并手术，要做哪些准备；假如只是看诊，没有手术准备，要做哪些看诊准备。

## 三、看诊

### 1. 看诊前准备

不要化妆，包括防晒、保湿等；也可根据看诊需要卸妆；

不要戴美瞳镜片，或者做好看诊中取下来的准备；

准备好自己的想法和问题；

按约定的时间或略提前到院，做好登记，会见医生助理等看诊前的准备；

候诊期间，可能要完成一些必要的信息填写，与助理的前期交流等。

### 2. 实地考察各个方面，包括机构、医生、其他人员、服务与专业度

环境及设施；

人员接待；

就诊流程；

印象与结果等。

### 3. 感受医生的面诊过程，听取方案

是否专业；

是否细致；

是否中肯；

是否可以同期进行眼部以外的各种治疗和手术项目；

是否有额外的营销和推介；

评估其科学性、专业度和可信度等。

**4. 要如实提供病史，除全身与各部位情况外，尚需重点提供情况如下**

如实提供眼科疾病史、外伤史、手术史；

如实提供屈光情况及手术治疗史；

如实提供过敏史；

如实提供月经史；

如实提供孕产情况和近期计划；

如实提供重点，包括眼部、面部，兼及全身各处的美容治疗史和手术史，重睑修复求美者大多需要从第一次重睑手术开始；

配合医生完成诊察性照相，并参与照片分析等。

**5. 诊断与治疗计划**

听从分析，知晓手术的禁忌证和适应证；

医学上完成评估、诊断；

美学上达成共识；

听从、参与制定治疗（手术）计划；

了解医生的预案；

知晓手术风险和并发症；

知晓相关手术分期、分步情况等；

提出自己关心的相关问题，共同完善各项事宜。

**6. 了解费用**

有无额外费用；

有无分项费用；

有无后期费用等；

注意，不要贪图便宜，这有可能会影响自己的正确判断。

**7. 了解手术相关**

何时手术；

大致手术过程；

大概手术时间多长；

大致手术感受；

大概恢复过程（时长、节点等）；

一般注意事项；

知晓术前不能化妆，做好个人清洁准备等；

是否需要提前到院或住院；

陪护情况等。

8. 进一步了解

是否有自己没有预估到的事项；

自我需要补充的事项；

自己是否有不同于别人的要求和被要求；

补充说明营养品、保健品及抗凝食物和药物等的使用情况等。

## 四、做出手术决定，听从手术安排

1. 启动手术流程

做出决定要听从自己的正确判断，做重睑不是看急诊，不必着急；

预约、缴费、检查、完善医疗文件等；

在手术前完成各项检查，并评估结果等。

2. 术前一些个人事项安排

术前停用相关药物及停用时限，以及是否需要相关专业医生指导；

安排好停工和休息；

准备好在此期间的生活用品、防护用品；

术后 24 小时，建议有成年人陪护；

知晓术后不能驾驶或操控机械设备等；

有多项手术同时开展时，需要听从更多的安排，遵从更多的注意事项。

3. 多和医生或其助理对接

不断补充、完善自己的术前各项准备。

4. 保持适度紧张，但是不要焦虑

以小兴奋的平常心，去准备各项事宜。

记住，一般重睑手术只是一个精致的小手术，况且还有自己信赖的医院和信赖的医生，没什么可紧张的。

（张诚 刘香梅 李玲 贾凤华 李丰 袁永）

## 02节 指南2：手术前准备与配合

### 1. 一般医疗事项

约定手术排期；

完成缴费；

完善各项检查，包括局部检查、眼科检查、全身检查、化验检查、影像学检查等，并评估结果；

完善各种医疗文件；

签署知情同意书；

如果是全麻手术，需有麻醉医生术前访视，听从禁食安排。

### 2. 完善术前照相

术前照相是重睑美容手术从看诊、体检、评估到手术实施的重要一环。通过拍摄多方位、多动作眼部照片，进行放大分析，找出问题，给出方案，并且可以模拟期望的重睑形态。

除了在看诊阶段要进行眼部体检性照相，手术当天，进入手术室前，还要完成素颜的程序性眼部照相以及手术相关的其他照相。

### 3. 一些个人事项

术前洗澡、洗头、清洁面部，尤其是有眼部、面部脂肪移植项目者；

术前不要化妆，包括保湿、防晒、润肤，不要以为有色的才叫化妆；

听从建议，穿相应宽松、容易穿脱的衣服；

建议不要佩戴首饰，或做好术前收纳；

不要佩戴隐形眼镜，为方便取用，以框架眼镜替代；

准备墨镜等遮掩用品；

主动告知是否有假牙及牙齿松动情况；

主动告知体内移植物情况；

是否有骨折固定的髓内针、钢板等使用，以及存留情况；

告知假肢及其使用情况；

主动告知过敏情况；

主动告知容易淤青、出血情况；

术前停用抗凝药物的事项安排；

术前停用活血化瘀类药物和保健品；

基础疾病使用的药物，是否继续使用，还是停用，听从眼整形医生和原专科医生的安排；

术前2周开始禁烟、禁酒；

安排好停工和休息；

术后24小时，建议有成年人陪护；

知晓术后不能驾驶或操控机械设备等；

入手术室前要先上厕所，排出大小便；

手术前要适当控制饮水，以免引起术中便意增加或排便。

**4. 合并其他手术的准备事项**

根据具体情况，听从工作人员安排。

**5. 其他未尽事项**

工作人员会进行比较全面的告知，并通过纸质材料、电子版本材料、语音留言、电话提醒等多种方式提醒和强化。

如果存在不理解和遗忘之处，及时与工作人员联系。

（张诚　张爱军　任召磊　袁　永　李　丰　田怡）

# 03节 指南3：手术当日事项及配合

## 一、术前各项工作的完善与核查

### 1. 术前清洁面部

不要化妆（只清洗、不护肤、不保湿、不防晒等）；

涉及身体部位的要提前洗澡，不保湿、不护肤；

建议提前洗头，尤其是有面部脂肪移植项目者。

### 2. 体格检查

一般情况：血压、心率、呼吸、身高、体重、营养状况等；

全身情况检查与评估；

女性孕产情况询问与检查；

其他。

### 3. 专科检查

上睑：重睑情况、凹陷 / 膨隆情况、睑缘情况等；

内眦：内眦赘皮、瘢痕、内眦裂、毛发等；

外眦：外眦角、牵拉、瘢痕、畸形、动静态皱纹等；

下睑：凹陷、眼袋、泪沟、瘢痕、异物、结节、睑缘情况等；

眉部：位置、形态、运动、瘢痕、眉眼间距、毛发分部等；

面部情况：头部摆位、比例、弧度、突起 / 凹陷、营养状况、松弛情况、色素异常、瘢痕等；

其他。

### 4. 眼科各项检查（根据临床实际需要选择相应项目）

视力；

眼压；

屈光状态；

斜视；

视野；

裂隙灯检查；

泪液检查；

睑板腺检查；

眼底检查；

突眼计检查；

其他。

### 5. 程序性术前照相

根据就诊情况，灵活选择时间完成。

通常拍摄眼睛“上看、平视、下看、闭眼、挤眼、微笑”等6个动作，在正位、左侧45°位、左侧位、右侧45°位、右侧位分别进行拍摄。

根据需要，可补充更多眼部动作和拍摄方位，以及拍摄相应视频，帮助诊断。

### 6. 心理检查与评估

提倡求美者保持良好、积极的心态；

排除极端心理和其他不适合做重睑的心理状态；

其他。

### 7. 实验室及辅助检查

血常规；

血生化（肝功能、肾功能、血糖）；

乙肝（肝炎5项）；

梅毒；

HIV；

甲状腺功能（必要时）；

心电图（必要时）；

核磁等影像学检查（必要时）；

其他。

8. 完善医疗文书

配合补充病史：孕产情况，过敏史，家族史等；

眼部各种美容手术和治疗史；

面部各种美容手术和治疗史；

签署各种医疗文件；

其他。

9. 术前用药

口服；

肌注；

按需建立静脉通道；

其他。

10. 原基础疾病用药情况（调整与执行）

高血压；

心脏疾病；

肝脏疾病；

肾脏疾病；

其他。

## 二、入手术室

1. 室外人员与室内人员对接

核对术前用药（常规用药、手术用药）执行情况；

核对其他药物的使用与停用；

核对医疗文件；

核对术前照相完成情况及手术室影像学数据接收情况；

核对手术方案；

做好三查七对。

2. 提前更换手术衣

不要着便服进入手术室；

不要保留不必要的内衣：文胸、衬衣衬裤、内裤等；

不要穿着弹力服和塑身衣。

### 3. 入室检查

检查、去除金属物、假牙、假睫毛、美瞳镜片、首饰等；

询问有无体内相关植入物；

禁止携带手机等电子产品进入手术室，避免仪器干扰等。

**提示**

1. 建议患者配备框架眼镜或墨镜，用于术前后视物、术后恢复期遮挡等。

2. 放松心情、耐心等候。

3. 进入手术室前，最好先上厕所。

## 三、手术室内

### 1. 听从工作人员的指令和安排、引导，进入手术间

配合脱鞋上床；

配合摆好体位；

配合做好衬垫；

配合展平衣物和床单；

配合包头；

配合保护输液通道；

配合肢体控制；

配合消毒铺巾的动作。

### 2. 告知自己的温度需求

环境温度调控；

被单的使用和增减。

### 3. 寻求紧张害怕的帮助：减压球、安慰

不要自作主张的动作，禁止转动头部，禁止东张西望，禁止未经允许乱动手部、身体、下肢等；

不要不停询问手术进程；

不要不停提要求；

不要干扰工作人员的工作等。

### 4. 认真听取工作人员的告知和注意事项

对手术过程中的不适，要及时告知；
不得擅自动手、动脚、动头、动身等。

## 四、出手术室

### 1. 局麻下

术者与工作人员核对手术项目完成情况；
术者、患者、工作人员一起确认手术效果；
术毕；
包扎；
下床：
　　工作人员帮助下起床；
　　工作人员帮助下下床；
　　工作人员帮助下穿鞋；
　　穿戴、整理手术服；
出手术室：
　　搀扶出室或坐轮椅出室；
　　室内外工作人员交接；
　　客人私人物品交接（手术室内摘除的饰品、内衣等）。

### 2. 全麻下

手术完毕；
术者与工作人员核对手术项目完成情况；
术者与工作人员确认手术效果；
包扎完善；
工作人员帮助穿戴衣物、整理；
转移至平车；
入麻醉恢复室；
平稳后入病房；
护送人员与病房工作人员交接；
求美者私人物品交接（手术室内摘除的饰品、内衣等）。

## 五、在院护理

单纯局麻重睑术，并不要求卧床休息，适当减少活动即可；

局麻患者，可休息，冷敷，观察。随后遵嘱离院；

全麻患者，在专业医护人员看护下恢复，相关人员陪同，辅助冷敷等。根据情况决定离院。

全麻清醒后医嘱：遵嘱饮食及用药。建议成年家人朋友陪伴协助。有需要及时寻求医生、护士的帮助。

## 六、局麻离院后，当日居家护理的医嘱

避免驾驶，避免操作机械设备；

回家后继续冷敷；

清淡饮食，避免刺激性食物；禁烟酒；

放松心情，保证休息；

体位：休息时注意头高位仰卧；避免低头长时间阅读；不要俯卧；注意不要因姿势、动作变化给术区造成张力和压力；避免弯腰低头、系鞋带、端盆水、用力大便等；

术区忌生活湿水；术区不要自行生活护理、清洗等；远离术区部位可以擦拭、冲洗等；

术区禁触碰、牵拉；避免夸张的表情；避免张大口动作；

重睑术后，一般可以进行散步、生活料理和简单家务劳动等，忌大力劳动；

遵嘱用药；避免服用活血化瘀药物；

遵嘱观察，注意疼痛、肿胀、出血、视物模糊、异物感等，如有不适或异常发现，及时联系医生或机构；

避免哭泣，以免引起局部沾染和水肿；

安排好第二天到院换药的准备。

## 七、离院后居家过程中几个要注意的现象

主要是关于术区的几个观察和感受，包括肿胀、疼痛、出血、

异物感、视物模糊等，下面予以分别讲解。

## （一）术后肿胀

### 1. 症状体征

术后会逐渐肿胀，通常 48 ~ 72 小时达到顶峰；

如果发现眼部肿胀较快、明显，伴有明显压迫感，甚至疼痛明显、视力受影响。

### 2. 原因分析

一般肿胀属正常生理过程；

肿胀明显者，多考虑出血、血肿；

不排除有过敏的原因。

### 3. 处理措施

一般正常肿胀不要担心，按既定方针继续冰敷康复；

术区明显肿胀，属于需要警惕的事项之一！要及时向医生报告！

## （二）术后出血

### 1. 症状体征

发现纱布上渗血，持续渗湿增多，甚至有血流下来。

### 2. 原因分析

麻药作用消失；

凝血操作失效、脱痂等；

触碰、张力造成；

深部血管断端开放；

皮缘、肌肉、脂肪等处细小血管出血。

### 3. 处理措施

保持头高位；

放松心情、不要紧张；减少运动；不要屏气；

分析、回顾是否有用力、触碰、屏气等原因；

无引流者，用手掌近大鱼际处压迫术区，力度适中，不要让眼球有压迫感，10min 后观察，如果出血、渗血停止，则无须进一步处理；如果不能止血，及时联系医生、医院；

有引流者，出血量持续增多，则需要及时向医生报告；

出血，或不出血，局部淤青，高度肿胀者，要提高警惕，及时向医生报告；

以照片、视频方式，可以及时远程了解情况和指导处理；

如无特殊，后续可继续冰敷；

渗湿纱布可保留不动，有条件者可更换。

## （三）术后疼痛

### 1. 症状表现

大多数人术后没有明显疼痛感觉；麻药消退后，可能会有火辣辣的感觉，轻微疼痛感；一般不碰不痛。

不良症状：疼痛明显，甚至逐渐加剧；剧痛、钝痛、锐痛、头痛；自发性疼痛，伴肿胀感；伴或不伴出血。

### 2. 原因分析

肿胀明显造成；

不排除血肿的原因；

不排除合并三叉神经问题；

不排除眼部异物感的误判、误报；

个人敏感度不同。

### 3. 处理措施

及时和工作人员联系；

可通过照片、视频等方式远程会诊；

如有需要，可及时到医院检查、处理！

## （四）眼部异物感

### 1. 症状表现

自觉磨眼，甚至畏光、流泪、不敢睁眼，闭目休息会缓解等。

2. 原因分析

血痂、干硬组织碎屑、纱布丝、掉落缝线头、睫毛脱落、方向错误；

深层线结的显露；

眼表缝线的线尾入眼：内眦、外眦、睑缘、吊线；

双眼包扎是眼睑没有理顺、对合不良；

角膜上皮受损：消毒液、术中干燥、摩擦等。

3. 处理措施

清除异物；

对因处理；

局部使用麻药；

保护角膜，促进生长；

必要时眼部包扎或使用绷带镜。

## （五）视物模糊

1. 症状表现

求美者诉看东西模糊，看不清东西；

看不见东西了。

2. 原因分析

眼膏造成模糊；

有的求美者高度近视，离开眼镜视物不清；

双眼视觉受影响，甚至优势眼受影响造成；

角膜上皮受损；

血管栓塞等；

一过性睑球关系改变等。

3. 处理措施

油膏造成的视物不清，不要担心，也不要特殊处理；

近视眼者，注意安全使用框架眼镜；

角膜受损者，会有明显异物感，很好鉴别，可做对应处理；

血管栓塞是重大事项！尤其是有注射和注射物取出等手术操作

者，需保持警惕，但也不要过度紧张。

**提示**

(1) 通常在术后当日出现较多，随着时间延长，出现机会越来越少，一般1周以后基本不会再有这些现象了。

(2) 迟发性出血、肿胀等极少发生。除非局部受挫、受压，身体大幅度运动、屏气、牵拉等情况下。

(3) 进入康复期后，就基本不会发生上述现象了。

(4) 个别人可能会有其他原因造成的过敏发生。

（张诚　马希达　韩雪峰　刘超　解志博　沃贝贝）

## 04节　指南4：术后早期护理与配合

术后早期，是指手术完毕到伤口愈合拆线这个时期，一般重睑手术通常为一周左右。是重睑术后护理和恢复的关键时期，正确、完善的护理，可以帮助重睑良好恢复。不当的护理，可能会带来不利的影响。

### 一、术后当日护理，根据手术项目，决定护理内容

#### 1. 是否包扎和冷敷

单纯埋线重睑，一般不包扎，可冷敷（非冰敷！）；

单纯切开重睑，根据情况由医生决定是否包扎，可冷敷；

重睑伴脂肪填充，可包扎，一般不建议冷敷，不要有压迫。

#### 2. 局部保护

避免触碰、挤压、牵拉等；

有泪液流出时，可用干净毛巾或纸巾轻轻蘸取；

避免伤口生活湿水；

局部使用消毒药物时，需遵守医嘱。

### 3. 注意休息

一般可取坐位或头高仰卧位，伴有其他手术项目时要综合考虑、选定；

注意眼部休息，减少用眼；

不要紧张焦虑，保持轻松心态。

### 4. 避免用力和负重

不要体育运动；

不要用力排便；

不影响一般的家务活动，不要加大体力劳动；

避免性生活，防止触碰、压迫、增加内压；

不要驾驶，避免操作机械设备。

### 5. 饮食事项

清淡饮食，软质食物，避免张大口；

禁烟酒；

避免刺激性食物；

避免服用活血化瘀的药物和保健品。

### 6. 药物执行

本次手术相关药物；

求美者原来常规使用中的药物。

### 7. 局部观察和感受

有剧烈疼痛时，要及时报告和检查；

有出血情况，要及时报告和处理；

有肿胀明显，要及时报告和处理；

有视力影响，要及时联系工作人员；

有眼部异物感、畏光、流泪等刺激症状时，要及时联系工作人员；

其他不良发现和感觉，及时报告。

8. 其他事项

避免哭泣；

建议有成年人陪同、照料；

安排好第二天换药事项等。

## 二、术后第二日，通常为换药日

1. 工作人员询问、交流术后感受和异常情况

有无疼痛不适及具体情况；

伤口保护情况；

休息情况；

术后当日叮嘱事项的执行情况。

2. 换药操作

更换敷料；

检视局部恢复情况；

清洁伤口；

外用药物；

根据情况，决定是否继续敷料包扎、遮盖等。

3. 交代随后的恢复事项

如无特殊，至拆线前一般不需来院，居家照料伤口；

第三日起，可根据情况适当热敷；

准备棉签、纱布、消毒剂、药膏等护理包；

如无特殊，换药后即可自然睁闭眼活动，以利重睑塑形，注意不要怕痛，避免仰头视物；无须刻意用力睁眼和向上看；

交代注意事项，基本同第一日；

如有不适，及时联系工作人员或到医院。

## 三、拆线日，一般术后 5 ~ 7 天

1. 关于拆线时间

眼部皮肤缝合通常术后 5 ~ 7 天拆线，植皮者一般 12 天左右拆线，结膜一般术后 5 ~ 7 天拆线；

一般埋线重睑不需要拆线；

保留血管网的切开重睑，可术后 3 ~ 5 天拆线；

有些情况会交代术后 7 天拆线；

内眦赘皮手术后，拆线时间一般为术后 5~7 天。

眼袋拆线 5 天左右；

外眦开大术后拆线，一般 1 周左右，根据愈合情况决定；

固有睑缘术后 1 周左右拆线，根据愈合情况决定；

身体其他部位有手术时，拆线时间并不和眼部相同，不同部位有不同的拆线时间；

医护人员会根据切口愈合情况，提前或延后拆线。有张力者可分次拆线或延迟拆线，有感染者，要提前拆线；

具体拆线日期，通常根据手术方式、手术项目和医生的临床判断综合做出决定。总的来说，在保证皮肤愈合的情况下，建议尽早拆线。

2. 拆线操作（图 5-4-1）

病史询问、情况交流；

拆线前清洁、消毒，严格无菌操作；

切断缝线、提拉线结时，会有轻微疼痛不适，各人感受不同；

再次清洁；

根据情况外用药膏；

根据情况是否包扎；

根据情况是否贴胶布等操作。

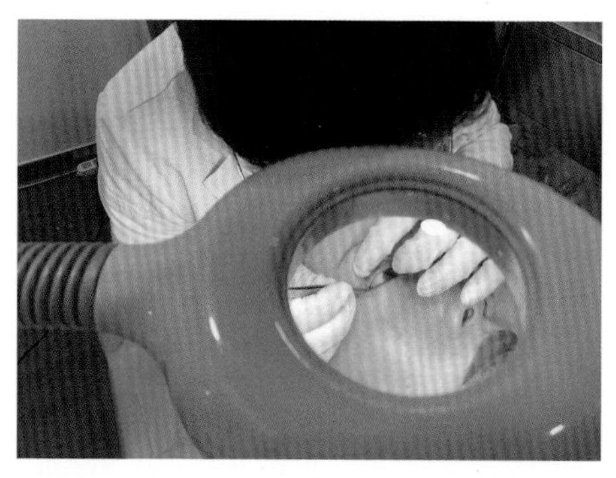

**图 5-4-1** 医护人员在放大镜下拆除切开法重睑成形术的缝线

### 3. 需要注意和着重交待的情况

拆线后会有较拆线前略红肿，甚至有个别渗血点，均属正常现象，不要担心；

由于缝线细微，可能会有个别线头遗漏，二期拆除即可，通常不会造成不良效果；

深层有埋置缝线，可能在术后不同时期有线头排异、外露，并不属于工作人员拆线粗心，发现后及时告知医生，拆线处理即可。

### 4. 交待后续恢复事项

一般拆线 24 小时后刀口可生活湿水；

伤口保护，防触碰、防牵拉、防揉搓、防挠抓；

淤青继续热敷，一般 2～3 周消退；

化妆的建议：早期不能化妆；拆线 24 小时后，能湿水，可小心尝试；

防晒的建议：做好防晒工作，主要是遮挡，不能用防晒外用品，拆线 1～2 周后可尝试；

饮食的建议：继续避免刺激性饮食；

隐形眼镜的建议：此时不能戴用，谨防牵扯重睑；

眼部文秀事项：要等术后 1～3 个月以上；

休息的建议：如无特殊，没必要再停工休息；建议遵循良好的作息时间；养成良好用眼习惯；

开始工作的建议：一般不再影响各种文职工作；重体力、大运动量的需要专门沟通、交待；

体育运动的建议：拆线 1～2 周后逐渐恢复；

逐步恢复正常（日常）生活；.

防治瘢痕的建议：适当使用抗瘢痕药物；

如有不适，要及时联系，或及时来医院。

## 四、拆线和康复期的衔接时间、项目转换和衔接

急性期或有创期：通常为术后即刻到拆线后 24 小时，一般为术后 1 周。

康复期：有创期后的时期可称为康复期，一般为术后 1 周后到术后 6 个月。可分为早期、中期和后期。

康复早期：术后 1 周 ~ 第 1 个月末；

康复中期：术后第 2 个月初 ~ 第 3 个月末；

康复后期：术后第 4 个月初 ~ 术后第 6 个月末。

注：此分期是根据大多数求美者的恢复情况，为了便于术后管理而进行的人为分工，并不是每个人都会严格按照这个分期时间进行康复。每个人的体质和眼部情况不同，早一些恢复和晚一些恢复，一般都是正常的。

**重要的话**

既然已经做了手术，有些事情，就着急这几天吗？！

（田怡　张诚　陶勇　张爱军　聂丽丽　侯俊杰）

## 05 节　指南 5：重睑的远期保养指南

实际上，手术形成的重睑经过术后半年左右的恢复，形态就基本稳定了，所以通常把术后 6 个月以后这个较远的时期称为重睑稳定期。此期求美者可以放心地尽享美丽重睑了。但是，定型后的重睑形态也不是完全一成不变的，需要在全身状况良好、精神状况良好以及局部状况保持相对稳定的情况下，重睑才会保持比较稳定的良好效果。为了维持良好的重睑效果，需要在各个方面加以注意，并且要注意重睑出现一些不良苗头时，要及时寻求医生的帮助，防微杜渐，避免一些问题的发生和进展，得到及时的指导和处置。

## 一、为了维持良好的重睑效果，以下一些方面，需要加以注意

(1) 保持体重相对稳定，不要过大波动，不要暴肥暴瘦。

(2) 保持营养状况稳定。

(3) 保持血压稳定，以保证局部灌注稳定。

(4) 保持体液稳定。不要过度消耗，避免高强度运动，以免失水，造成眼部组织的充盈波动，从而影响重睑形态；发热、腹泻、纳差等情况下，要注意疾病治疗，保证液体的合理摄入。

(5) 保持良好情绪。喜悦有助于保持良好的面部形态和重睑形态；愁眉苦脸可能会造成面部、眼部软组织的下移和组织器官之间的不良力学关系，从而引起更坏的形态改变；哭泣也会带来上睑的反复肿胀，并造成不良影响。

(6) 重睑的使用环境：避免大风、扬沙、强光、粉尘、刺激性气雾等环境，以免出现强烈的眼部保护性动作，造成重睑拉脱、移位、变形。

(7) 不要熬夜。

(8) 不要过度用眼，做到适时闭目养神。

(9) 避免揉眼、牵拉，以防减弱重睑固定，导致松脱、眶脂肪移位的可能，进而带来重睑异常。

(10) 面部注射、填充、提拉等会影响眼睛的形态和功能，影响重睑形态和相应比例。

**提示**

做到以上各事项，对于现代注意养生和锻炼身体的人们，并不是很难的事情，并且确实有助于维持良好的重睑稳态，维持重睑美丽的持久性。

## 二、重睑稳定期，在使用中要着重注意的一些指征

(1) 高度、弧度、长度变化：重睑变窄、变宽；重睑尾部下耷；重睑弧度改变等。

(2) 内侧端与内眦赘皮的衔接出现形态不良时。

（3）上睑皮肤松弛；上睑皮肤皱纹增多；出现多余的可疑褶痕。

（4）上睑出现凹陷或凹陷加重。

（5）上睑下垂。

（6）睁眼费力，感觉眼睛累。

（7）晨轻暮重现象（早上起来重睑形态尚可，下午开始变宽，凹陷加重、睁眼费力等）。

（8）抬眉睁眼，额纹加重。

（9）眼袋加重。

（10）体重变化明显（过重或过轻）。

（11）眼睛形态在正面和侧面时，与面部比例不协调。

（12）肉毒素注射后重睑形态改变者。

（13）玻尿酸、胶原蛋白、假体等填充物面部填充术后，眼部有影响时。

（14）双侧重睑对称性出现明显差别。

（15）其他情况。

**临床提示**

不管什么因素造成眼部形态、感觉有不良变化时，应及时联系医生或到医院，以便及早获得正确指导，给出相应的状态评估和保养建议，或者当重睑变化需要手术干预时，能够以较小的调整达到最好的效果。

及时联系医生，也有助于发现他科异常情况，并有助于及时得到其他专科医生的帮助。

## 三、特别注意

（1）重睑术后，重睑部位皮肤紧绷的状态并不美观。随着时间推移，重睑线下皮肤出现细碎皱纹，并且重睑线具有一定的移动性，这是更加接近天生重睑的好现象，不要误认为是不良变化。

（2）重睑双侧对称是相对的。即便术后显示几乎完全对称，在使用眼睛的过程中，也会因为屈光不正、眼部疾患、优势眼、优势咀嚼、头面部偏斜、利手、身体姿势异常等原因，导致重睑的非对称性渐变，最后导致双侧差别越来越明显。

(3) 没有绝对完美的重睑。重睑完全恢复后有些许皱纹，轻度不对称，皮肤略松弛，弧度、长度两侧略有不同等，都是正常的。不要纠结于重睑的所谓瑕疵，影响自己享用美好重睑的生命过程。

(4) 学会正确认识上睑的饱满度。上睑饱满通常是眼部健康和年轻化的表现。不要胡乱套用肿眼泡和肉条的说法，甚至总是纠结要把眼睑变得更单薄。有不少患者，因为错误的上睑修薄，导致上睑失营养化表现，出现衰老征象和疾病征象。

(5) 要学会接纳自己在不断地老化，要学会接受自己的眼部情况一直处在不断变化中这种状况。发现问题时，及时寻求医生的帮助，获得尽可能的改善，并不能苛求时光倒流和青春永驻。

（张诚）

## 06 节　指南 6：怎样享用自己的美丽重睑

### ——畅享美好重睑生活

经过一段时间的术后恢复（一般半年左右），重睑已经自然而然地成为身体的一部分，也融为生命的一部分。这以后要做的，就是喜欢她，开启美好重睑生活。当我们每天醒来，从镜子里看到自己明亮的双眸和优美的重睑时，要学会用“整体观”去看自己的容貌，要做的就是喜欢自己。

为了畅享自己的美好重睑生活，请求美者务必做到以下几点：

(1) 每天都会看到她，却不要过度关注她。重睑就像呼吸和心跳一样，一直自然存在，无须特别关注。

过度地关注术后的重睑表现最明显的一点便是频繁且持续地照镜子。有研究指出，健康人照镜子超过 5min 后便存在一定的体象障碍，超过 10min 后，便会出现焦虑和压力症状；而身体恐惧症患者照镜子超过 25s，就开始发作以上症状，面对镜子反复不停地看自己眼睛的做法实在不可取。

（2）不要用各种特殊的观察角度、眼部动作和光照条件来拷问重睑的美。眼睛受周围组织的影响，还受到主视眼、屈光不正、面部偏斜、颈部偏斜等各种因素影响，重睑永远不存在绝对的对称。重睑也只是一个普通的重睑，承担不了很多过高的要求。

（3）喜欢自己的重睑，而不是挑剔她。

（4）不要折腾她，比如揉搓、牵拉等。也不要频繁做一些夸张的眼部动作，这可能会导致重睑线的不稳定甚至消失。

（5）适当化妆，会让你更美、更精致。

这点非常重要，世界上本就不存在十全十美的眼睛，术后一个月就开始学会用妆容点缀自己，适度的眼妆可以弥补细小瑕疵，让眼睛看起来更加精致动人。

（6）给重睑一个良好的使用环境：

尽量在没有风沙、没有烟雾、光线适中的环境下用眼；

保持全身状况的良好，避免疲劳和过度消耗；

保持心情良好；

养成良好的生活习惯；

及时处理全身疾病和其他不良情况；

注意用眼卫生及合理用眼，不要长时间单一视距用眼，不要长时间用眼，注意看远看近结合，注意眼休息，不要熬夜用眼；

及时处理眼部疾病和其他不良情况；

面部注射、填充或者面部减容、提升时，要考虑可能会给重睑带来的影响。

（7）有疑问时，及时和专业人员联系，而不是道听途说。

当有疑问时，有些人会第一时间询问亲朋好友，或询问身边人。

人们也总是偏向于选择相信“先入为主或者对自己触动较大”的语言，而常常忽略了这些言语带有的目的性和不科学性。听到的有些评价和建议并不一定都是善意的和有益的。

养成相信专业人员和专业机构的良好思维方式和习惯。

（张诚　吴海龙　韩雪峰　李世卫）

# 06 章

# 关于天生重睑的话题

## 一、关于重睑的几个名词

从重睑的来源看，大概有天生重睑、人工重睑这两类。与求美者相关的大多为人工重睑中的手术重睑。本书也是重点围绕“手术重睑”所做的说明书。

在日常生活以及临床工作中，常见天生重睑、人工重睑、自然重睑、天然重睑这几种说法，在咨询交流中“自然重睑”的说法最常见，在此一并进行说明。

### 1. 什么叫天生重睑

天生重睑是指从出生到不同年龄阶段，未经手术过程或其他人工干预，在上睑存在或出现的重睑皱褶，称为天生重睑，也叫天然重睑。

### 2. 什么是人工重睑

人工重睑是指通过人工干预的方式在上睑塑造、形成重睑的样貌。人工塑造重睑的方法有很多种，可以通过牙签、重睑模拟器等在上睑推顶皮肤，模拟、形成重睑；也可以在上睑通过贴胶带、粘草截、涂胶水等方式形成重睑；也可以通过在上睑化妆、描画的方式画出重睑；也可以通过手术在上睑做出重睑。

因此，可将人工重睑分为器物辅助重睑、描画重睑、手术重睑 3 种。手术重睑只是人工重睑的一种。

### 3. 什么是自然重睑（现代汉语词典，第六版）

自然，在汉语解释中，念 zì rán 时，有自由发展，不经人力干预（区别于“人工、人造”）的含义；念 zì rɑn 时，形容不勉强、不局促、不呆板。用在重睑上，自然重睑，既可指天生重睑（天然重睑），也可指重睑自然、流畅、不生硬、不做作的状态。

笔者认为，在重睑描述上，自然不同于天生、天然，自然是关于重睑状态的描述；天生和天然，是关于重睑来源的描述。

天生（天然）重睑未必自然，人工重睑未必不自然。

## 二、天生重睑的优缺点

### 1. 天生重睑的优点

（1）形态自然，没有雕饰的痕迹。

（2）动作灵活，一般没有不适的感受。

（3）不用担心社会认同，没有心理负担。

（4）不需要经历手术和康复的过程。

（5）没有瘢痕增生的烦恼。

（6）通常各层组织之间的连接关系，都是天然的连接，无瘢痕、牵拉和限制。

（7）通常重睑的折叠顺畅，折痕线可以在眼睑运动（睁眼、闭眼）中滑动。

### 2. 天生重睑的缺点

天生重睑大多数都存在这样或那样的不足，比如：

（1）存在其他皱褶和细纹：多重皱褶（线下皱褶、线上皱褶），细碎皱纹（线上、线下）。

（2）形态不理想：内双、大双、弧度不良、呆板生硬、一单一双、皮肤松弛、上睑凹陷、上睑臃肿等。

（3）高度不理想：重睑过窄、重睑过宽。

（4）两侧不对称：双侧弧度不一致、长度不一致、起点不一样、重睑形态不一样等。

（5）上睑缘位置存在问题（退缩、下垂、双侧不对称等）。

（6）也有的天生重睑，由于折痕过于明显，会被认为是手术做出来的。

## 三、天生重睑是否还需要做重睑手术

首先，从前面的介绍可以看出，即便是天生重睑，也会存在各种不理想的状况，这些都需要通过重睑手术加以调整和改善。

其次，随着年龄的增长，天生重睑会出现各种衰老变化，包括形态改变、皮肤松弛、上睑凹陷和上睑下垂等，这些也需要通过重睑手术来改善。

再次，全身状况改变、面部各种改变、眼部做了其他治疗以及眼部疾病等，都可能导致重睑不协调或出现各种不良问题，这些都需要及时调整和改善。

最后，有些求美者对美学追求较高，即便当前重睑形态尚可，也需要加高（宽），或者从开扇型改变为平行型等。

## 四、手术重睑与天生重睑特性对比

人工重睑的目的，是让上睑达到天然重睑的结构状态，不仅仅是模仿形态，功能和运动也都要和理想的天生重睑看齐。

理想的人工重睑可以达到理想的天生重睑一样的美好状态。

当前存在的问题是，相关人员在进行人工重睑和天生重睑对比时，通常是拿人工重睑中的问题重睑和天生重睑中的美好重睑进行对比，从而造成极大的反差，认为人工重睑不如天生重睑。这里明显面临着对比对象的选择问题，采用的是一种“田忌赛马”的方式。这种对比是对人工重睑不利的，也不利于人们正确认知人工重睑的优点，也不利于人们正确认知天生重睑也会存在很多问题，也需要进行调整。

当然，限于人们对重睑认知并没有很充分，人工重睑的手术方法上也存在各种术式和处理方法，每个求美者的条件也不近相同，甚至有的人存在基础眼病，存在影响重睑形成的困难条件，这些都会给形成良好的人工重睑造成困难。

目前，人工重睑存在的可能问题，主要包括：

（1）可能会存在手术痕迹，比如重睑切口瘢痕，缝针的痕迹等。

（2）人工形成重睑的悬垂部，可能会略显臃肿。

（3）人工重睑折痕线，需要和深部组织粘连，有时会显得生硬，缺乏移动度。在上睑组织的垂直向、斜向、水平向动作中，比如做微笑、挤眼、瞪眼、眯眼、皱眉等动作时会有一些缺乏移动的表现。

（4）人工重睑，在早期最被关注的时候，缺乏相应的运动灵活度，因为天生重睑已经存在了很多年，而人工重睑才刚刚开始，需要一段时间进行顺应和整合。

（5）人工重睑在手术过程中，通常会切开、去除一些影响重睑形成的组织，在重睑形成的初期，会有深层瘢痕形成，甚至牵拉影响。

（6）人工重睑过程中，由于术者水平不一，新手术者容易出现问题，造成一些并发症。

（7）术者手法的不同，可能会造成不同的影响。

（8）年龄较大的求美者，组织容量不足，组织弹性差，不容易人工塑形，塑形后折痕也不容易顺畅。

（9）人工形成的重睑附着力大多难以持久维持，造成人工重睑稳定性、持久性较差。

在问题重睑中，无论是天生重睑，还是人工重睑，都会存在相应的问题，比如松弛、下垂、重睑弧度不良、宽窄不一、上睑凹陷、泪腺脱垂、上睑下垂、眼部功能异常、眼干不适等。

无论是天生重睑，还是人工重睑，也存在着一些共性：

（1）两种重睑一样会变宽、变老，并出现相应的表现。并不是只有手术的重睑才会出现衰老变化。

（2）良好的人工重睑和良好的天生重睑，一样功能良好，一样优良美好。

（3）两种重睑都需要在良好的全身情况、局部情况下，才能保持重睑的良好状态。

（4）只要重睑出现了需要调整的情况，两种重睑都可以反复做手术，并不是一辈子只能做一次重睑手术。

（5）避免劳累，科学用眼，不要熬夜，保持良好的精神状态，是两种重睑保持持久稳定、良好的重要方面。

人工重睑（手术重睑）在实现灵动重睑的仿生道路上还有很长一段路要走，人工重睑可以根据求美者的眼部情况，通过埋线法或者切开法帮助求美者塑造重睑。可以解决单睑到重睑的形态问题，解决一定程度的功能问题以及相应的美学问题。但是，手术重睑在完全仿真，并最大程度调整上睑的眼功能方面，还存在一些不足。

虽然人工重睑很难达到绝对的完美，但是，我们除了可以让求美者完成从单眼皮到双眼皮的蜕变，还可以借鉴人工重睑的成熟手术方法，来修护、调整天生重睑存在的问题和不足。比如天生重睑存在的皮肤松弛、多重褶、上睑凹陷、内侧脂肪团突出、重睑宽窄不一、弧度不良、明显不对称、上睑下垂、上睑缘弧度不良、睑缘的内翻和外翻等问题，都可以采用人工重睑的手术方法进行修整，让天生重睑变得更好。

（张诚　王梓　谭贵苗　王小民　杨宇梓　何亚茹）

# 07 章

# 良好重睑的标准

当前，对于重睑还没有一个各方公认的完美的评价标准。主要的重睑评价方法如下。

## 一、重睑的评价

主要从医学和美学这两个方面进行评价。医学评价的主体是医生和求美者，美学评价又包括医生评价、自我评价和感受、第三方审美共 3 个主体。

**医学评价，通过医生和求美者进行**

医生通过专业知识进行检查、测量、评估，得到结果；观察重睑的位置、形态、自然程度、对称情况、是否有轮廓畸形、瘢痕，是否存在眼科情况不良及其他医学上不良情况等。

求美者通过形态观察（瘢痕、肿胀、臃肿等）和自我感受（费力、流泪、畏光、疼痛等）来评价。

**美学评价，通过医生评价、自我评价和感受、第三方进行**

（1）总体感觉。

（2）宽度、长度、弧度、对称度、细节。

（3）目标达成的程度等。

## 二、理想的重睑，有以下几条可供参考（图 7-1）

（1）重睑高度、长度、弧度良好，比例协调，双侧基本对称，没有多余不良褶皱，重睑皮肤松紧适中，睑缘位置形态良好，眼睑运动良好，开启、闭合良好。

（2）适合自己的条件。

（3）符合自己的审美。

（4）不违和大众审美。

（5）眼部功能良好，无不适。

（6）无其他医学上的不良情况。

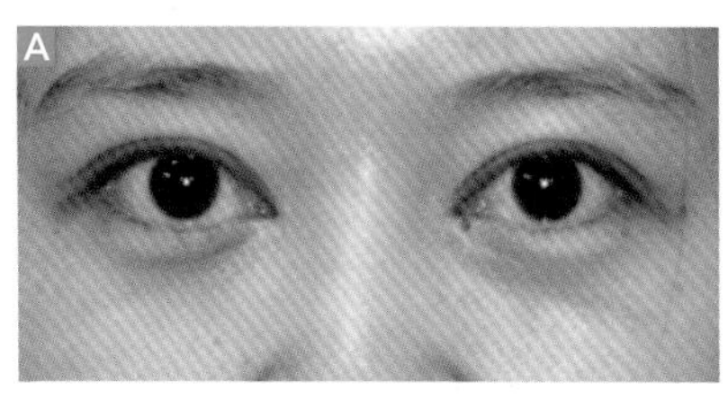


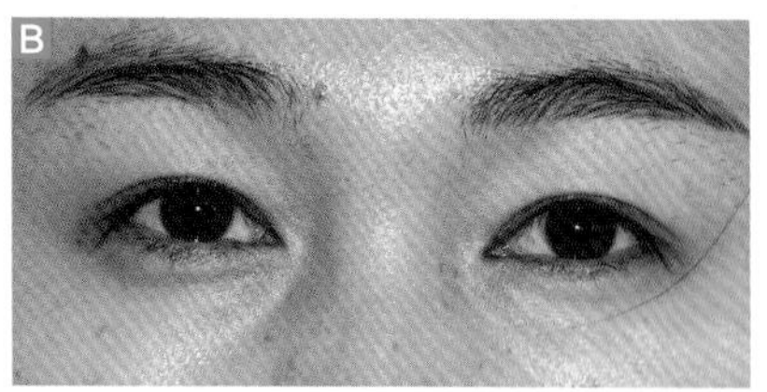


**图 7-1** 切开重睑术后的效果

A. 切开重睑＋内眦赘皮矫正术后 11 个月；B. 切开重睑术后 5 个月

## 三、对重睑的美学目标和评价要客观，必要时需做出一些妥协和平衡

（1）美的实现受自身条件影响：人体发育的不完全对称、面部不对称、优势眼、利手、优势咀嚼、利足、视力问题、眼球突出度、眼部疾病等，都影响重睑美的具体实现。

（2）美的时代性：审美是有时代性的，重睑也不例外。审美会受到各种文化潮流的影响。重睑手术受到欧美国家的美学形象影响较大，随着经济、文化的交流，书籍、电影、动漫、化妆、服装以及工业产品的输入等，西方审美一直在产生不可估量的影响。

（3）审美受到很多因素影响：不同民族、年龄、性别、教育程度、职业、收入水平、成长经验、心理状态以及所处环境不同等，均可造成不同人群对美的认知不同。不同个体在不同时期对美的看法也会有不同。

（4）网络形象展示、滤镜技术以及照片 PS 技术的发展，对真实世界和客观评价也产生影响。

（5）既要尊重普遍的美，也要不失个性的美。美有着普遍的规律，但也不是千人一面。每个人都是独特的，要注意符合自己面部比例、眼部比例、化妆习惯、工作要求等，在眼睛功能不损害、组织条件允许的情况下，尽量达成自己对美丽重睑的愿望。

（6）即便重睑形态不符合大众审美，或有些瑕疵，但是求美者自己觉得好看，这一点非常重要。

## 四、常见的求美者满意的重睑效果举例（技术案例照片）

案例 1（图 7-2），双侧切开法去皮重睑 + 双侧内眦赘皮矫正术后 1 个月。

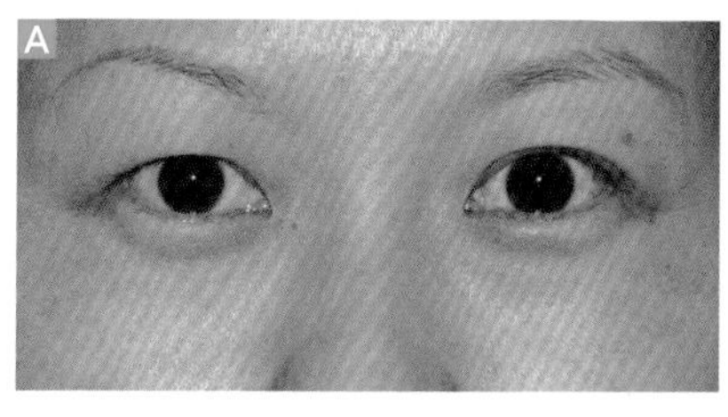
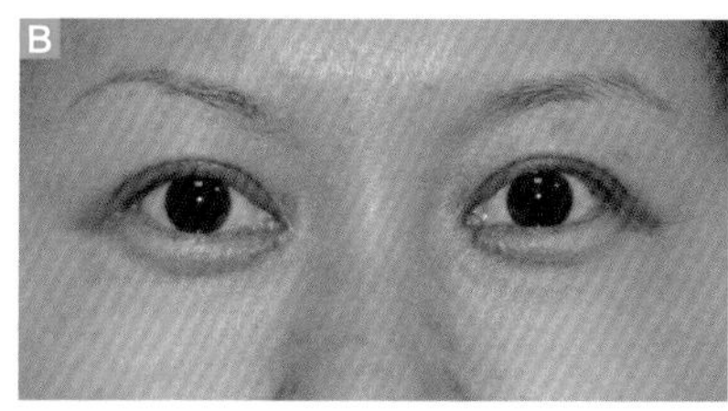

**图 7-2** 双侧切开法去皮重睑 + 双侧内眦赘皮矫正术后 1 个月
A. 术前；B. 术后 1 个月

案例 2（图 7-3），双侧切开重睑术后 8 年。

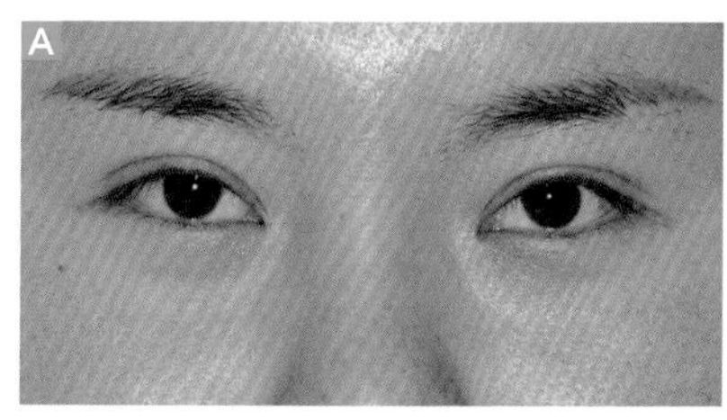
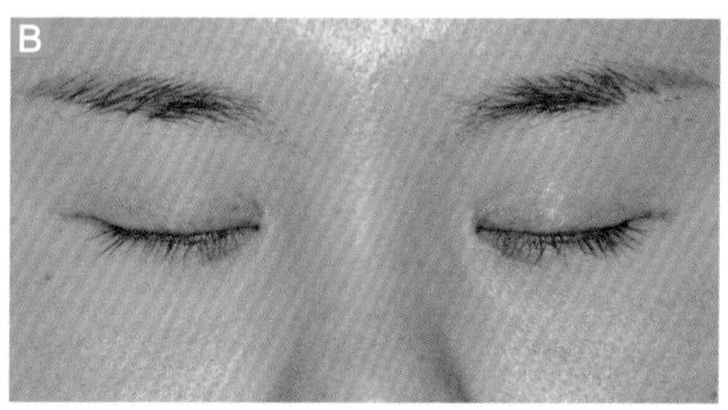

**图 7-3** 双侧切开重睑术后 8 年
A. 平视；B. 闭眼

案例 3（图 7-4），双侧切开重睑术后 5 年。

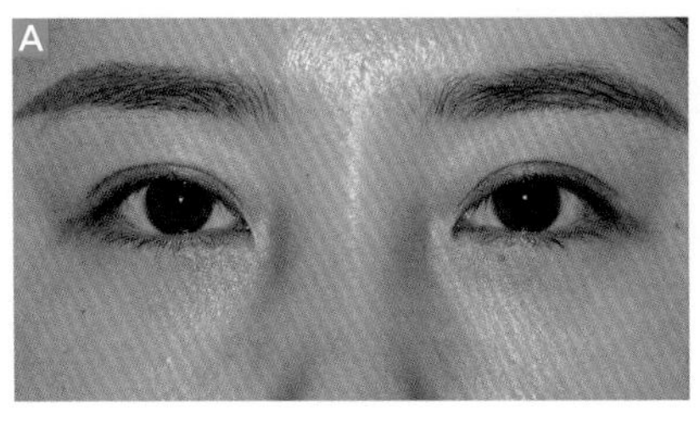
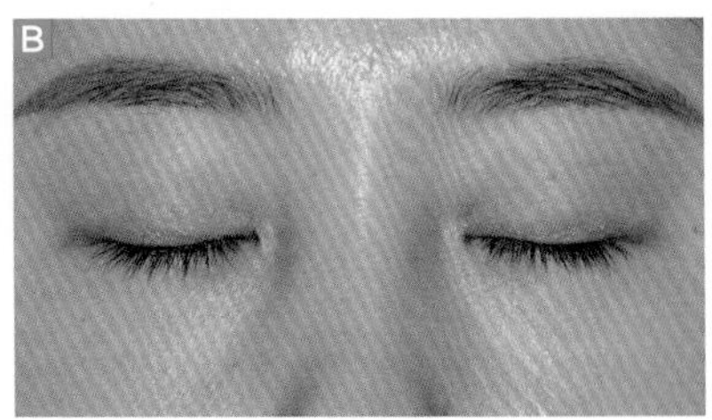

**图 7-4** 双侧切开重睑术后 5 年
A. 平视；B. 闭眼

案例 4（图 7-5），双侧切开重睑术后 4 个月。

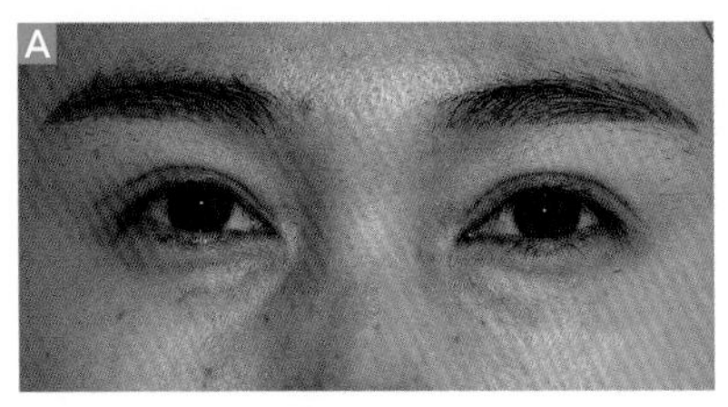
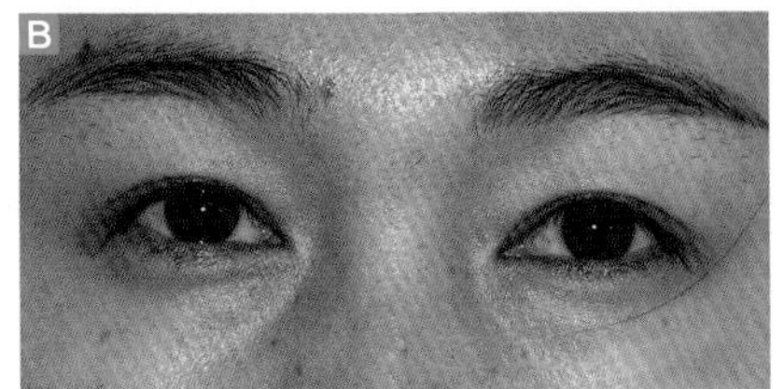

**图 7-5** 双侧切开重睑术后 4 个月
A. 术前；B. 术后 4 个月

案例 5（图 7-6），双侧短切口重睑术后 11 个月。

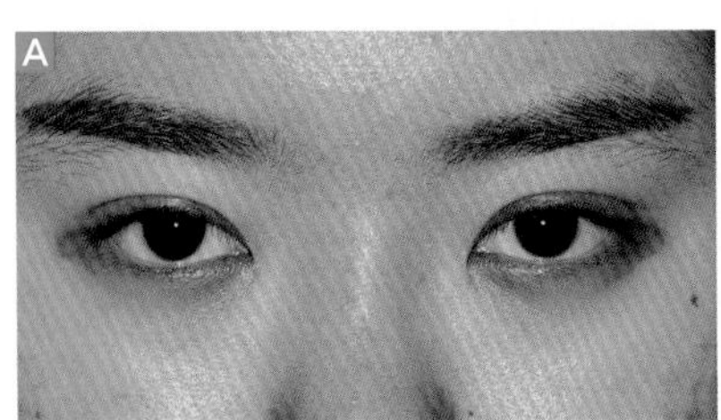
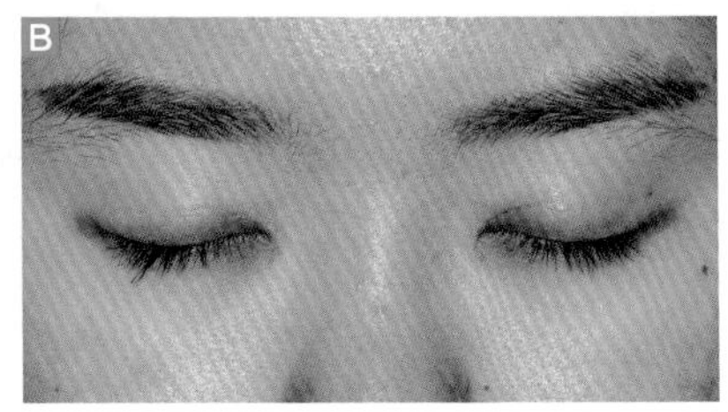

**图 7-6** 双侧短切口重睑术后 11 个月
A. 平视；B. 闭眼

案例 6（图 7-7），双侧切开重睑加内眦赘皮矫正术后 2 年。

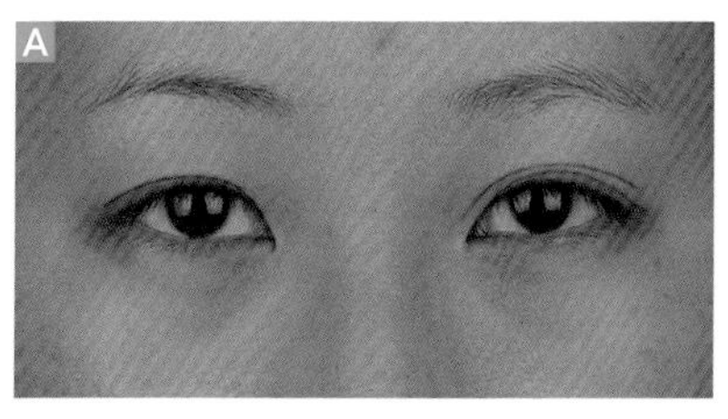


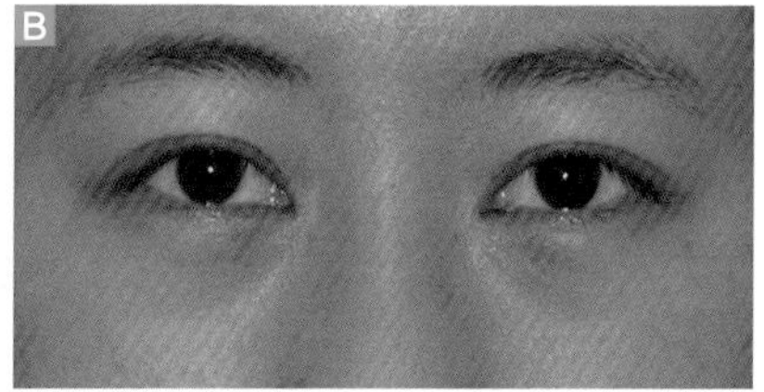


**图 7-7**　双侧切开重睑加内眦赘皮矫正术后 2 年
A. 术前（平视）；B. 术后 2 年（平视）

案例 7（图 7-8），双侧埋线重睑调整术后 3 个月。

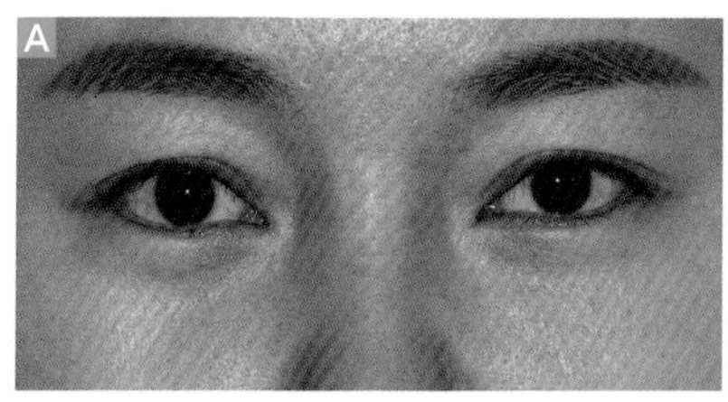


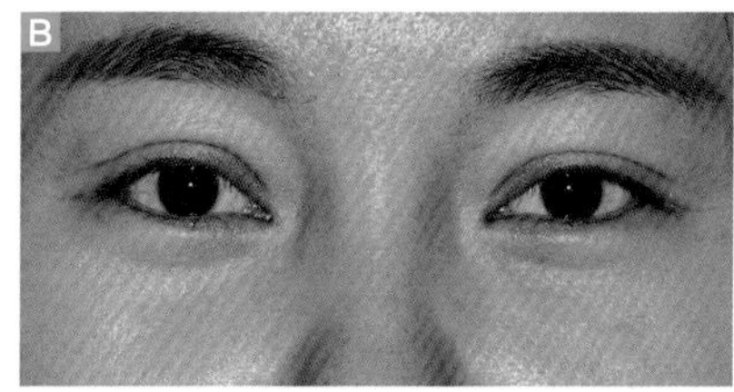


**图 7-8**　双侧埋线重睑调整术后 3 个月
A. 术前；B. 术后 3 个月

案例 8（图 7-9），双侧切开重睑 + 双侧内眦赘皮矫正术 11 个月。

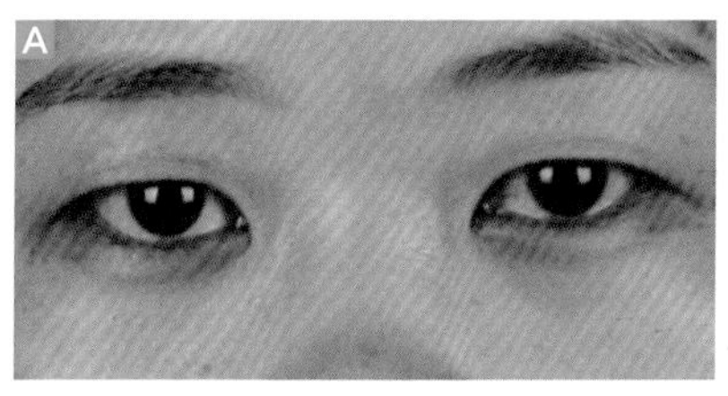


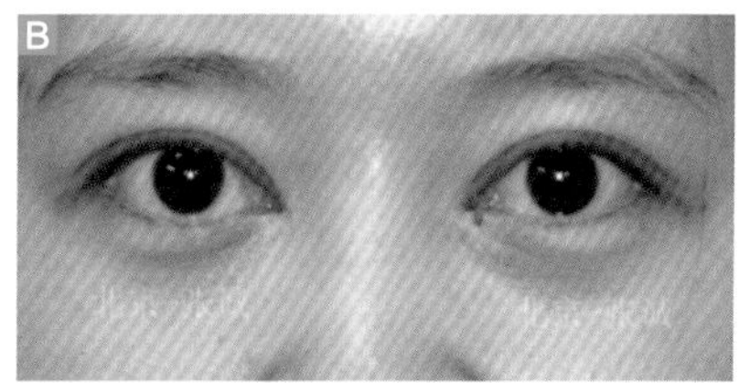


**图 7-9**　双侧切开重睑 + 双侧内眦赘皮矫正术 11 个月
A. 术前；B. 术后 11 个月

案例 9（图 7-10），双侧切开重睑术后 4 年。

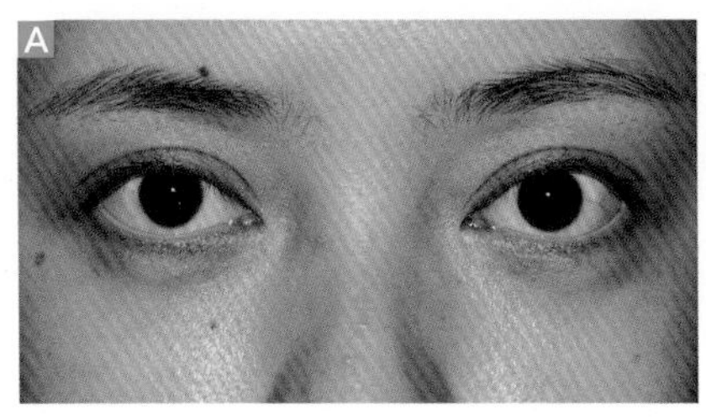

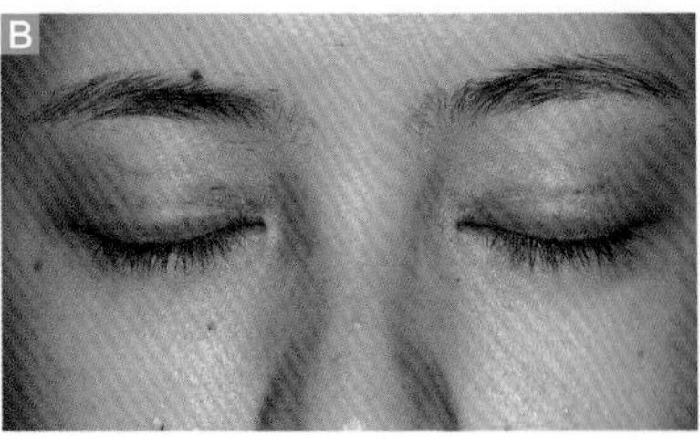

**图 7-10** 双侧切开重睑术后 4 年
A. 正位平视，实际上双侧上睑缘位置高度有不对称；B. 正位闭眼

案例 10（图 7-11），双侧重睑修复术即刻效果案例。

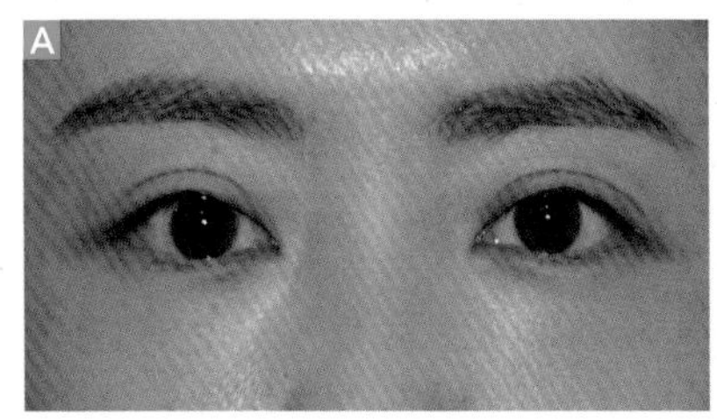

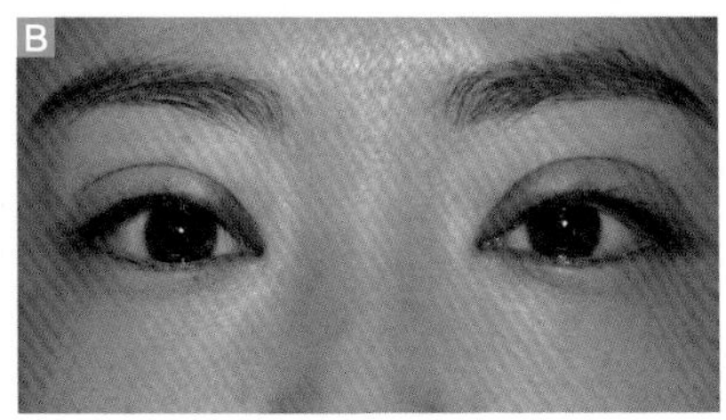

**图 7-11** 重睑修复案例
A. 术前（平视）；B. 术后即刻（平视）

（张诚 王梓 林川 杨晓红 王忠志 吴海龙 宋磊 侯月华 刘 超 解志博）

# 08章

# 手术质量的安全保障

一个手术的成功，需要很多环节共同达成。即便是一个重睑的手术质量保障，也涉及下面介绍的方方面面。

## 一、基本安全保障

（1）合规的医疗场所。

（2）合规的医生。

（3）其他医务人员合规。

（4）术不越级：手术项目符合机构的手术分级，且符合医生的手术分级要求。

（5）涉及麻醉时，应具备相应的资质和条件。

（6）合规的医疗器械和耗材等。

## 二、医生的更高层次安全保障

（1）专门从事眼整形美容手术和治疗，擅长重睑成形术。

（2）良好的审美。

（3）专业、细致、科学的看诊。

（4）常规进行全方位照相和视频拍摄，加强影像学诊断。

（5）眼科检查的合理选择和应用。

（6）科学评估、正确诊断和鉴别诊断。

（7）合理方案（至少包含医学、美学两方面）。

（8）备有科学预案。

（9）其他。

注：医生介绍的组成，通常包括专业、职称、教育背景、工作

经历、研究方向、学会任职、发表的文章、编写及翻译的书籍、获奖情况、技术层次、临床案例等内容。即便在这些介绍中所有内容都是真实的、正规的和可信的，也要注意甄别一些假把式。有的人光说不练，各种名头倒是不少，甚至是拥有含金量很高的名头，却并不能真正做好重睑手术。也有的医生热衷于赶会场、到处讲，逢会必到，哪有时间做好手术和做好沉淀啊！但是，整天陷没在手术中的医生也不是最理想的医生，医生也要有时间进行思考和沉淀，并加强总结，推动自我进步。

针对眼整形美容手术，一个有着大量手术经验，且一直沉浸其中、持续工作，专注于眼整形临床工作，甚至只聚焦于重睑手术的医生，又能有自己的知识体系和创新理念，并不断思考和总结经验，发表意见和文章，得到验证和传播，并不会被各种喧闹的会议牵扯过多的精力，这样的医生才是更值得信赖的。

## 三、机构的更高层次安全保障

（1）团队磨合熟练。

（2）流程合理。

（3）器材、用物不将就。

（4）完善、落地的质量监督机制等。

## 四、尽可能好的安全保障

（1）尽可能好的医疗器械。

（2）尽可能好的各种耗材。

（3）尽可能完善的细节。

（4）尽可能严苛的管理。

（5）尽可能优化的流程。

（6）尽可能轻柔的操作。

（7）尽可能细化，并成系统的术前、术中、术后交代。

（8）尽可能周到、细致、温馨的服务。

## 五、求美者的配合更加重要

（1）回顾病史要和盘托出，不要隐瞒、不要遗漏。

（2）严格遵守医嘱，配合做好各项工作，不要自作主张。

（3）在重睑手术的各项工作流程中，求美者的积极配合非常重要。尤其是重睑的恢复期主要是在院外，大部分的康复项目和措施实施都需要求美者自己居家执行和操作。

（4）良好的心态非常重要！积极的心态能带来正向的恢复和效果；相反，消极的心态和缺乏信任的态度会带来负向的恢复和后果。

## 六、求美者需要注意的事项

（1）不要被一些场所的华丽装潢所迷惑，你不是去购买装修产品的。一定要首先着眼于医生和机构是否专业。在专业的基础上，场所的更好做工和更好的用料才是有意义的。

（2）不要听信甜言蜜语。专业可行的方案才是求美者真正需要的。对虚假承诺和百分百保证的话语，求美者需要时刻保持警惕。

（3）顺应求美者心意的话语要少听。投其所好的话语，或者你说什么就是什么，这种“顺毛驴”的话语是不可靠的，甚至是欺骗性的。

（4）不要轻信虚假的名头、光鲜的履历和背景介绍。

（5）不要轻信成功案例介绍，该成功案例有可能是虚假的、编造的。求美者所见到的案例通常是精心打扮出来的，是为迎合求美者需求的刻意营销手段。

（张诚　李世卫　赵洁玉　林川　周敏茹　侯俊杰）

09 章

# 非正规场所重睑的告诫

## 一、如何辨别重睑手术的非正规场所［警告］

重睑手术的非正规场所，是指没有开展重睑成形术资质的机构和场所，包括非医疗机构和没有整形美容资质的医疗机构。

按照现行规定，没有整形美容资质的医疗机构不能开展相应项目。包括已经私下挂牌，但尚未完成审批的医疗机构；处在停业整顿阶段的有资质医疗机构。

从问题重睑求美者的问诊中，我们通常可以了解到她们在一些非正规场所的求美经历，包括美容院、美甲店、理发店、美容培训机构、工作室、保健品店、眼镜店以及服装店，甚至某些人员住所的某个房间。

可以做重睑的正规场所，通常有 3 类：①设有整形美容科（医疗美容科）的综合性医院；②各级整形美容专科医疗机构，包括：专科医院、门诊部和诊所；③有相应资质的眼科。

求美者也要注意避开国外的一些非正规机构和场所，不要因为盲目相信一些人，而掉入非正规场所的陷阱。

## 二、在非正规场所做重睑手术的危害［危险］

（1）没有医疗安全保障。

（2）环境、检验、消毒、器械、流程等存在巨大漏洞。

（3）存在感染传染性疾病的危险，如肝炎、艾滋病、梅毒等感染风险。

（4）存在不合理钱财损失的可能。

（5）存在人身伤害的可能，甚至会危及生命。

（6）存在举证困难和维权困难。

（7）其他。

## 三、怎样避免到非正规场所做重睑［警告］

（1）耳朵不听：不要偏听轻信。

（2）眼睛不看：再好的案例照片，不看；现身说法的真人，不看。

（3）不要好奇：不要闲着没事凑热闹，坚决不要想着自己只是去看看。很明显的，一般常识就能分辨的非医疗机构，比如理发店、眼镜店、服装店、宾馆客房、“某医生”的家里等，无论他们怎么吹嘘，也不要上当。

（4）保持平静的心态，做好“我查查”。

- 首先，看场所是否是医疗机构；
- 其次，看机构是否有整形美容资质；
- 再次，看机构是否有正规、专业的医生；
- 最后，看是否有行政管理部门的处罚及相关的判决等。

（5）坚定不移：任何人、任何理由，只要是非正规场所，就坚决不要答应！

## 四、非正规场所制造的问题重睑案例简单展示［注意］

此处仅列举 18 个案例照片，给读者一些形象化的印象，帮助读者养成正确认知，提高甄别非正规场所的意识和习惯，保护自己免受非正规场所重睑手术的损害。

问题案例 1，女性，30 岁。在美容院施行双侧重睑内眦术后 7 个月（图 9-1）。

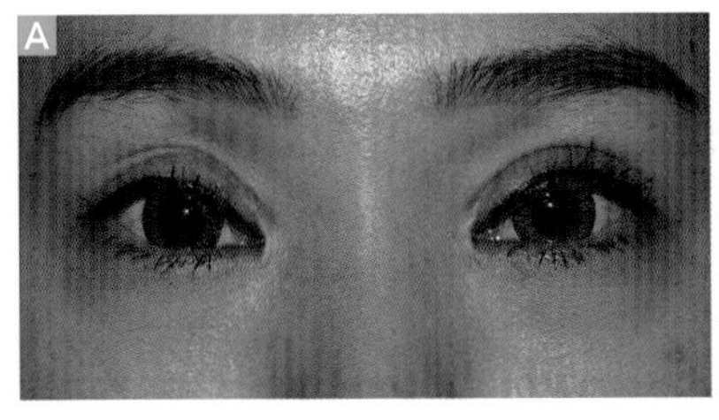


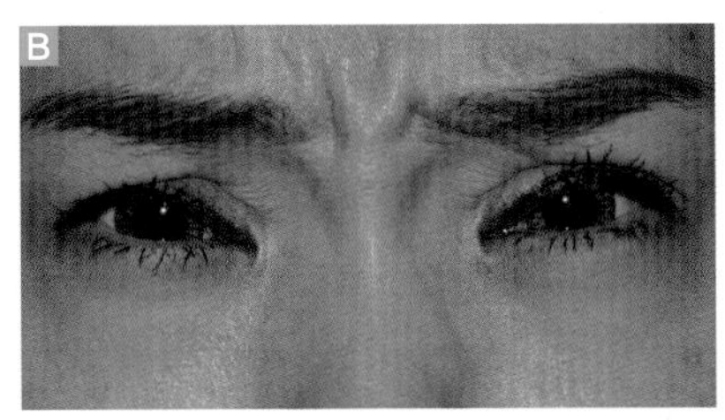


**图 9-1** 非正规场所施行双侧重睑内眦术后 7 个月
A. 正位平视；B. 正位皱眉

问题案例 2，男性，30 岁。在非正规场所施行两次双侧重睑 + 内眦赘皮矫正术后 2 年（图 9-2）。

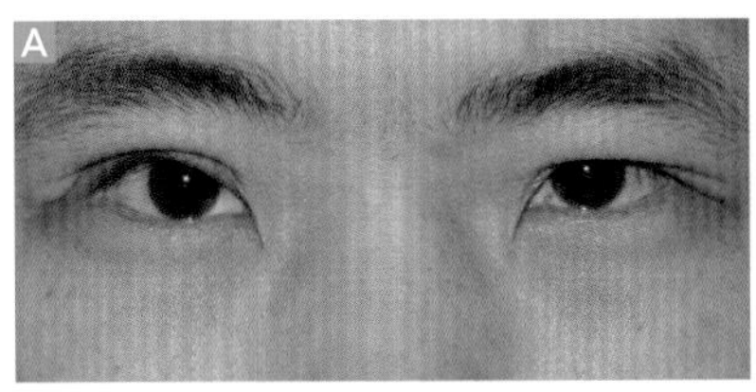


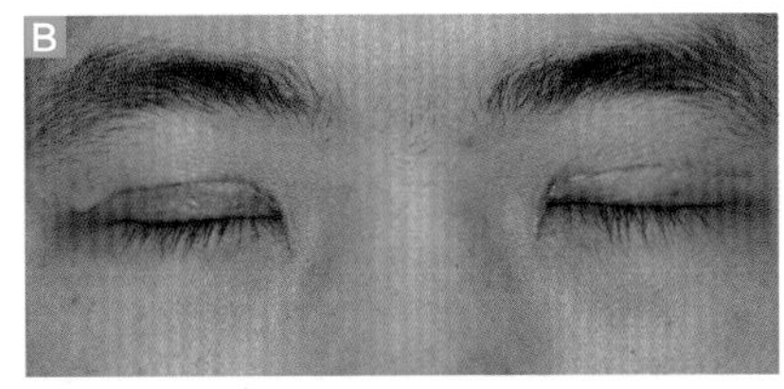


**图 9-2** 在非正规场所施行两次重睑 + 内眦赘皮矫正术后 2 年
A. 正位平视；B. 正位闭眼

问题案例 3，女性，26 岁。在美容会所施行双侧切开重睑术后 6 个月（图 9-3）。

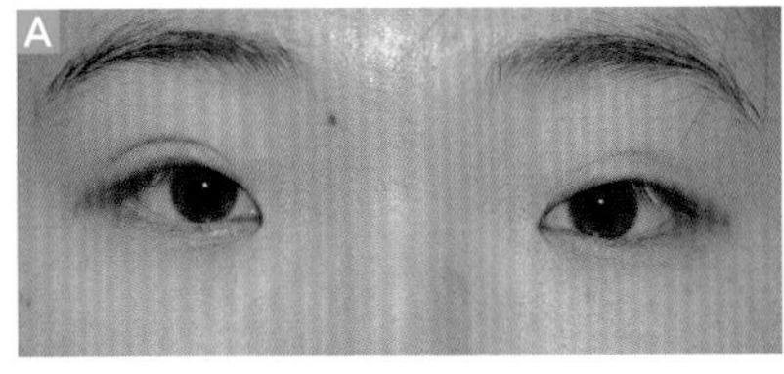


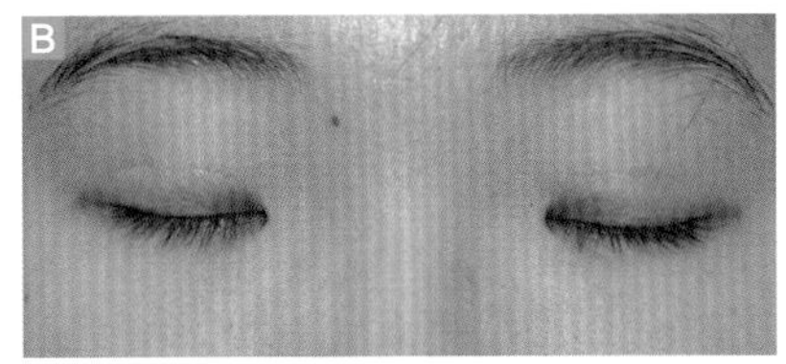


**图 9-3** 在美容会所施行双侧切开重睑术后 6 个月
A. 正位平视，可见重睑变浅、消失；B. 正位闭眼，可见切口瘢痕

问题案例 4，女性。在非正规场所施行双侧切开重睑术后 1 年（图 9-4）。

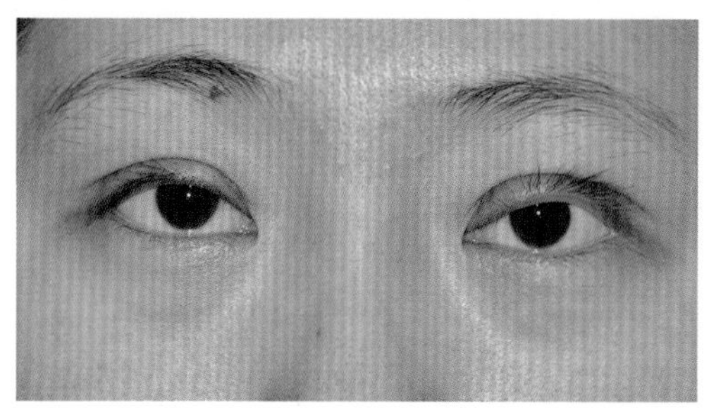

**图 9-4** 在非正规场所施行双侧切开重睑术后 1 年，正位平视

问题案例 5，女性，23 岁。在工作室施行双侧切开重睑术后 1 年余（图 9-5）。

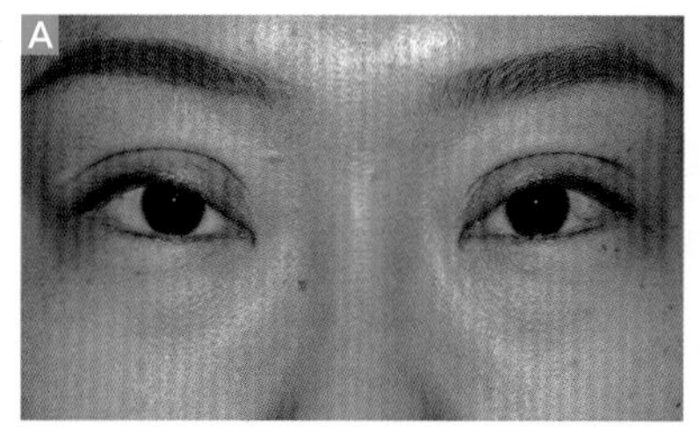

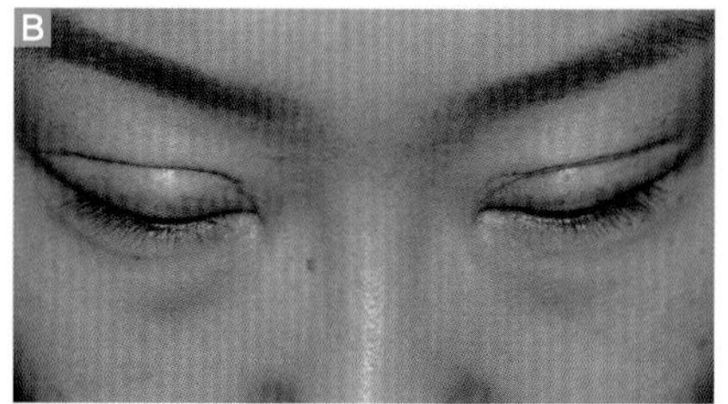

**图 9-5** 在工作室施行双侧切开重睑术后 1 年余
A. 正位平视；B. 正位头俯 45° 观察，患者闭眼

问题案例 6，女性，26 岁。在工作室施行双侧切开重睑术后 8 个月（图 9-6）。

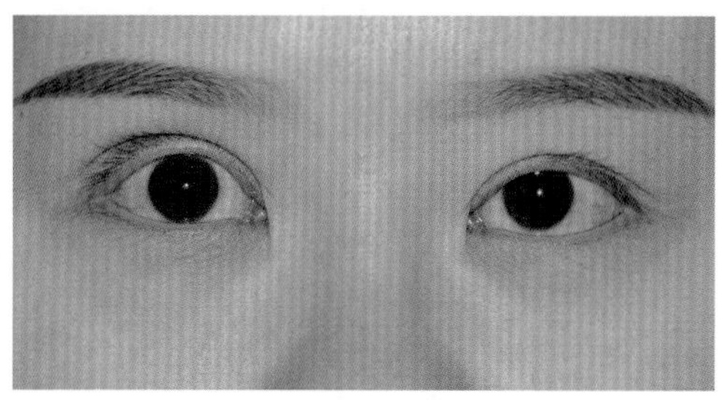

**图 9-6** 在工作室施行双侧切开重睑术后 8 个月，正位平视

问题案例 7，女性，32 岁。在美容院施行双侧切开重睑术 + 双侧内眦赘皮矫正术后 5 个月（图 9-7）。

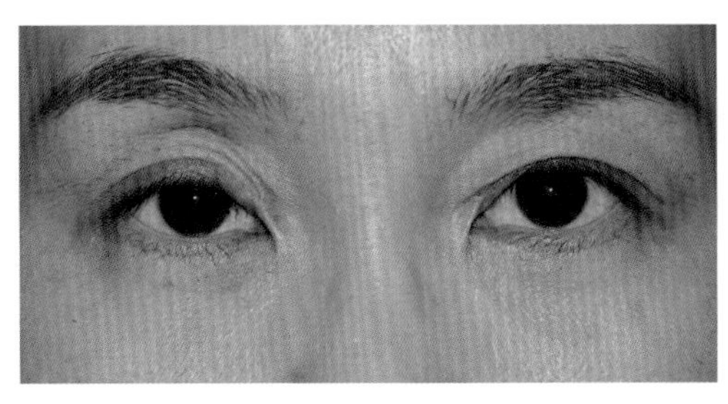

**图 9-7**　在美容院施行双侧切开重睑术 + 双侧内眦赘皮矫正术后 5 个月，正位平视

问题案例 8，女性，36 岁。在某地非法培训机构施行双侧切开重睑术后 3 年余（图 9-8）。

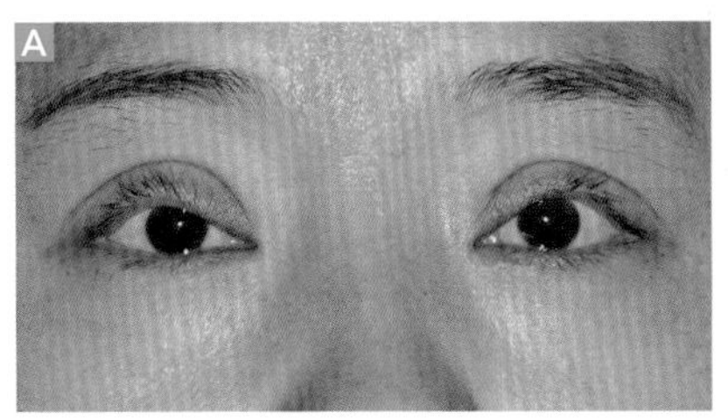


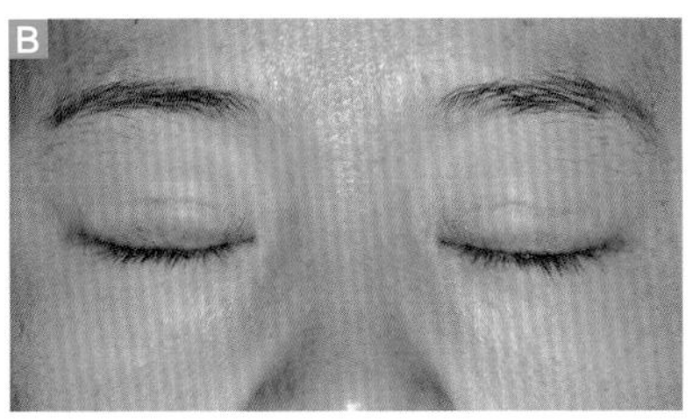


**图 9-8**　在某地非法培训机构施行双侧切开重睑术后 3 年余。学员在培训“老师”指导下予行双眼切开重睑手术，术毕效果不佳，老师即刻帮助调整修复。现为术后 3 年余重睑形态

A. 双眼正位平视；B. 双眼正位闭眼

问题案例 9，女性，31 岁。在小区楼下美容院施行双侧切开重睑术 + 双侧内眦赘皮矫正术后 1 年（图 9-9）。

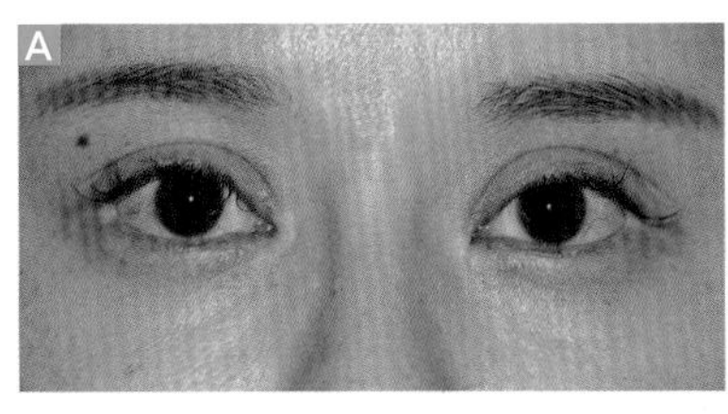


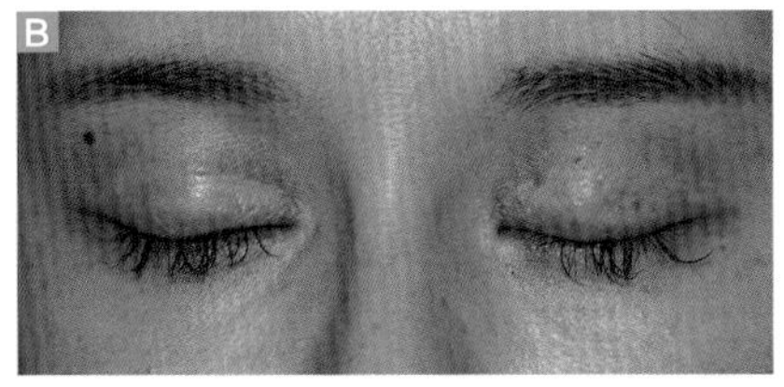


**图 9-9**　在小区楼下美容院施行双侧切开重睑术 + 双侧内眦赘皮矫正术后 1 年

A. 正位平视；B. 正位闭眼

问题案例 10，女性，28 岁。在非医疗机构施行双侧重睑术，形成非常难看的重睑（图 9-10）。

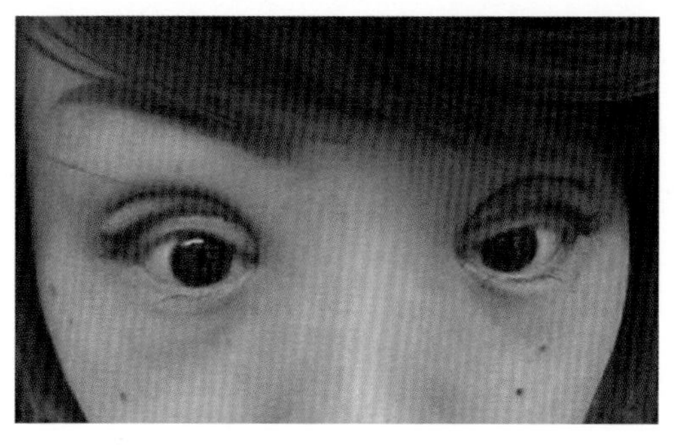

**图 9-10** 在非医疗机构施行双侧重睑术，现存在较多眼部问题

问题案例 11，女性。在非正规场所施行切开重睑术后，双眼上睑红肿、脱屑明显（图 9-11）。

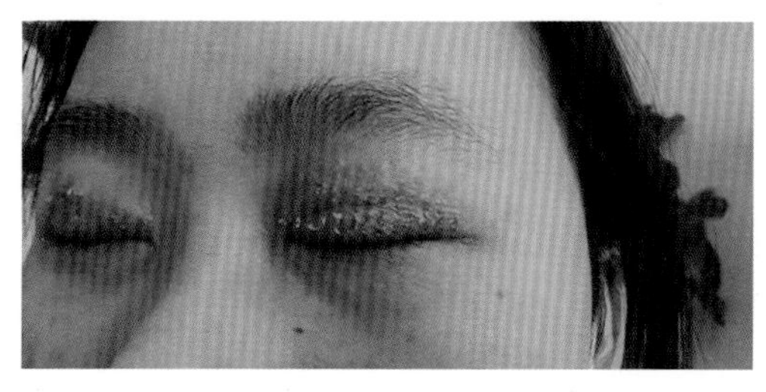

**图 9-11** 在非正规场所施行切开重睑术后，双眼上睑红肿、脱屑明显

问题案例 12，女性。在非正规场所施行埋线重睑术，致针线残留入组织，后通过手术取出（图 9-12）。

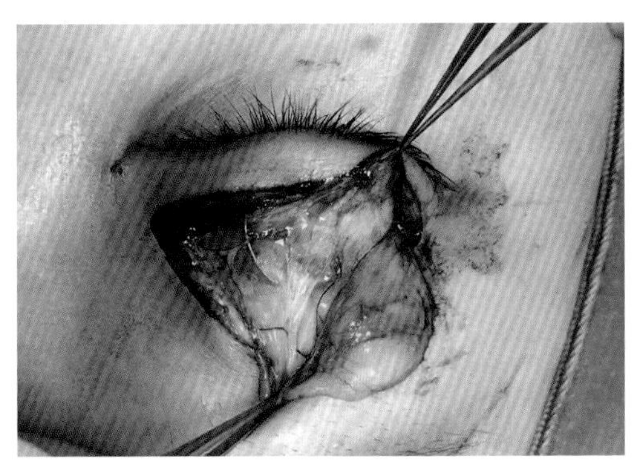

**图 9-12** 在非正规场所施行埋线重睑术，致针线残留，后在正规医院切开取出（照片由黎帅医生提供）

问题案例 13，女性。在非正规场所施行双侧切开重睑术后重睑形成不良（图 9-13）。

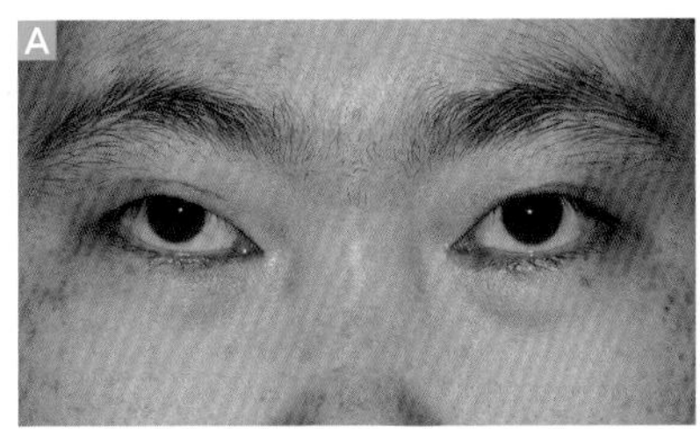


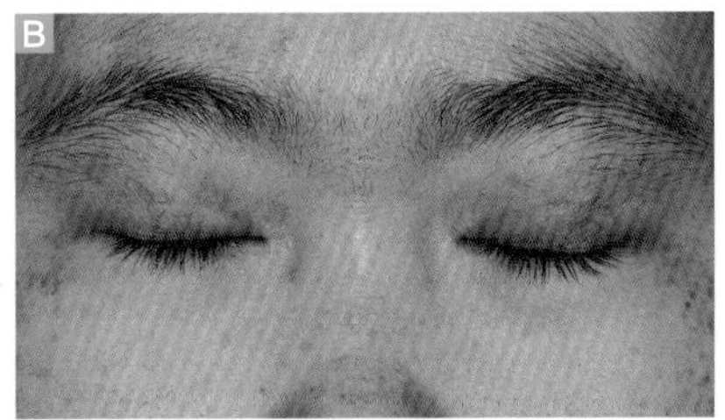


**图 9-13** 在非正规场所施行双侧切开重睑 + 双侧内眦赘皮术后，重睑形成不良
A. 正位平视；B. 正位闭眼

问题案例 14，女性。在非正规场所施行双侧切开重睑术后尚未拆线（图 9-14）。

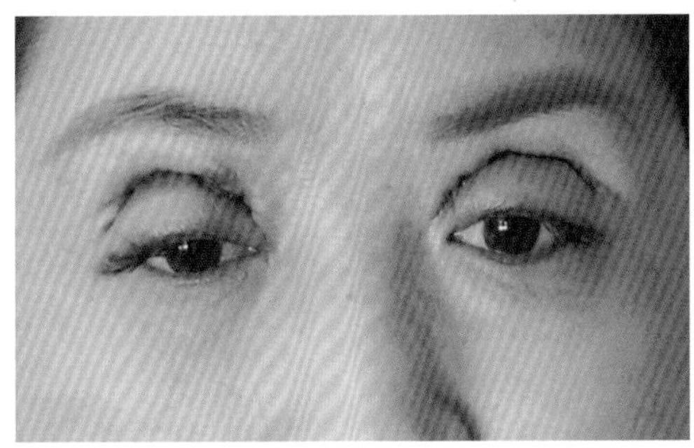

**图 9-14** 在非正规场所施行双侧切开重睑术后尚未拆线

问题案例 15，女性。在非正规场所施行未知手段的双侧重睑成形术后（图 9-15）。

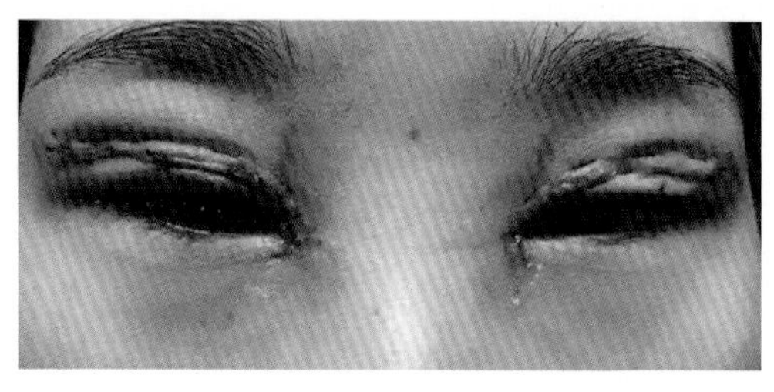

**图 9-15** 在非正规场所施行未知手段的双侧重睑术后，上睑形态怪异

问题案例 16，女性。在非正规场所施行双侧重睑术 + 双侧内眦赘皮矫正术后（图 9-16）。

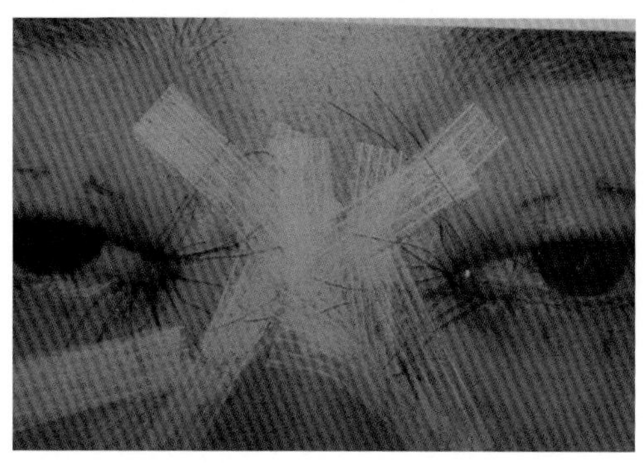

**图 9-16** 在非正规场所施行双侧重睑术 + 双侧内眦赘皮矫正术后，主要问题在内眦

问题案例 17，女性。在非正规场所施行双侧切开重睑术后未拆线（图 9-17）。

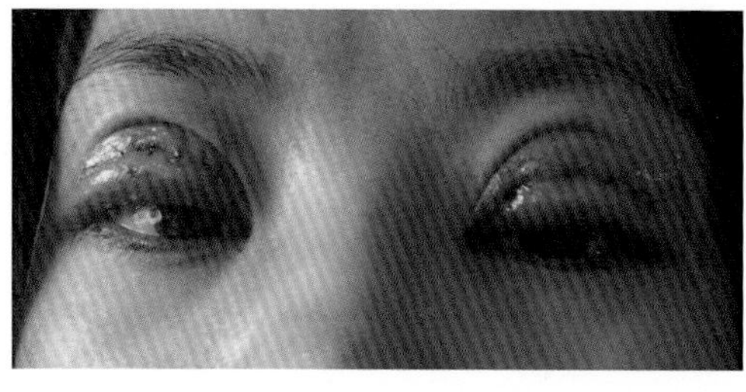

**图 9-17** 在非正规场所施行双侧切开重睑术后，形成高位不良重睑，并且不在重睑切口线上

问题案例 18，女性。在非正规场所施行双侧切开重睑术后拆线前（图 9-18）。

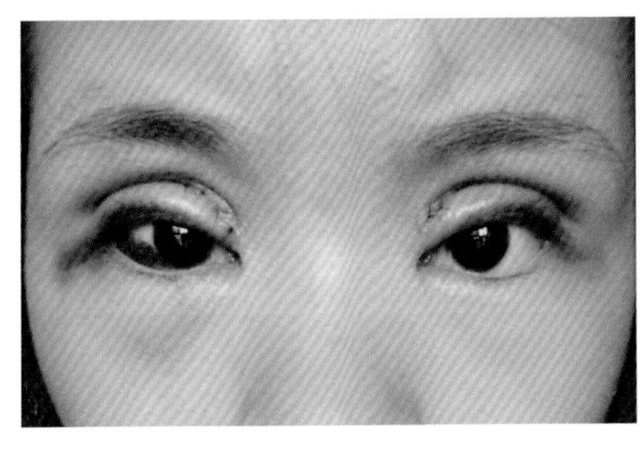

**图 9-18** 在非正规场所施行双侧切开重睑术后，重睑形态不良，右眼球结膜下出血

**写在后面的话**

（1）在前面的章节作者已经详细阐述了如何找到正规医院和理想的眼整形医生。

（2）作为求美者，一定不要心存侥幸，不要听信不实之言，从而在非正规场所施行手术，造成财产损失和人身损害。

（3）一定要有甄别各种信息的能力，提高警惕，不要被一些所谓的朋友、熟人误导，避免被卖人头，成为渠道的韭菜。

（4）一定要学会理性使用一些商业网站，不要被低价诱惑，不要被宣传迷惑，擦亮眼睛找到适合自己的医生。

（5）警惕一些流量博主（非特指微博，包括各种媒体类型）的利益倾向和视野局限。

（张诚　赵洁玉　侯月华　周敏茹　娄艳红　宋磊　张双溢　程亚男）

# 10 章

# 重睑的错误信息——一些并发症举例

本书将重睑成形术后的一过性不适或异常所见称为错误信息。

本章列出了一些常见的术后不适、正常反应和部分不良现象，给出相应解释，并提供相应的解决办法。

## 一、晕厥

**问题**

由于患者的体质较差、恐惧、饥饿、疲劳、术中疼痛等引起一过性大脑中枢神经缺血导致，表现为头晕、胸闷、心悸、气短、面色苍白、出冷汗等症状。

**解决办法**

术前先消除患者的紧张情绪，嘱其不要空腹，全身体质差者暂缓手术。出现晕厥时，马上停止手术操作，取头低位平卧，松解衣领，保持呼吸通畅，指压人中、合谷穴，必要时给予吸氧，静脉注射高渗葡萄糖液体等。

## 二、过敏反应

**问题**

由于患者对麻醉药品过敏，表现为心悸、气短、血压低，甚至惊厥、昏迷、心脏骤停等。

**解决办法**

术前应详细询问求美者有无过敏史。出现过敏反应时，及时建立静脉通道，注射地塞米松、肾上腺素，给予吸氧，心脏骤停者行心肺复苏。

## 三、眼心反射（OCR 现象）

**问题**

术中压迫、止血、牵拉肌肉或处理眶隔脂肪时，眼球感受器受到加压刺激后，经神经传导冲动到达心脏效应器而引起心律失常。

**解决办法**

应做好术前沟通，尤其精神紧张、恐惧手术者，应减轻其心理障碍，必要时术前口服镇静剂。出现 OCR 现象，立即停止手术，监测脉搏、呼吸、血压、心律，消除患者的恐惧紧张心理。根据情况进一步处理。

## 四、疼痛

**问题**

术后麻药流失或者麻药作用逐渐消失，眼部出现轻微疼痛。

**解决办法**

抬高头部，避免充血肿胀；重睑的术后疼痛一般比较轻微，有的是火辣辣的感觉，多数可以轻松忍受。

如果疼痛较为剧烈，有锐痛、跳痛等情况时，要及时联系医生或机构。

## 五、出血

**问题**

从针眼、缝合处或者纱布遮盖处出血。通常是术中“止血药”肾上腺素的作用减弱或消失，出现程度不等的渗血、出血。

因为凝血功能障碍、肝肾功能异常等造成出血者，比较少见。

**解决办法**

抬高头部或者高枕而卧可减少出血，会有利于止血；保持不紧张、不焦虑、轻松的心情，也不容易出血，有利于止血；术后不要负重、抱孩子、鼓气等，以减少出血诱因；淤青一般不需要特殊处理；针眼处的不明显渗血不用特殊处理；有可见的血滴者，需要用医用棉签轻拭、轻压。

如有敷料湿透或者血液滴流的情况，及时联系手术医生或手术的医疗机构。

## 六、球结膜下出血（图 10-1）

**问题**

重睑术后，有时白眼球上出现鲜红色出血征。

**解决办法**

球结膜下出血，颜色鲜红，症状明显，通常无异常感觉，一般也不会进展，2～3 周即可自行恢复。出现球结膜出血，要经医生检视，排除持续出血和其他问题，并在医生的指导下进行康复。

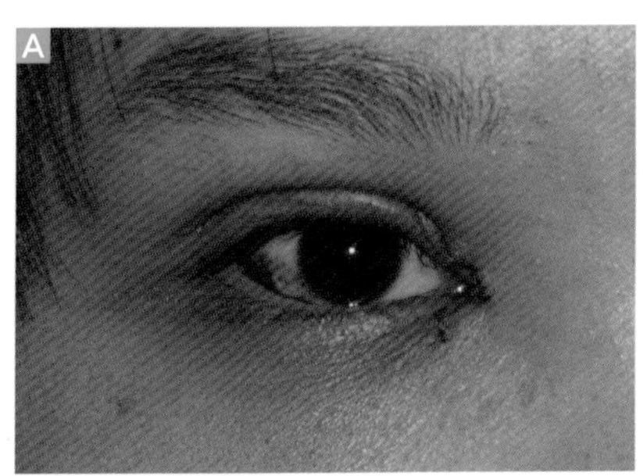


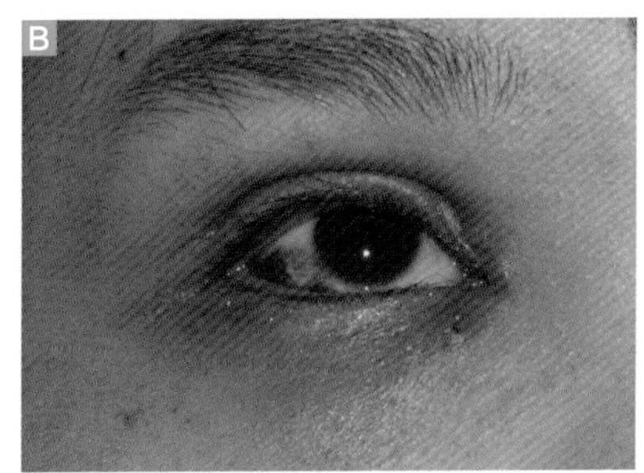


**图 10-1**　双侧重睑成形术 + 内眦赘皮矫正术后，求美者右眼出现球结膜出血
A. 平视；B. 上看

## 七、血肿（图 10-2）

**问题**

重睑术后出现上睑不同程度乌青、肿胀。

**解决办法**

一般重睑术后很少出现血肿。

一旦有血肿出现，要及时联系医生或直接到医院检查。医务人员会根据出血情况采取相应的措施予以处理。

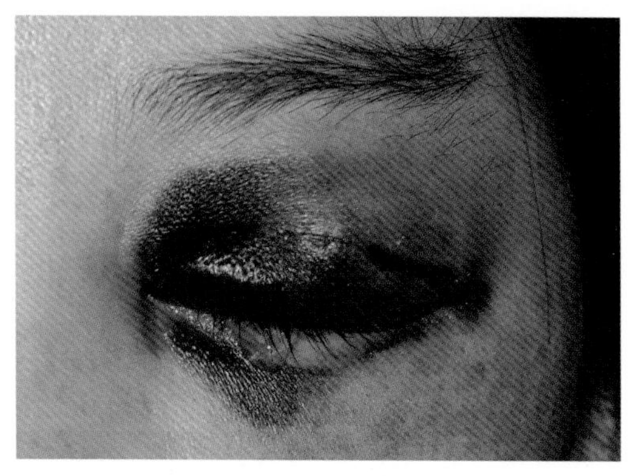

图 10-2 三点法重睑成形术后，左眼出现明显血肿

## 八、肿胀（图 10-3）

**问题**

术后局部肿胀，源于组织液和免疫细胞移动，启动炎性反应，有利于组织恢复，是正常的组织反应。一般 2 ~ 3 天后会逐渐减轻。

**解决办法**

术后早期可以冷敷，注意压力不要过大；头部抬高有利于减轻肿胀；3 天后可适当热敷；出现明显较硬或膨大的肿胀，需提防深部出血、血肿，要及时和医生或医院联系。

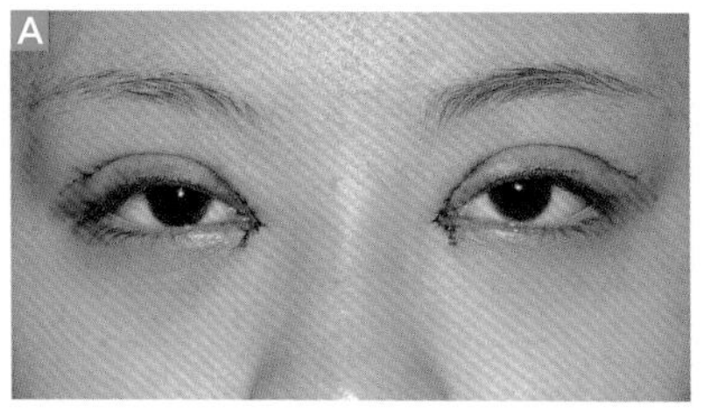

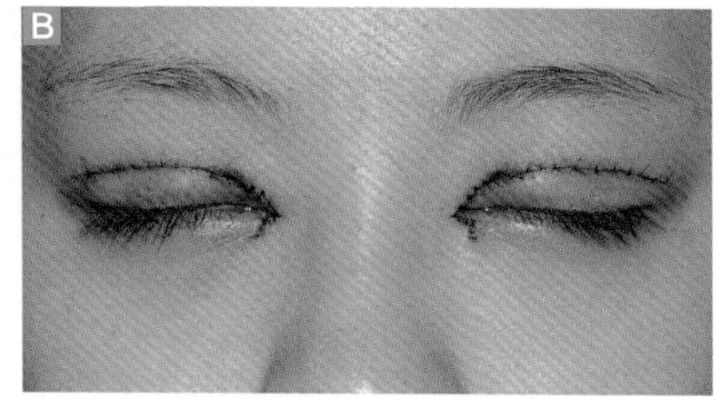

图 10-3 双侧切开重睑术 + 双侧内眦赘皮矫正术后即刻，可见上睑轻度水肿
A. 正位平视；B. 正位闭眼

## 九、瘙痒（图 10-4）

**问题**

术后一两天到术后几个月的时间，有人会在切口线或周围组织感觉到痒感，这大多属于组织恢复时期的正常反应。

**解决办法**

切口和周围组织的轻度痒感可以忍受，一般不需要外用或口服药物；禁止局部抓挠；禁止热敷；在痒感明显较重，或者局部有皮肤发红、渗出、脱屑等现象时，要当心发生过敏、湿疹等，需要及时就医。避免摄入刺激性饮食，避免接触相应的过敏原。

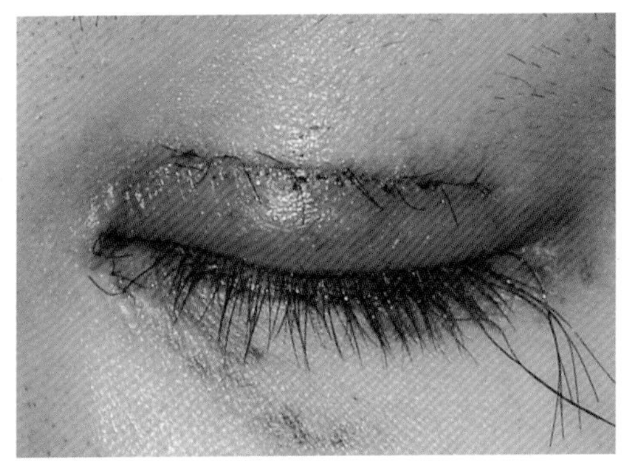

图 10-4 切开重睑术后，拆线前，求美者经常会有眼部切口瘙痒感

## 十、切口发红（图 10-5）

**问题**

拆线前切口发红，通常与感染、过敏、皮炎、切口愈合不良有关。经过拆线，切口愈合以后的发红，通常与过敏、皮炎、瘢痕增生过程有关。

**解决办法**

切口愈合不良的发红，要及时联系医生或机构进行处理。

切口愈合以后的发红，要注意避免理化刺激，防晒，禁烟酒，遵医嘱应用药物。

确认为瘢痕增生时，局部适当应用抗瘢痕药物。

必要时请皮肤科医生协助诊治。

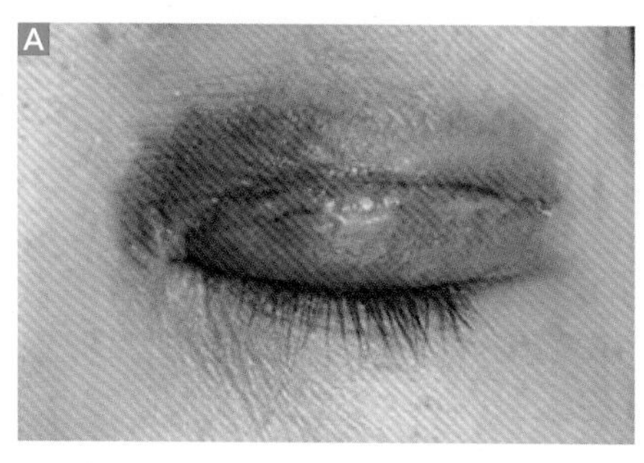


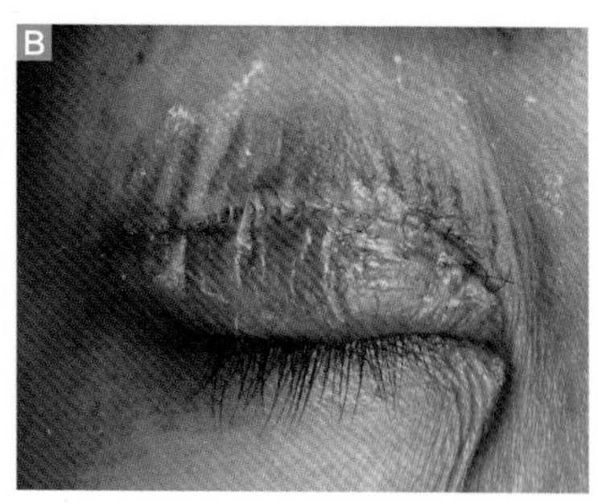


**图 10-5** 重睑切口愈合期渗出、发红
A. 拆线后；B. 未拆线

## 十一、刺挠感

**问题**

刺挠感一般在切口愈合过程中发生，有的是在切口完全愈合以后发生。

**解决办法**

注意保护切口，避免抓挠，减少摄入刺激性饮食，注意防晒，避免热源直接辐照，不要用热水烫洗。

适当应用抗瘢痕药膏或油润护肤品。

必要时请皮肤科医生会诊。

## 十二、睁眼乏力、费力

**问题**

重睑术后早期因为肿胀等原因，可能会出现睁眼动力相对不足，从而有睁眼费力感。

**解决办法**

早期肿胀引起的睁眼费力会随着消肿而改善或消失；更多的睁眼费力要联系医生，排除上睑下垂的可能。

## 十三、异物感

**问题**

术后眼部异物感有多种可能的原因：消毒液进入眼睛；结膜囊异物，比如线头、睫毛、纱布丝、假体雕刻的碎屑等；缝线刺激；包扎物移位刺激等。

**解决办法**

眼部冲洗，及时去除消毒液的影响，检查、去除各种可能异物，检查缝合线有无结膜面暴露或线端扎眼。

通过裂隙灯显微镜检查角膜，并根据情况使用药物和眼部保护。

必要时请眼科医生协助诊治。

## 十四、流泪

**问题**

术后早期因为肿胀、眼睑活动减少或不良，使泪液引流不畅，出现流泪；也会因为术后局部组织温度升高，睑缘位置的抬升等，轻微改变了泪液的成分和理化性质，随着术后正常康复，就会改善；术后流泪伴有眼睛异物感、充血，甚至视物模糊的求美者，当心消毒液的理化刺激，或者睫毛、线头脱落的异物刺激；通常重睑手术不会损伤泪小管、泪总管、泪囊等引流系统，从而造成溢泪。

**解决办法**

一般重睑术后因肿胀等原因造成的流泪，很快就会恢复。

流泪不止时，要及时联系医生，让医生帮助检查评估，有需要时进行针对性处理。

## 十五、眼睛干涩

**问题**

一般重睑求美者通常较少发生眼睛干涩问题。对于原有上睑下垂或者干眼症病史者，则属于存在高危因素。

**解决办法**

一般的重睑求美者，眼干的感觉会在眼部肿胀消失后恢复正常；对于重睑恢复后持续干眼的患者要进行眼科专科检查，排除干眼症；必要时可能要降低上睑下垂求美者术后的上睑缘位置。

## 十六、瘢痕（图 10-6）

**问题**

拆线后逐渐出现切口发红、发硬。

**解决办法**

术后半年左右，手术组织才会达到真正的完全愈合。早期的瘢痕增生是正常的组织愈合过程；要注意避免理化刺激，防晒，禁烟酒；需要对重睑重点区域的组织进行保护；合理、细致的手术缝合有助于预防瘢痕增生；不要追求过于宽大的重睑，有利于减少瘢痕；术中要注意保留较多的上睑组织，合理地进行内眦赘皮矫正术和力学释放，也会较好地避免瘢痕增生；瘢痕发生后可以考虑激光辅助治疗；局部适当应用抗瘢痕药械；不建议常规应用激素类药物。

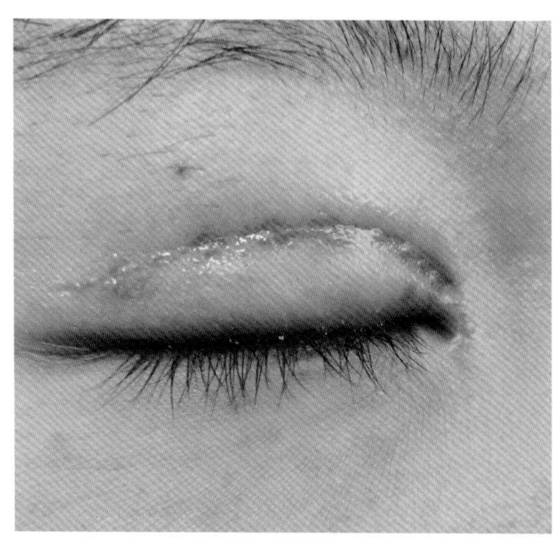

**图 10-6** 切开重睑成形术后早期，出现切口线瘢痕增生（右眼）

## 十七、皮肤面线头外露（图 10-7）

**问题**

重睑拆线后，经过一段时间，发现手术部位皮肤表面有线头露出。

**解决办法**

皮肤表面的线结露出，通常与排异或者线结过浅、线头过长等因素有关，通常不是拆线人员不负责任遗留未拆的缝线。有人偶有一两个线头冒出，有人会陆续有线头冒出。通常不必担心，更不要抱怨。清洁后，拆除线结即可，通常不会遗留瘢痕，也不会影响手术效果。

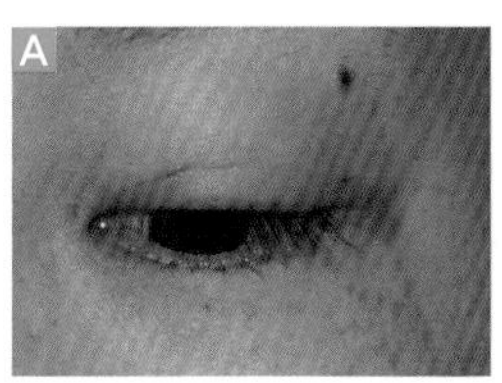

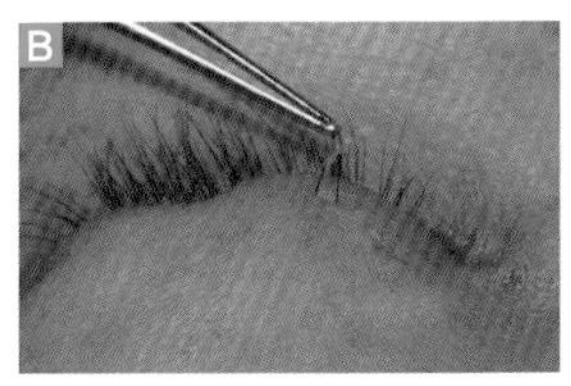

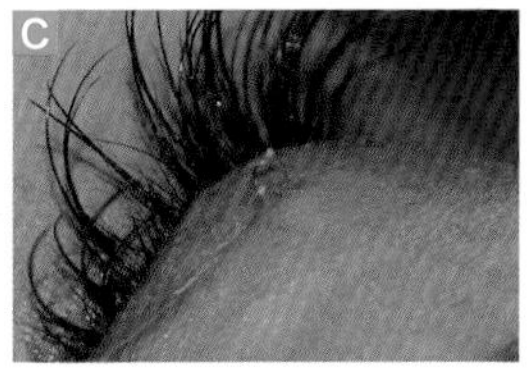


**图 10-7**　3 例不同的重睑术后皮肤表面冒线头

A. 左眼，重睑术后半年，可见重睑线尾部尖锐线头露出皮肤表面；B. 左眼，连续埋线重睑术后 3 个月，用镊子夹起暴露在皮肤表面的连续缝线；C. 右眼，连续埋线重睑术后 2 个月，可见皮肤表面有线头露出，沾染痂皮异物，线下皮肤发红

## 十八、视物模糊（图 10-8）

**问题**

有多种原因可以造成求美者在重睑术后出现视物模糊。重睑术后医生会涂抹眼药膏，可造成患者视物模糊；消毒液或者异物入眼也会造成看东西模糊。

**解决办法**

凡是发现视物模糊者，一定要及时告诉医生。

药膏涂抹造成的视物模糊很快就会消失，不会造成损害；有消毒液或者眼内异物的可能，通常会伴有异物感、疼痛感，要及时报告给医生进行处理；重睑术联合自体颗粒脂肪注射移植，或者颜面部玻尿酸填充的患者，如果发现视物模糊，必须第一时间报告给医生！

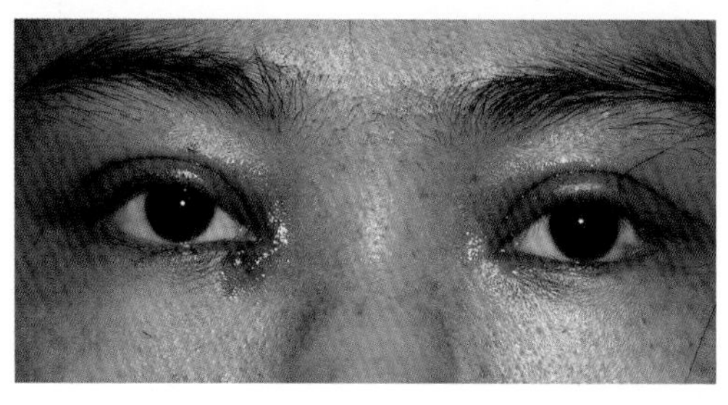

**图 10-8** 术后涂抹眼膏，造成求美者视物模糊

## 十九、重睑宽度（高度）变化

**问题**

消肿后进入恢复期时，重睑变窄或变宽，或者虽然形态很好，但不是求美者自己想要的理想宽度。

**解决办法**

重睑消肿后，会相应变窄，半年左右达到最佳宽度（高度）。重睑明显松弛、变窄者，则需要进行相应调整；有时会因为肌力不足和缝挂位置不良等原因，使术后重睑逐渐变宽，也需要进行相应的调整；重睑恢复后形态美好，宽度适中，但这不是求美者心目中理想的宽度，医生与求美者双方的认知没有完全一致，可以进一步交流想要达到的效果。

## 二十、淤青（图 10-9）

**问题**

重睑术后出现手术区或非手术区的皮下淤青。

**解决办法**

术后淤青，一般 1 ~ 2 周可自行消退，恢复期间会经过变黄的过程，可以适当进行热敷，以便辅助恢复。

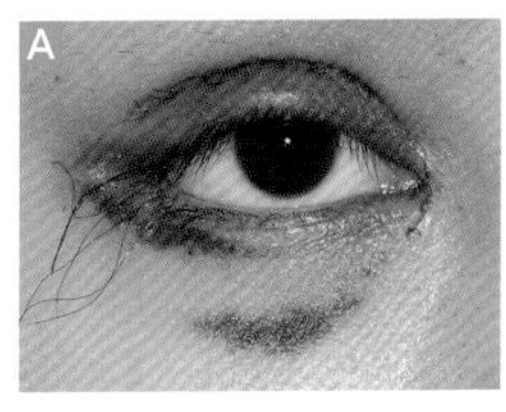
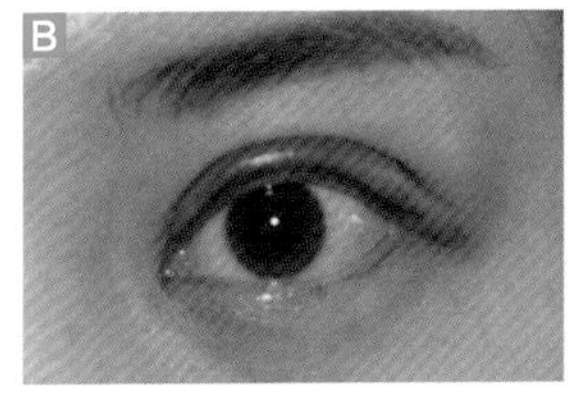
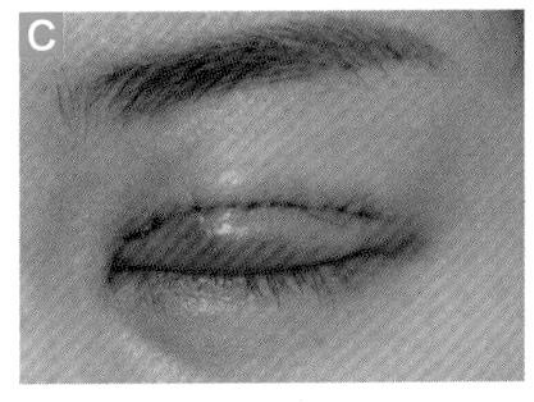

**图 10-9** 重睑术后局部淤青
A. 可见重睑手术引起下睑淤青；B、C. 为另一求美者，可见重睑下唇皮肤软组织轻微淤青

## 二十一、结膜面线结突出（图 10-10）

**问题**

重睑术后，间断感觉眼内有异物感，有扎眼的感觉，通常时好时坏，眼科和整形美容医生一般检查不易发现问题。

**解决办法**

对这种反复出现的眼内异物感，一定要当心线结向结膜面排出。要及时就医，防止角膜出现损伤。可以在有经验的医生帮助下，进行检查和取出。

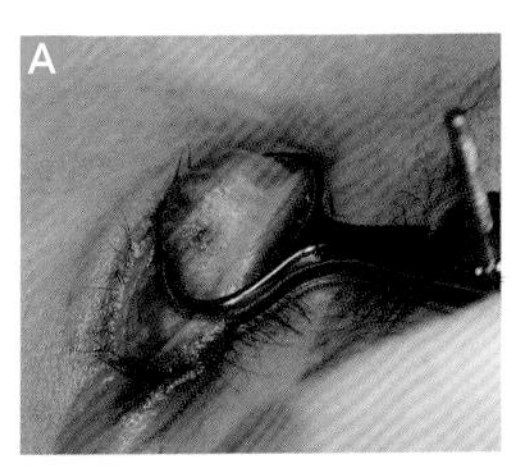
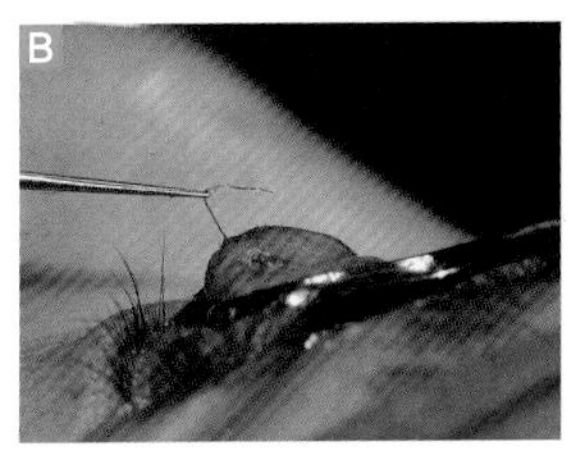
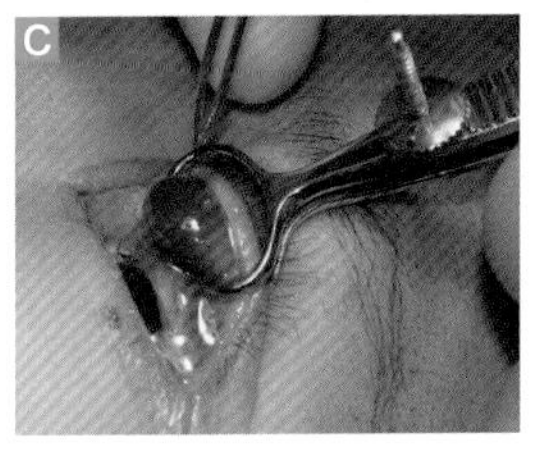

**图 10-10** 重睑术后线结从结膜面突出
A. 可见结膜面有线圈样线结突出；B. 可见夹捏出的缝线断端；C. 取出的螺旋状线头

## 二十二、睫毛外翻（图 10-11）

**问题**

重睑术后出现上睑睫毛过度上翘、睫毛散乱、睑缘外翻等。

**解决办法**

轻度翘睫，可显得眼睛大，有精神。过度睫毛上翘则不但影响美观，也有可能影响上睑缘的位置和功能，影响泪液的涂布和引流，影响睫毛阻挡灰尘和遮掩光线的作用。

重睑成形术中不要过度强调翘睫，术中要注意控制睫毛的角度。

较重的睫毛外翻，可以通过手术予以调整。

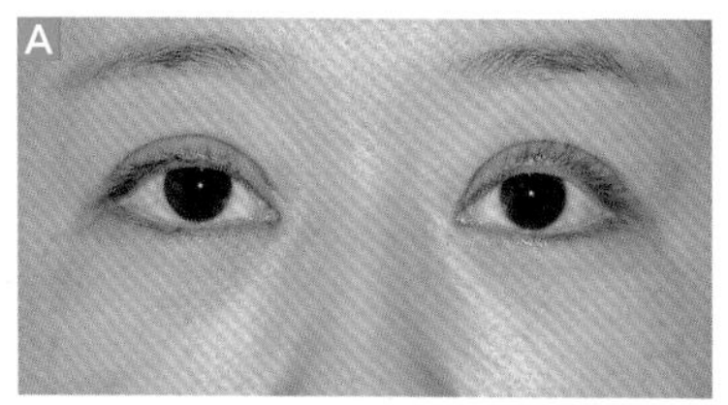
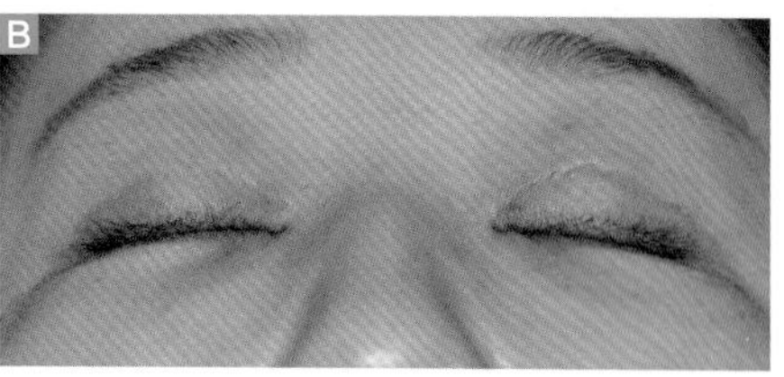

图 10-11 重睑术后上睑睫毛外翻
A. 求美者正位平视；B. 求美者仰头 45° 位，闭眼

## 二十三、重睑褶痕过深（图 10-12）

**问题**

有的重睑恢复后可见重睑线褶痕过深，轻重程度不一。

**解决办法**

即便天生重睑，侧面观时，也可能有重睑线褶痕存在。术后重睑轻度的褶痕不需要过度关注。对于过深的褶痕和台阶感，则有可能根据情况进行适当处理。

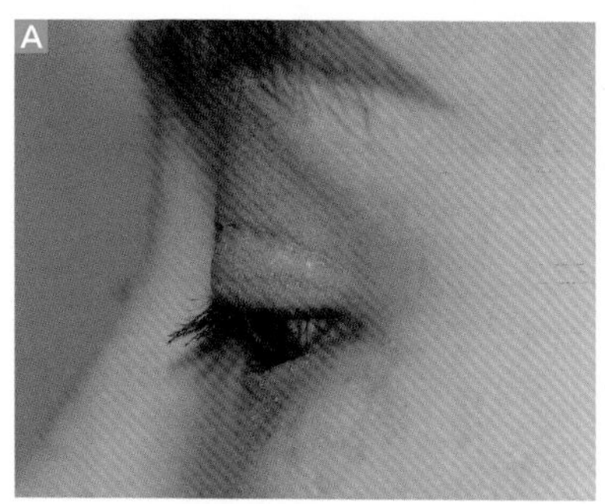
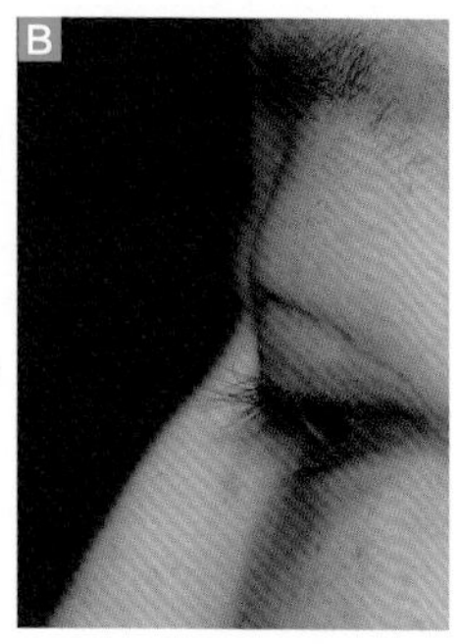

图 10-12 求美者重睑术后较长时期，向下看侧面观，可见重睑褶痕过深
A、B. 分别来自不同的求美者

## 二十四、重睑不对称（图 10–13）

**问题**

重睑双侧不对称，可出现在重睑术后的各个时期。

**解决办法**

重睑不对称，是重睑形态不良的重要特征之一。

重睑设计和手术的对称原则通常是被严格执行的，即便术后即刻有轻微不对称，恢复期以后大多会恢复正常。

单眼手术者，因为肿胀等原因，术后即刻一定是双侧不对称的。一般术后会恢复正常。

术后即刻对称，术后远期不对称者，要考虑双侧重睑悬挂的不一致，提肌力量的不一致，腱膜前脂肪量和位置不一致等多种原因。经医生检查评估后，可适当调整。

要注意面部不对称、头部偏斜、主视眼、屈光不正、眼病、眼球突出度不同、皱眉抬眉等情况对重睑形态和对称度造成的影响。这种重睑不对称，是后期不良使用造成的。要注意原发不良情况的纠正。有经验的医生，要做好术前告知，并在重睑养护的过程中，加强检查和评估，适当采取一些预防措施，必要时对重睑做些调整。

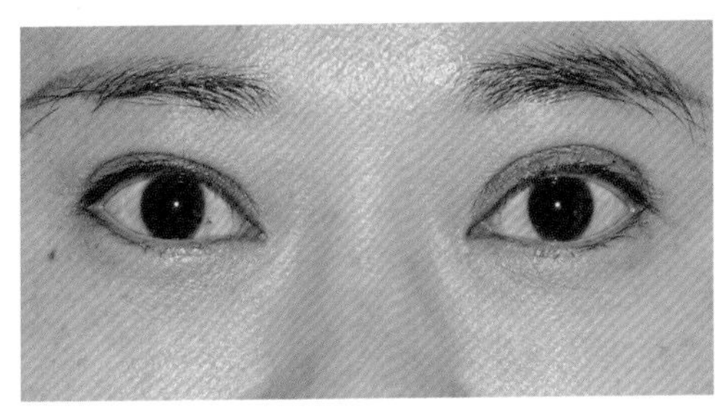

**图 10–13** 双眼切开重睑术后 1 年，双侧重睑一宽一窄（一高一低），明显不对称，一般需再次调整

## 二十五、双侧上睑缘高低不一（图 10–14）

**问题**

重睑术后出现双侧上睑缘位置高低不同。

**解决办法**

术后早期肿胀程度不同，可能出现两侧重睑负荷不同，所以导致睑缘位置高低差异，大多会在消肿后恢复。

单眼手术者，早期因为肿胀，也会出现术侧睑缘高度低于未手术侧，通常也会在消肿后恢复。

重睑拆线、恢复后，仍然存在明显双侧上睑缘位置差别者，建议及时咨询医生，进行妥善处理。

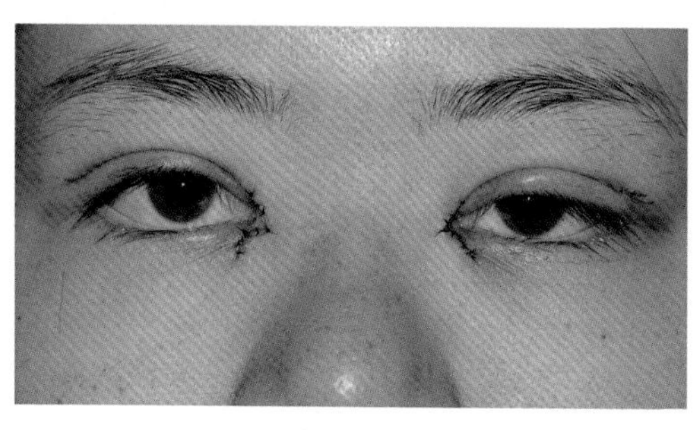

**图 10-14** 重睑术后即刻，可见双侧上睑缘位置不一致，左上睑缘位置偏低

## 二十六、重睑下唇多重皱褶（图 10-15）

**问题**

重睑线下方出现皮肤皱褶，从细纹到粗大皮褶不等。

**解决办法**

重睑恢复后，重睑线下方皮肤出现的细小皱纹，有利于形态上和天生重睑接近。

重睑线下方较粗大的皮褶，通常并不美观。可能是内眦部位的力量牵拉，或者重睑下唇皮肤松弛没有展平。

可以咨询医生，进行评估，根据情况进行调整。

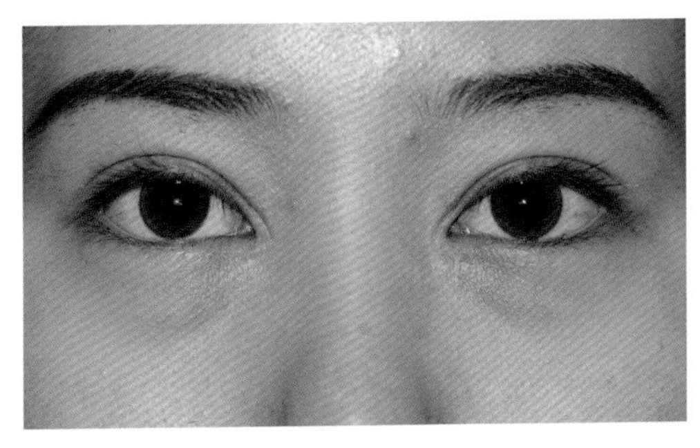

**图 10-15** 双侧切开重睑术 + 双侧内眦赘皮矫正术后 2 年，双眼均可见重睑下唇内段有粗大的多重皱褶

## 二十七、重睑术后睑裂闭合不全（图 10-16）

**问题**

重睑术后，即刻开始，就会因为肿胀、麻醉作用、求美者不敢用力闭眼、提肌缩短或折叠、重睑去除皮肤致上睑绷紧等原因出现睑裂闭合不全。

**解决办法**

有些求美者术前会诉说自己有被发现睡眠时眼睛闭合不全。此时，要告知求美者，重睑术后眼睑闭合不全可能会一过性加重显现，随后会逐渐恢复至术前水平。这种术前即存在的闭合不全也有可能会加重，不能完全恢复到术前水平。

有些求美者术前没有发现这种情况，当术后出现睑裂闭合不全时，会感到紧张。实际上大多是自己术前即存在闭合不全问题，术后天天照镜子才注意到，这种情况一般也会得到良好恢复的。

有些求美者，因为上睑提肌肌力不足，又要求重睑术后睁眼有神，要求翘睫等，医生会实施不同程度的上睑提肌腱膜的折叠或缩短，从而术后会出现闭合不全，后期通常会逐渐恢复改善。

先天性上睑下垂矫正术后，通常会有较重的眼睑闭合不全问题，需要进行专门的护理和观察。这种睑裂闭合不全问题会在恢复期后变得更好，但是大多不能完全消失。

医生针对一般重睑求美者，会有一些有效的检查手段来筛查隐匿性的睑裂闭合不全问题，并做到术前告知、术中注意及术后有序护理。

针对术后明显的睑裂闭合不全问题，医生会给予预防性的闭合睑裂措施，术后也会加强眼部护理、观察和保护。

先天性上睑下垂矫正术后，出现影响眼部的干眼症以及角膜健康的睑裂闭合不全，可能需要予以适当降低上睑缘。

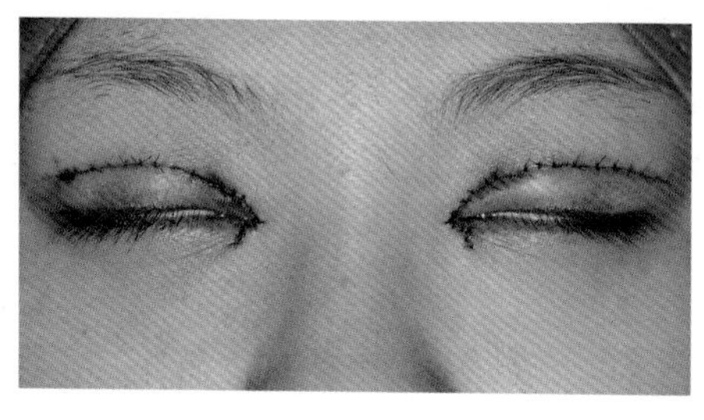

**图 10-16** 求美者双侧切开重睑术，术后即刻，可见双侧均存在睑裂闭合不全

## 二十八、重睑术后逐渐变浅、消失（图 10-17）

**问题**

重睑术后，经过一定时间的恢复，出现局段或全部重睑变浅或消失。

**解决办法**

重睑消失，总的来说是有把重睑拉脱、变浅的力量存在。

通常会从内眦赘皮牵拉、眉部牵拉等原因入手。

也有人认为与重睑附着不牢固有关。

明确重睑变浅、消失的原因后，再次调整，通常会得到比较好的效果。

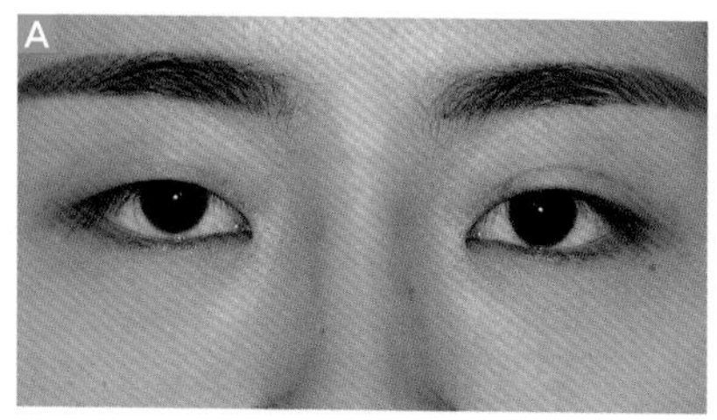

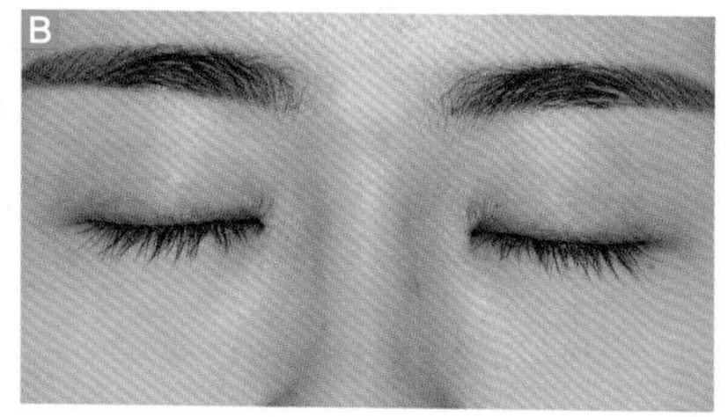

**图 10-17** 双眼切开重睑术后 2 年，重睑变浅、消失
A. 平视；B. 闭眼

## 二十九、重睑弧度不良（图 10-18）

**问题**

重睑术后睁眼显示重睑形态不良，弧度不优美，闭眼也有可能出现切口线双侧不一。

**解决办法**

弧度不良的原因有很多。

有可能设计线有瑕疵；有可能切开的时候出现偏差；有可能缝合的时候高低有误差；有可能组织量去除不一；有可能内眦赘皮和重睑的协调性不良；有可能术后瘢痕形成不一所致。

可以通过再次手术进行调整。

内眦赘皮的调整对塑造重睑的优美弧线很有帮助。

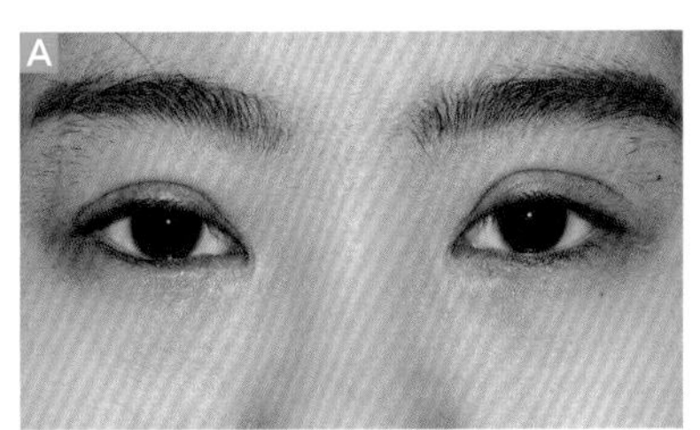

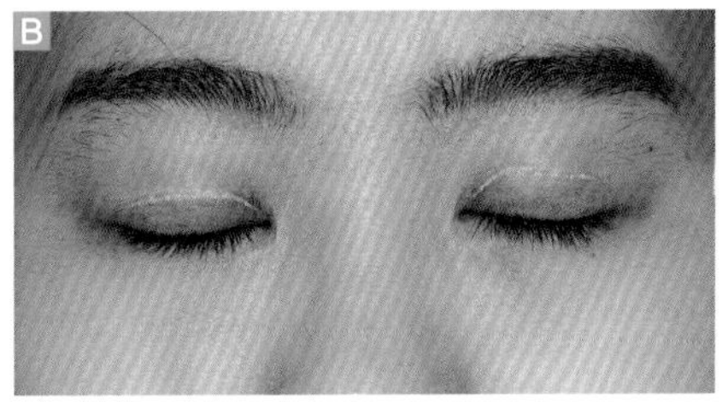


**图 10-18**　双侧切开重睑术后 1 年，双侧重睑弧度均不良
A. 平视；B. 闭眼

## 三十、重睑尾部堆积（图 10-19）

**问题**

有些重睑求美者术后出现眼尾组织堆积或皱纹增多。

**解决办法**

有时候简单的埋线重睑术也会出现眼尾组织堆积，作者观察发现天生重睑者笑起来也有眼尾组织堆积现象。

针对眼尾堆积明显者，可以通过再次手术、良好的设计，对重睑尾部的皮肤、肌肉等软组织进行适当处理和重睑塑形。

有时候，在鱼尾纹处注射肉毒素除皱，也是一个有效的办法。

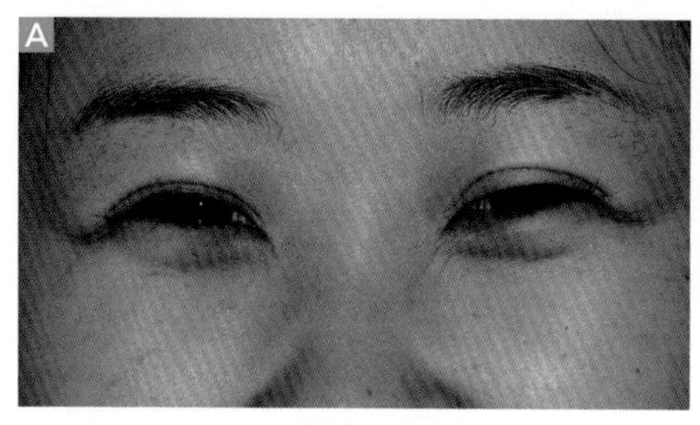
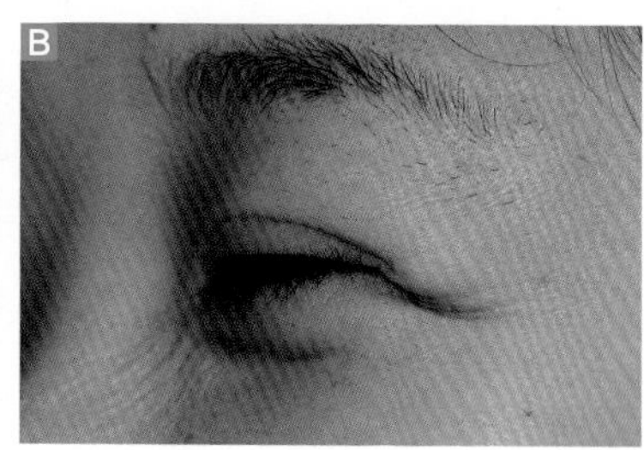

**图 10-19** 双侧切开重睑术后，在笑的表情下，双侧均出现眼尾组织堆积
A. 正位观察；B. 左前斜 45° 位观察

以上所列各种情况，并不能完全涵盖重睑术后的所有症状和体征，以及可能出现的不良现象。大多数求美者不会出现上述明显现象，即便有的求美者出现一些术后不良现象，也大多是一过性的、可恢复的正常反应，求美者不要有任何担心。

所有问题都可以咨询医生，并得到安慰和妥善处理。

（侯俊杰 张诚 任召磊 彭青和 邹平 李静 孔林燕 杨晓红 王洪 吕启凤）

# 11 章

# 重睑修复与重睑再手术

当前，“重睑修复”已经成为眼整形美容行业的临床工作中的一个随口就来的习惯说法，有一种修复扩大化的趋势。这是不利于眼整形技术的进步和行业发展的。为了更好地厘清再次重睑手术的各种情况，作者认为有必要把“重睑修复”和“重睑再手术”这两个概念进行阐述，希望读者理性看待每一次重睑手术，而不是用“修复”这个内涵较窄的名词涵盖各种各样的再次重睑手术。

重睑手术后再次（含多次）进行重睑手术，称为重睑再手术。

重睑手术后因为相应的并发症或病理状态，再次进行重睑手术者，可称为重睑修复手术。主要是指重睑术后早期出现的重睑形态不良和相关并发症需要及时进行手术处理，或者观察、迁延、等待到术后一定时期后仍然需要进行手术调整。

重睑修复，一般包括重睑形态调整和相关上睑并发症的手术治疗。重睑形态异常和相关并发症之间常常互相交织，甚至互为因果。有时候形态异常是单纯重睑设计和成形异常；有时候重睑形态异常也是相关并发症造成的；有时候发生了相关并发症，重睑形态未必异常。

重睑修复，简单讲，主要是指和并发症相关的重睑形态调整。

远期再次重睑手术案例中真正可以算得上修复手术的情况少之又少。重睑修复手术应属于重睑再手术的一种，大部分重睑再手术并非修复手术，只属于普通的重睑再手术。

重睑修复手术和重睑再手术的名称有时并不能完全厘清。重睑修复手术的名称常带有一些情感因素和手术失败的导向。从两个手术名称的涵盖范围看，重睑修复手术是重睑再手术的子集。“修复”这个名词，通常用于修残补缺的情况，用在重睑形态的调整上似乎并不准确。基于以上原因，建议再次进行重睑手术均以重睑再手术命名为妥。

在具体诊断和制定方案的时候，可以细化诊断，并有针对性地予以解决。切勿笼统诊断为“重睑术后形态不良”，并以“重睑修复术”作为一个笼统的手术项目名称。这样做，说明诊断不够细致，手术方案欠全面、欠准确。

以下一些不成熟的条目划分，可能会有助于读者理解“重睑修复术”和“重睑再手术”这两者之间的区别和联系。

## 一、一般重睑再手术大概有以下一些情形

（1）重睑到期保养，做一些小改小调。

（2）重睑和眼部老化状况的调整与改善。

（3）应求美者要求更新重睑样式。

（4）用新理念、新技术调整老式技术、老式审美所形成的重睑。

（5）现有重睑双侧对称程度改变的调整。

（6）面部轮廓、比例发生了变动，可能需要随之调整眼部、重睑，以适应新比例。

（7）面部、眼周组织器官的凸度改变、眼球凸度改变导致的重睑变化，需要及时进行调整。

（8）眼眶容积及眶内容物改变导致的重睑变化。

（9）一些眼部疾患导致的重睑变化。

（10）相邻部位、远隔部位变化造成的重睑异常：眉下垂、眉上抬、皱眉、面部中外侧下垂、牵拉等造成的眼部组织移位，继而影响重睑。

（11）其他。

## 二、需要行重睑修复手术的大概有以下临床现象

（1）有急性期并发症需要处理：出血、血肿、睑缘异常（位置高低、外翻、内翻、弧度不良等）、睑球分离、感染、重睑形态明显

异常超出预计等。

（2）急性期发生并延续的睑缘位置和形态问题：上睑下垂、上睑退缩、双侧不对称、睑缘弧度异常、睑缘外翻或内翻、睫毛分部明显异常等。

（3）急性期发生并延续的上睑和重睑饱满度问题：上睑凹陷、上睑臃肿、上睑肿胀（肉条）、上睑板结等。

（4）急性期发生并延续的重睑形态不良：重睑线松脱变浅、深沟样重睑线、重睑线瘢痕、重睑线局段不良、重睑僵硬不灵动、多重皱褶、异常宽大（高位重睑）等。

（5）急性期发生并延续的双侧明显不对称及比例失调。

（6）重睑早期正常，远期出现变浅、消失、上睑缘位置异常等。

（7）上睑组织失营养、深部瘢痕及粘连。

（8）伴有注射物相关异常情况：残留、移位、粘连、结节、炎症、钙化等。

（9）其他。

**特别指出**

医生遵从求美者的意愿，进行的非大众化审美的重睑手术，术前已经告知各种医学和美学风险及不足，求美者也知晓可能存在的不良影响，甚至会发生并发症，但是求美者依然坚决要求施行该个性化重睑手术；该个性化重睑术后形态达到求美者本次预期，虽然存在结构上的轻度异常、形态上略夸张、审美上非主流，甚至存在一些功能影响等，不应被认定为手术效果不良。当求美者要求再次调整重睑时（可能要求更夸张，会加重不良；可能要求减少夸张，减轻不良等），除非存在较明显的、严重的并发症，通常这类手术是重睑再手术，而不能归结为失败重睑的修复手术。

（张诚　田怡　侯俊杰　马希达）

# 12章

# 特殊类型重睑术

一般人认为，重睑成形术很简单，通过简单埋线或切开缝合就能做出好看的重睑。这种认识是不全面的。即便是基础条件很好的眼睛，也需要医生仔细检查，进行全面的医学评估和美学评价，进行适应证和禁忌证评估，精心制定方案，仔细实施手术，最后才有可能得到理想的重睑。在大量的临床实践中，医生会遇到各种类型的特殊重睑手术，需要更加专业和细心，帮助求美者尽可能获得理想的效果。

特殊类型的重睑成形术，眼部的特殊情况通常指患者具有以下状况：

①上睑下垂；②上睑松弛；③眼睑松弛症；④局部外伤史、手术史；⑤上睑肿物；⑥上睑各种瘢痕；⑦白癜风；⑧局部色素沉着或色素痣；⑨局部文绣；⑩屈光不正（高度近视、散光、屈光参差、远视眼等）；⑪斜视、弱视、复视；⑫甲状腺相关疾病；⑬眼球萎缩或小眼球；⑭眼眶骨折；⑮重睑修复或多次重睑；⑯面瘫；⑰面神经痉挛；⑱先天畸形；⑲半面萎缩；⑳肿眼泡；㉑外眼角低垂；㉒睑裂角度异常（吊梢眼、八字眼）；㉓眉骨低；㉔上睑凹陷；㉕眼窝深陷；㉖眼部存在不明异物（含注射物）；㉗青光眼；㉘白内障；㉙眼底病；㉚色素膜疾病；㉛视野异常；㉜面裂；㉝义眼；㉞各种恐惧症（注射、出血、灯光、幽闭等）；㉟各种过敏情况；㊱全身麻醉需求；㊲歪头；㊳其他。

当然，更广泛的特殊情况还要包括全身情况、心理状况、面部发育和疾病等情况。渔民、农民、野外科考等高光、大风沙环境工作者，经常会有长期过度身体消耗的情况，以及其他各种特殊工作环境和要求的情况。

这些情况通常会给眼部评估、制定方案、实施手术、实现和维持重睑效果等带来困难，并且使得最终效果打折扣。需要权衡各种因素，采取折中的方案，以得到有所妥协的效果。

下文通过一些典型眼部情况，进行简单举例说明。

**案例 1，双眼先天性上睑下垂**（图 12-1）

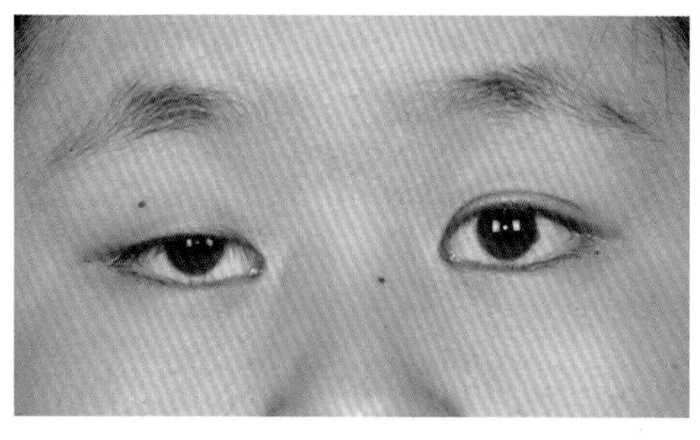

**图 12-1** 患者右眼先天性上睑下垂，由于赫林现象，左眼显示睑缘位置基本正常，实则存在上睑下垂

特殊性说明：①先天性上睑下垂患者，在矫正上睑下垂的同时，形成重睑则存在塑形困难；②双侧肌力不一致，术后肌力表现存在不确定性，重睑术后即刻形态和恢复后的形态未必达到预期；③上睑下垂矫正后，存在提肌力量减弱的可能，存在缝合松脱的可能，重睑会出现变宽、形态不良和变浅脱落的可能；④双侧重睑不对称；⑤上睑下垂矫正术后的重睑形态，很难和正常肌力者相比。

**案例 2，大小眼**（图 12-2）

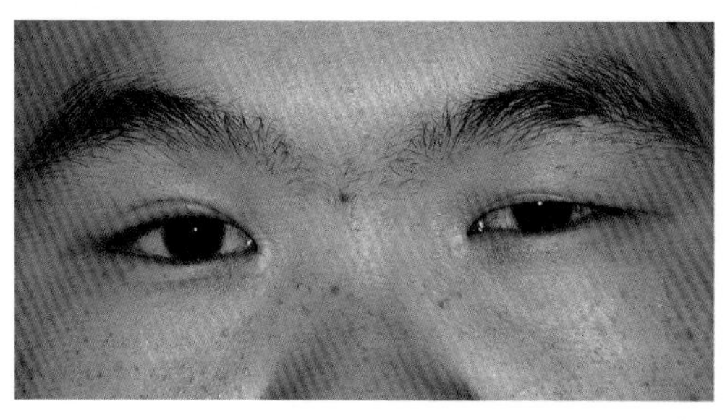

**图 12-2** 显示求美者存在大小眼，正位平视

特殊性说明：①大小眼表现要注意是否存在上睑下垂，或者即便没有上睑下垂，也要评估双侧的上睑提肌力量；②大小眼是否与额肌收缩有关？要注意眉部抬高时的观察，以及额肌肌力阻断时的观察；③是否存在眼球突出度异常；④是否存在眼眶、眶内容物、眼外肌等异常；⑤要达到两侧睑裂大小一致，通常比较困难；⑥在调整提肌的过程中可能会受赫林现象干扰较多。

**案例 3，上睑松弛与多重褶**（图 12-3）

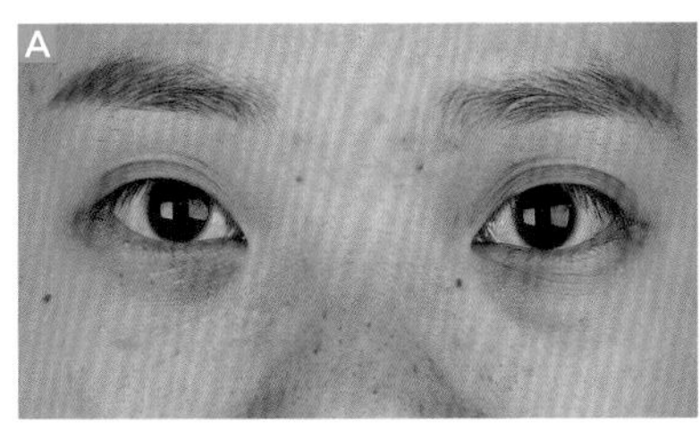

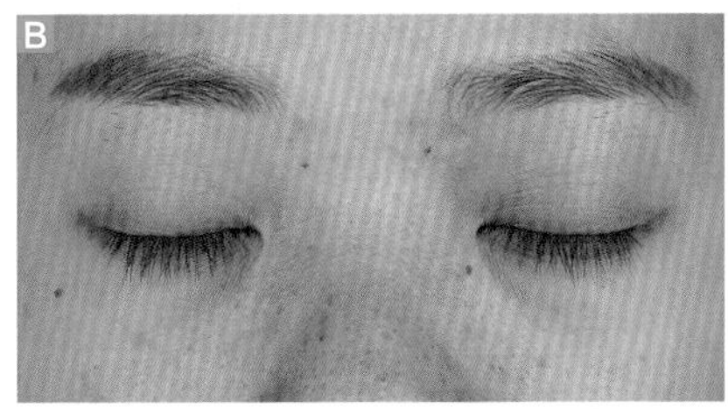

**图 12-3**　30 岁女性，上睑松弛伴多重褶
A. 正位平视；B. 正位闭眼

特殊性说明：①上睑松弛，要做好去皮计划，多重褶的存在会对去皮量的评估造成一些干扰；②多重褶可能会因为习惯性褶痕，造成术后再次出现多重皱褶的可能，干扰重睑形成。

**案例 4，眼睑松弛症**（图 12-4）

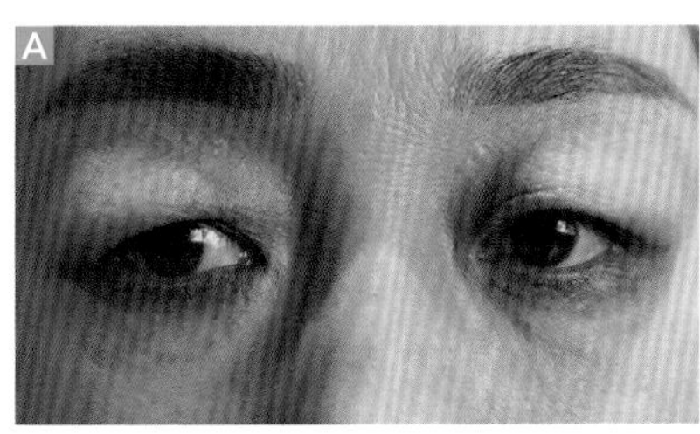

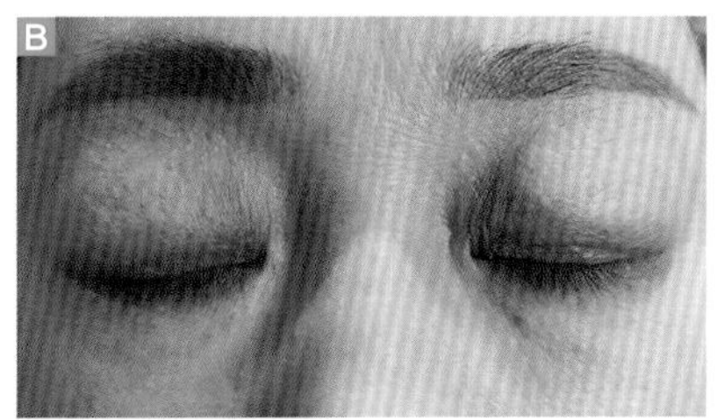

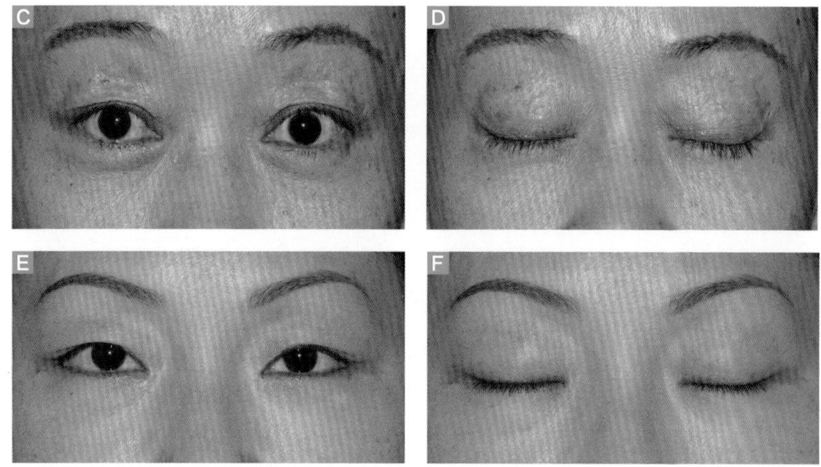


**图 12-4** 患有眼睑松弛症的上睑。A、B. 为求美者甲；C、D. 为求美者乙；E、F. 为求美者丙。A、C、E. 为正位平视；B、D、F. 为正位闭眼

特殊性说明：①眼睑松弛症，是一种发生在青少年时期的特殊类型的眼睑疾病，以眼睑松弛伴泪腺脱垂为特征。表现为早期反复发作的上睑神经血管性水肿，可自行缓解；后期频繁发作并持久；长期发作后上睑肿胀呈袋状，皮肤菲薄、皱缩、松垂。可有泪腺脱垂和脂肪疝出。可伴有上睑下垂。其触发原因可能与激素、月经、疲劳、蜂蜇、哭泣、发热、吹风、疲劳、运动、紧张、轻微眼睑创伤、淋巴细胞性白血病等有关。可分为肥厚型和萎缩型；②手术通常需要去除松弛冗余的皮肤，并且要根据情况去除部分腱膜前脂肪（肥厚型），脱垂的泪腺也需要复位；③手术可能只是一种姑息手段，松弛症有可能继续进展，并再次出现眼睑松弛等情况；④松弛症患者的上睑皮肤质地较差，色泽、弹性、纹理等都可能存在异常；⑤医生与求美者双方都要给予足够的重视，并客观认知眼睑松弛症及其对重睑的影响。

## 案例 5，眼睑外伤史（图 12-5）

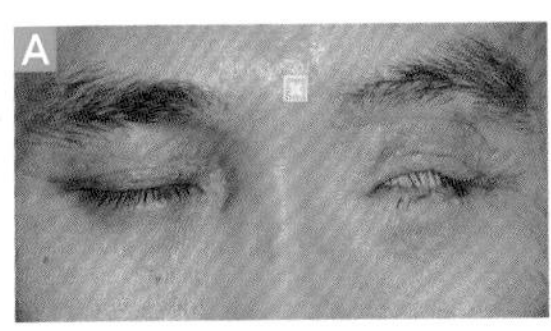


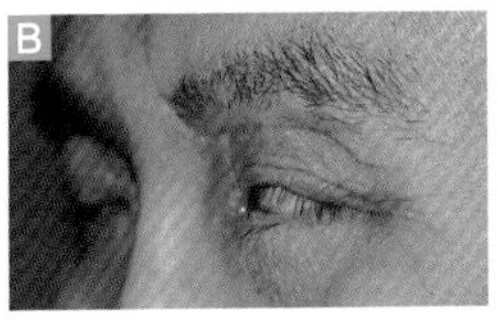


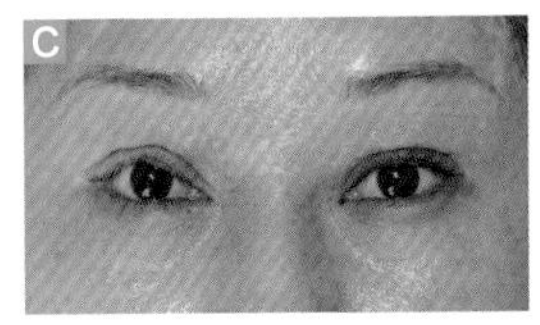


**图 12-5** A 和 B 为同一男性患者，车祸后左上睑外观
A. 正位闭眼；B. 左前 45° 位闭眼。C. 另一女性患者平视正面观，可见右上睑瘢痕及重睑异常

特殊性说明：①外伤后造成眼睑组织缺损、瘢痕，神经支配受损、肌肉功能受损、局部回流受损等，有些情况下还伴随眶部骨折、变形，眼球损害、眶内容物流失、移位、机化牵拉等，这些都是重睑手术面临的困难因素；②从表面上看，皮肤软组织的瘢痕造成皮肤的顺应性不良，容易出现不规则褶痕和多重褶，从而影响重睑的塑形和维持。

## 案例 6，睑黄瘤（图 12-6）

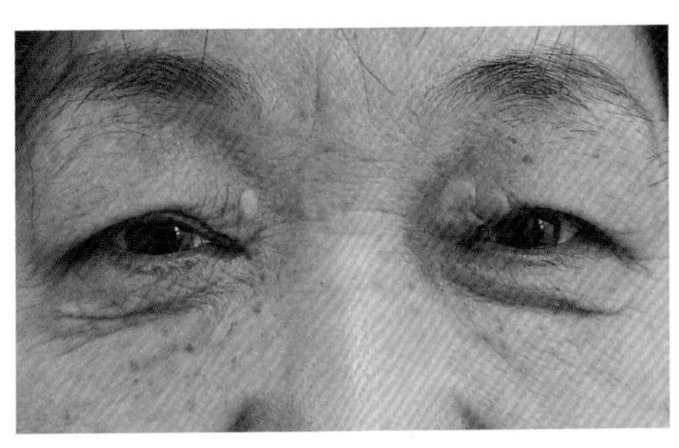

**图 12-6** 可见双侧上睑内端存在睑黄瘤，求美者正位平视

特殊性说明：①睑黄瘤的存在对美观影响很大，通常需要去除，目前有手术切除、烧灼、药物腐蚀等各种方法，都存在局部组织缺损和瘢痕生成的可能；②合并进行重睑手术时，很可能因为内段皮肤量的缺失，造成重睑弧度不良；③双侧病灶大小不同，对重睑的影响也存在差异，从而影响重睑的对称性；④睑黄瘤存在复发和再次新生、长成的可能，从而影响美观。

## 案例 7，上睑缘睑腺炎遗留瘢痕（图 12-7）

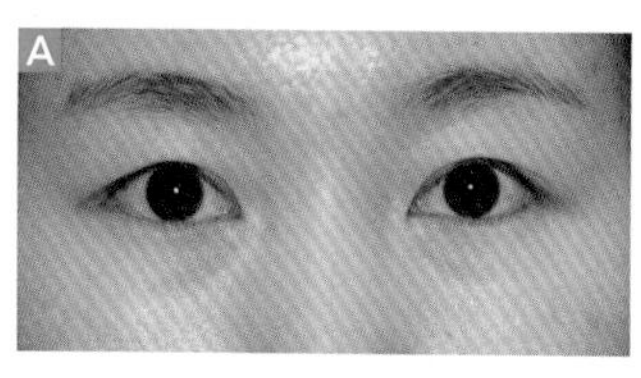
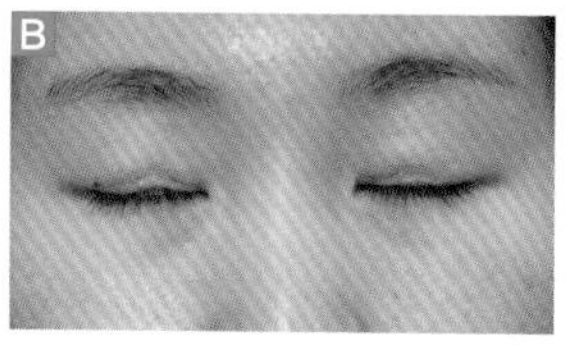
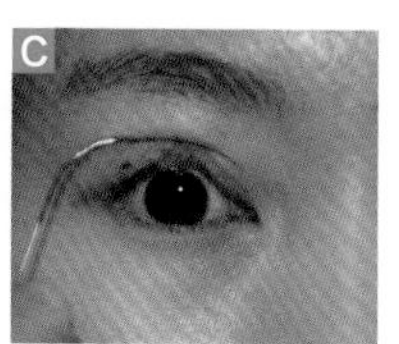

**图 12-7** 求美者 23 岁女性，可见双侧上睑缘睑腺炎遗留瘢痕
A. 正位平视，上睑缘掩盖了瘢痕；B. 正位闭眼，可见双侧上睑缘瘢痕，右侧较重，形成三角形牵拉，并引起睑裂闭合不全；C. 右眼模拟重睑，可见上睑缘外翻和成角畸形

特殊性说明：①睑腺炎为眼科常见病，处理不及时者或病情严重者，可能会因为炎症进展，化脓、溃破，形成较明显的瘢痕，甚至牵拉畸形；②此类上睑行重睑手术时，面临瘢痕对应部位垂直向皮肤量较少，甚至不足。即便皮肤量尚可，也面临不均一分布问题；③术中需要祛除瘢痕，并将睑缘松解、归位，才能开始重睑塑形；④同等张力下，瘢痕处睑缘存在再次牵拉、收缩导致睑缘外翻（例如露红、睫毛过翘）的可能；⑤睑缘切口重睑术，可能有利于瘢痕祛除和睑缘松解。

## 案例 8，宽大眼线（图 12-8）

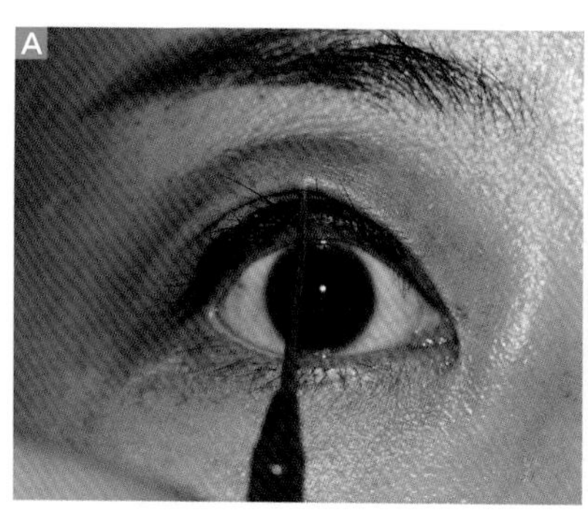
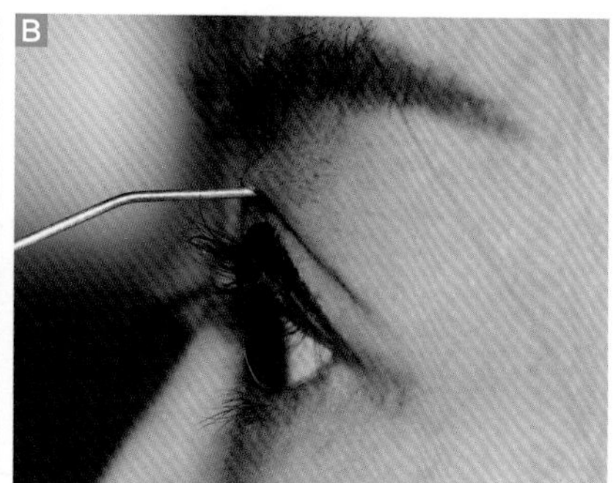

**图 12-8** 图示高（宽）眼线对重睑的影响
A. 右眼正位平视，模拟重睑；B. 左眼侧位平视，模拟重睑

特殊性说明：①眼线造成睑裂较大的假象，视觉上眼线上界等同于上睑缘。因此重睑可见高度就被眼线隐藏了一部分，显得重睑较

低（窄），甚至视觉高度远低于实际高度；②眼线高度（宽度）实际上也会影响医生和患者的真实观感，甚至造成设计误导；③按正常测量高度设计、实施的重睑手术，术后会因眼线遮掩造成重睑显低（窄），需要对眼线影响加以说明和处理。

**案例 9，小眼球和眼球内陷**（图 12-9）

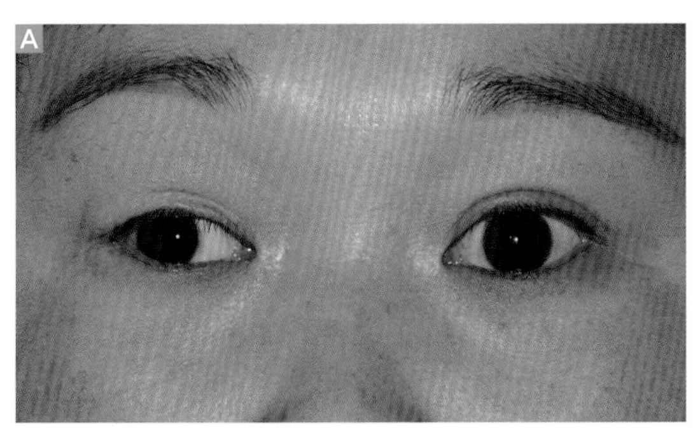


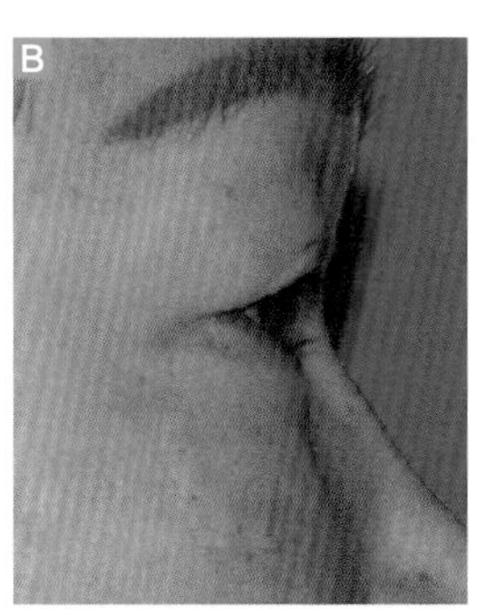


**图 12-9**　右眼小眼球和眼球内陷
A. 正位平视；B. 右侧位平视

病史介绍：本例求美者，34 岁，女性。10 年前因车祸致右眼外伤。经住院检查发现：右眼提肌断裂，右侧上睑下垂；右眼白内障。予以手术矫正，并行右眼白内障摘除，未植入晶体，右眼视力不好、废用。4 年前在某美容门诊部行双侧重睑术，术后右眼重睑效果不良。来院寻求再次手术。此次重睑修复术前经检查，初步诊断：①双眼切开法重睑术后；②右眼外伤术后；③右眼外伤性白内障术后（未植入晶体）；④右眼上睑下垂矫正术后；⑤右眼上直肌功能障碍；⑥右眼外斜视；⑦右眼低视力。

特殊性说明：①小眼球和眼球内陷带来的最大影响是睑球关系的改变。眼球对上睑的支撑改变，造成眼睑的运动方向和提肌力的表达改变；②上睑提肌正常的情况下，也会表现出上睑下垂的外观；③重睑成形术中，大多需要考虑患眼提肌缩短以加强肌力，改善上睑下垂外观；④低视力造成废用，导致患眼外观改变；⑤斜视的美学影响；⑥双眼突出度不一，造成的双眼外观异常。

## 案例 10，突眼（图 12-10）

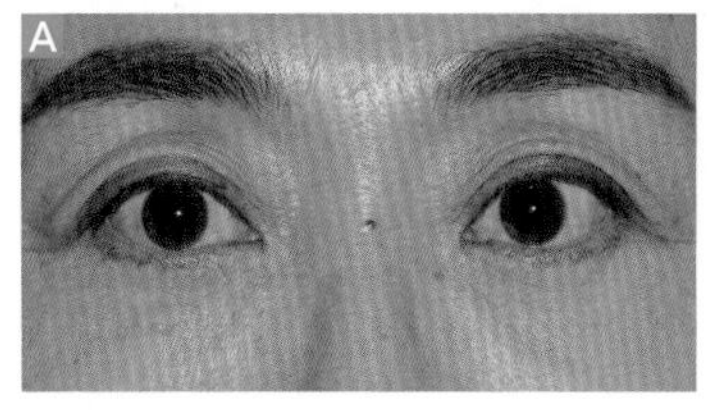

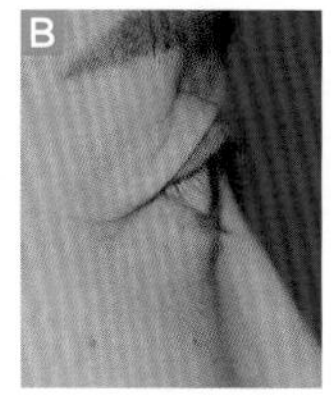

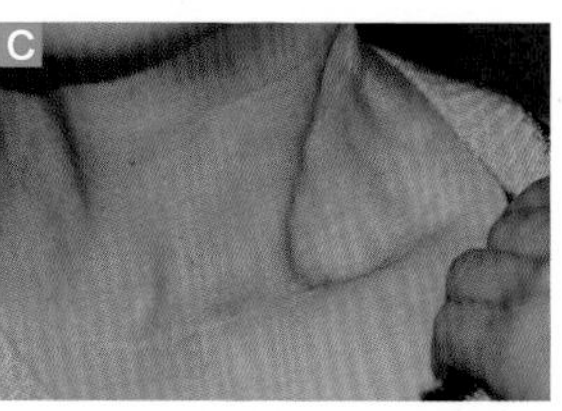


**图 12-10** 甲状腺疾病后的眼部情况和术区情况
A. 正位平视；B. 右侧位平视；C. 显示手术切口和术区外观

特殊性说明：①突眼大多见于甲状腺相关疾病，也可见于轴性高度近视、眼部肿物等；②眼球突出会改变睑球关系，对上睑的倾斜度和运动方向产生影响，提肌力量的表现也受到相应影响；③突眼的同时，可能伴有上睑退缩，也是需要矫正的项目；④突眼可能伴有眶隔脂肪的重新分布，重睑术中需要做相应的调整；⑤甲状腺相关疾病的突眼可能还在进展中，原发疾病的治疗非常重要；⑥突眼严重者，要注意防止角膜暴露，并需要行相应手术矫正。

## 案例 11，八字眼（图 12-11）

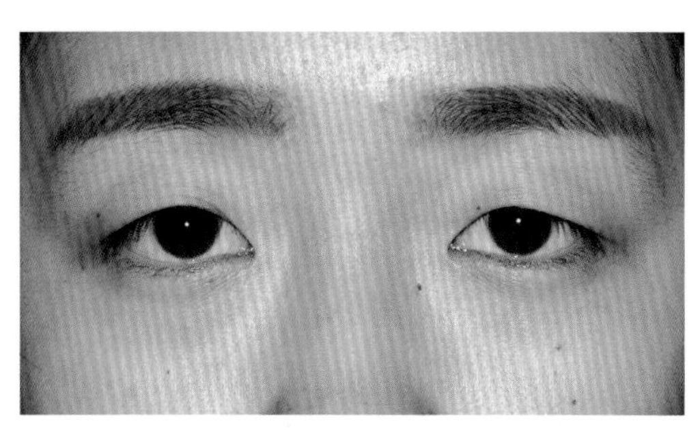

**图 12-11** 求美者正位平视，睑裂呈八字眼

特殊性说明：①中国人外眦一般高于内眦 10° ~ 15°，当外眦相平或明显低于内眦时，睑裂呈八字形，在睁眼、闭眼时均可出现；②有些上睑皮肤松弛形成的三角眼并不是典型的八字眼；③八字眼会影响重睑弧度的走行，尤其是拟行外侧开扇时，则很难实现；④严重者需要行外眦提升，可能需要行转瓣手术；⑤特雷彻·柯林斯综

合征（Treacher Collins Syndrome）患者也会有睑裂八字形倾斜，则需要进行更加全面、复杂的设计和手术。

案例 12，吊梢眼（图 12-12）

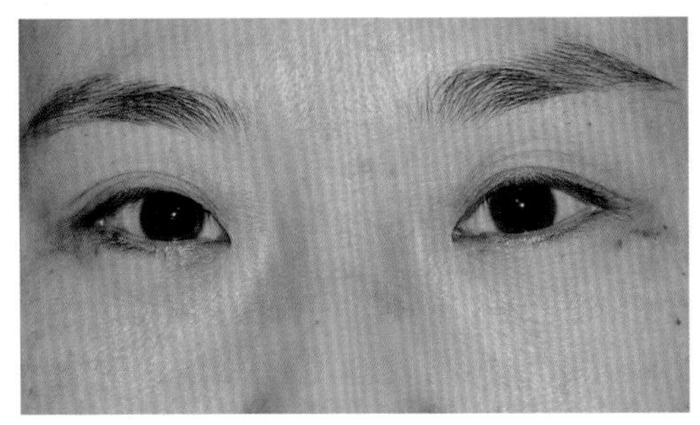

图 12-12 求美者正位平视，呈吊梢眼外观

特殊性说明：①外眦通常高于内眦 10°～15°，当外眦过高时，则会呈吊梢眼外观；②人们一般认为吊梢眼会使人显得过于精明，不利于社交；③吊梢眼施行重睑成形术时，眼尾不能高挑，那样会使得吊梢眼更加明显；④适当的外眦调整和眼睑下至手术，会有助于改善吊梢眼，改善重睑的效果。

案例 13，面瘫（图 12-13）

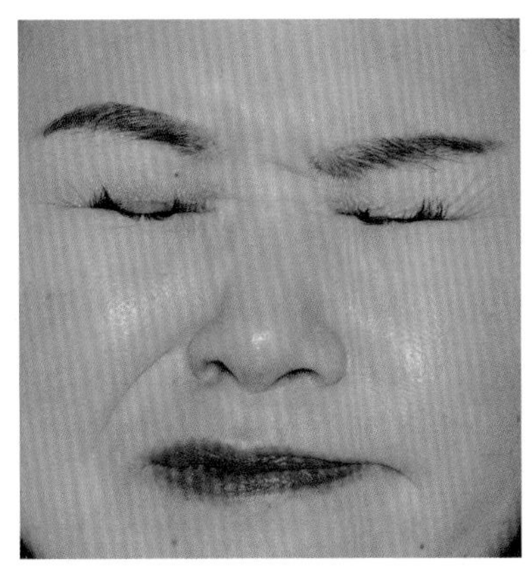

图 12-13 面瘫求美者挤眼照片

特殊性说明：①面瘫患者有各种类型和不同表现；②影响眉部和眼睑运动者，则会出现睁眼时，上睑堆积，眉部上抬受限；闭眼和挤

眼时，则有可能出现睑裂闭合不全、眼睑闭合无力，严重者会出现角膜暴露，需要进行特殊保护和治疗；③在受损的上睑行重睑手术时，则存在出现重睑形成不良、重睑稳定性受影响的可能；④重睑术后可能会加重睑裂不全的可能；⑤面瘫其他部位受损和表现对美容效果的影响。

**案例 14，面神经损伤**（图 12-14）

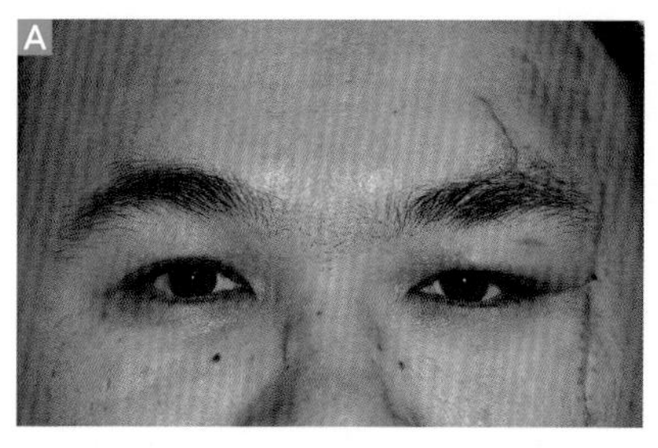
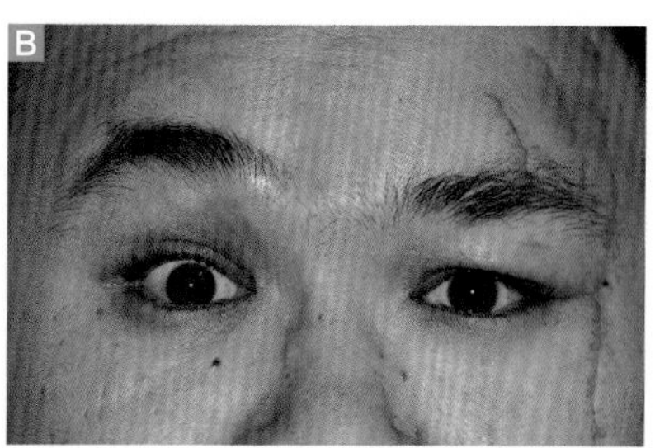

**图 12-14** 左侧额颞部外伤后面神经分支损伤的求美者
A. 平视；B. 瞪眼，发现其左眼上睑组织堆积，眉部不能上抬

特殊性说明：①外伤造成的面神经额支损伤，会造成一侧抬眉、皱眉不能，实际上影响了眉部和上睑的联合动作，从而对上睑形态产生影响；②对重睑的静态形态、动态形态都会带来不利影响；③对重睑的长期稳定也会带来不利的影响；④这种条件下的重睑成形术只能是一种妥协的结果，并要知道后期存在不稳定变化的可能。

**案例 15，高度近视**（图 12-15）

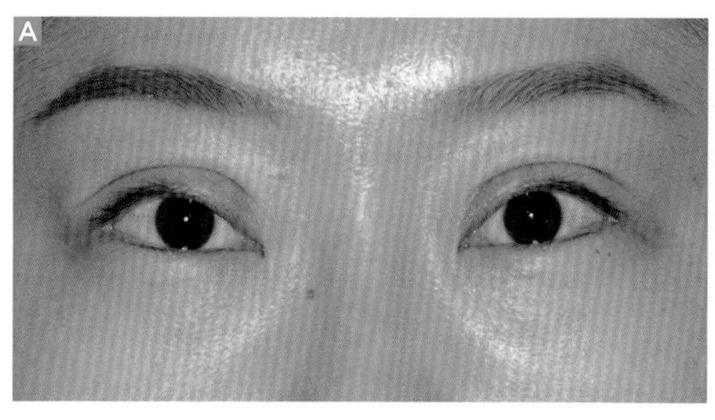
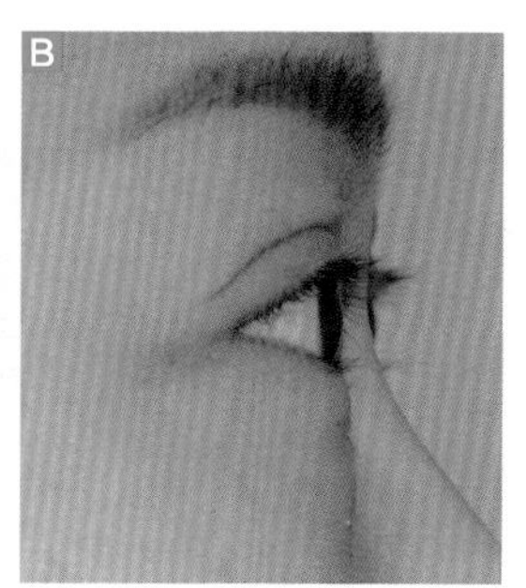

**图 12-15** 求美者，28 岁，女性。双侧均近视 -7.50D
A. 正位平视；B. 右侧位平视

特殊性说明：①通常将近视度数在 -6.00D 以上者称为高度近视；②近视有多种原因，有的是眼球屈光介质的原因（角膜、晶状体等），有的是眼轴拉长的原因；③轴性原因引起的近视，通常会引起眼球突出，从而影响睑球关系，影响重睑的设计和成形效果；④视网膜脱落的可能。高度近视眼有可能自发视网膜脱落，微弱刺激、运动、情绪激动等导致视网膜脱落。重睑手术也是一种刺激，有伴发视网膜脱落的风险，要做好告知；⑤高度近视眼，会因为视力不佳、屈光参差、视野受限等原因，造成患者异常用眼，导致重睑受影响；⑥医生要注意追问求美者的近视情况和矫正的病史，包括手术治疗情况；求美者也要主动和医生交流其近视情况。

**案例 16，上睑凹陷**（图 12-16）

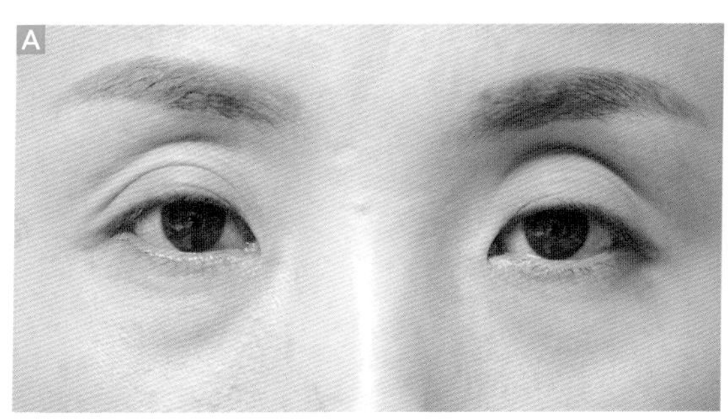

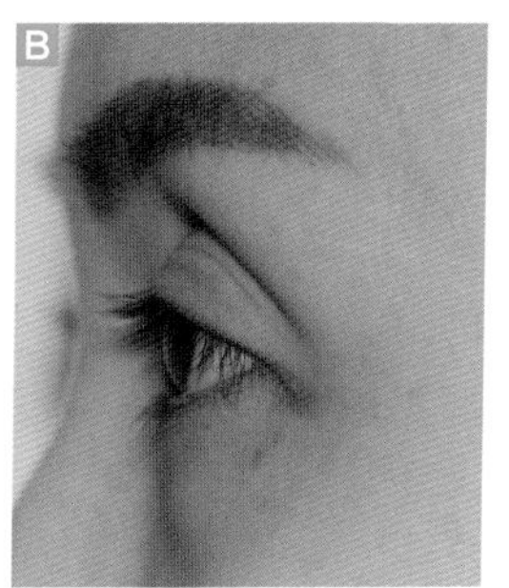

**图 12-16** 上睑凹陷外观
A. 正位平视；B. 侧位平视

特殊性说明：①上睑凹陷不同于眼窝深陷，仅仅表现为上睑部位的凹陷。眼球突出度不低。眶口和眼球关系上，通常眼球不低于眶口平面；②上睑凹陷可能带来上睑疲惫、衰老外观；③凹陷可以造成上睑多重褶、上睑下垂等；④上睑凹陷的求美者行重睑术时，要进行上睑中层的重建和预构，必要时需要进行脂肪移植和补充；⑤上睑凹陷的矫正面临矫正不足和过矫的可能；⑥上睑凹陷矫正后，稳定性维持不易。容易受到全身情况变化和局部变化的影响。

## 案例 17，眼窝凹陷（图 12-17）

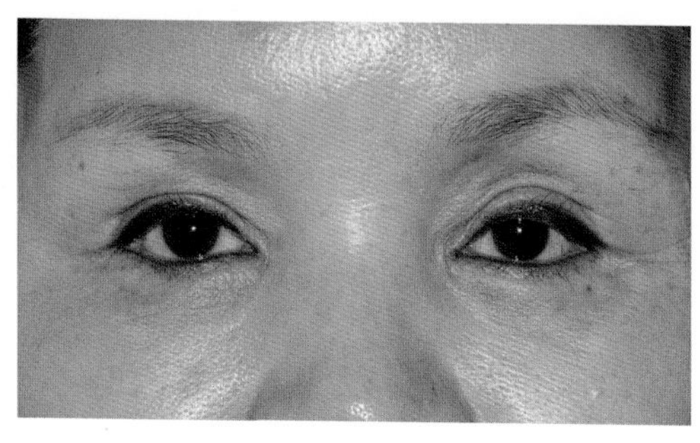

**图 12-17** 眼窝凹陷，可见求美者眼窝整体后陷

特殊性说明：①眼窝整体凹陷，通常是上下睑均有后陷外观，甚至不一定存在上睑凹陷，眼球向前突出不足，低于眶口平面，或者额部、眉弓、颧部突出，形成眼窝深凹外观；②眼窝凹陷影响眼部美感，影响眼部和面部的比例和协调；③眼窝凹陷的同时，眼球前突不足，造成眼球对提肌系统的支撑不足，改变力学结构，容易出现提肌力量受影响；④重睑形成中也会受额肌、提肌力量方向和强度的影响，对重睑形成造成影响。

## 案例 18，眼部注射奥美定及多次取出处置史（图 12-18）

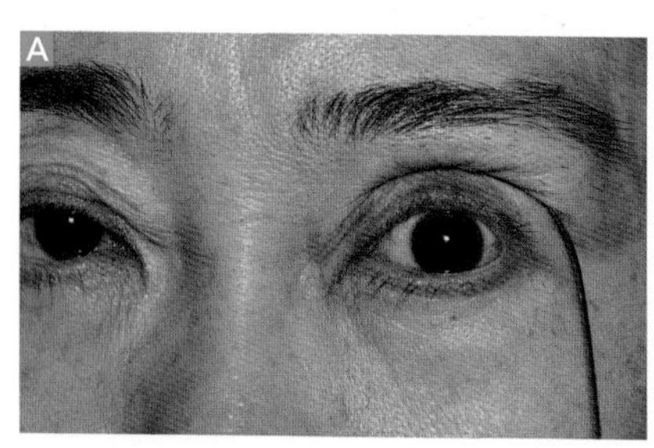

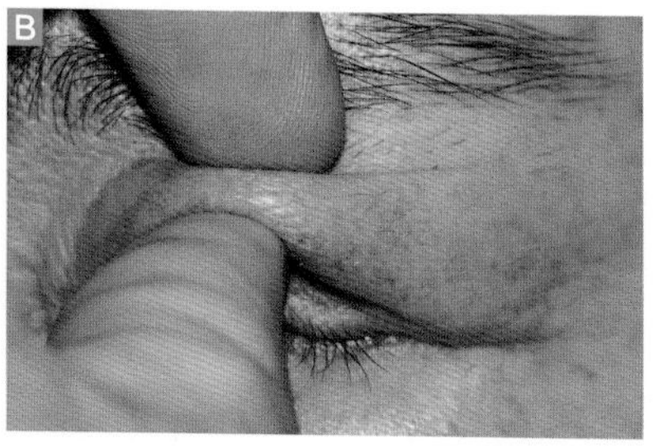

**图 12-18** 因上睑凹陷注射奥美定，并多次取出术后外观
A. 右眼重睑模拟；B. 右眼上睑皮肤横向捏起检查肥厚程度

特殊性说明：①上睑皮肤看似松弛，实际上捏起折叠的时候非常肥厚，重睑形成困难；②原有的奥美定可能会继续产生不良损害；③多次异物取出术，深层瘢痕可能会比较多，重睑塑形的操作和目标实现之间存在较多不确定因素。

## 案例 19，肿泡眼（图 12-19）

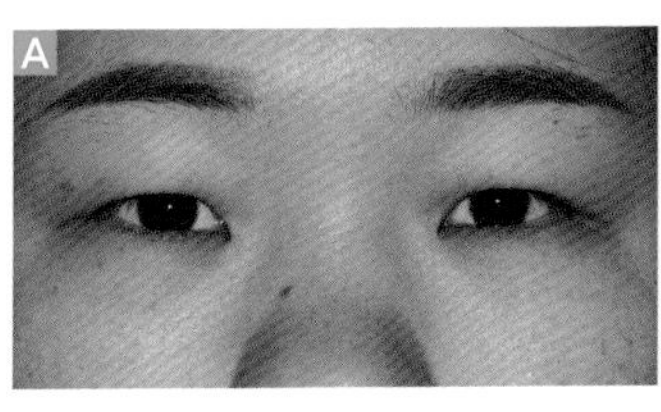
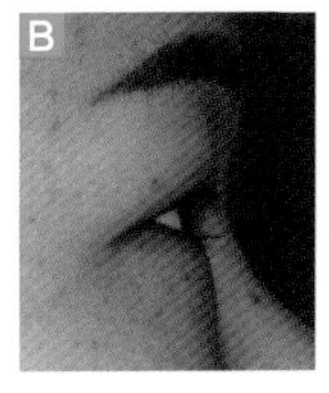
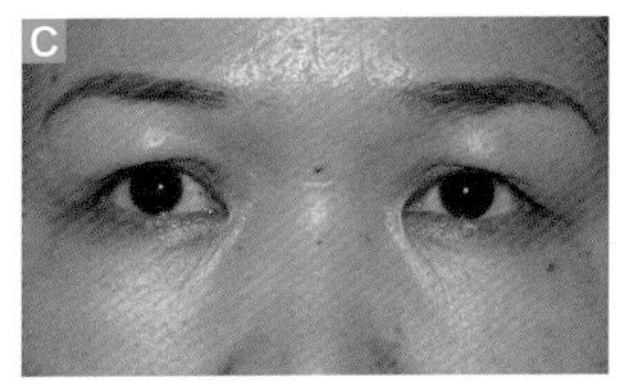

**图 12-19**　肿泡眼
A. 正面观平视；B. 侧面观平视（右眼）；C. 另一例肿眼泡重睑术后，正位平视，显示重睑线上方臃肿，重睑形态不良

特殊性说明：①肿泡眼，是一种通俗的叫法，只是一个泛泛的名称，不能精准对应眼部某种病理情况；②肿泡眼，可能与上睑皮下脂肪肥厚，ROOF 肥厚、下移，腱膜前脂肪较多、较低，泪腺增生、脱位有关，也有人认为肿泡眼的皮肤和眼轮匝肌也有肥厚；③肿泡眼重睑术中需要有针对性地处置上述组织结构；④术后重睑折叠成形相对困难；⑤重睑术后仍然会存在臃肿感；⑥术后重睑维持受影响。

## 案例 20，皮肤黝黑者（图 12-20）

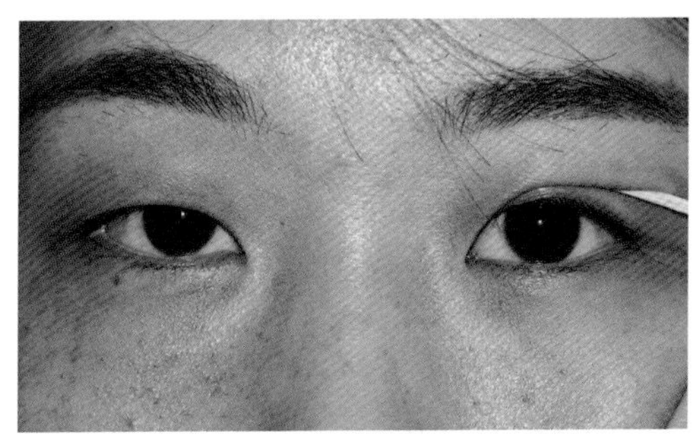

**图 12-20**　皮肤黝黑者的眼部

特殊性说明：临床上发现，皮肤黝黑者，容易显现切口瘢痕，通常瘢痕色白，与皮肤黝黑形成明显对比。

## 案例 21，早期过度祛眼袋脂肪后的上睑（图 12-21）

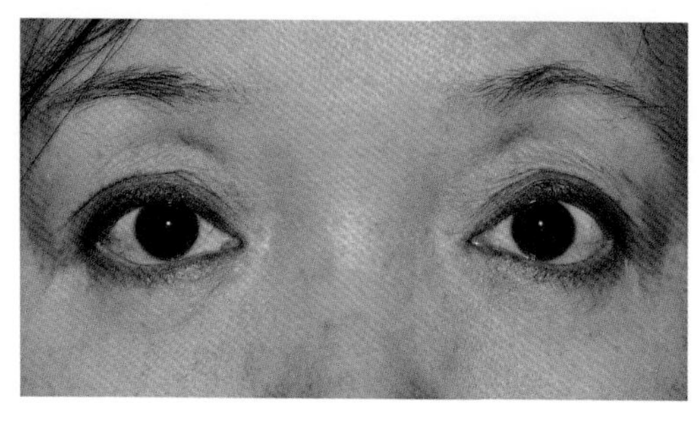

**图 12-21** 早期过度祛眼袋脂肪后的上睑表现

特殊性说明：①过度祛眼袋脂肪，有可能造成眼球下沉，上睑空虚，上睑凹陷；②眼球位置的改变，造成上睑支撑和动力系统发生一些改变；③上睑皮肤量的评估需要谨慎；④上睑凹陷，除了需要释放、调整原有腱膜前脂肪外，大多需要采取相应方式补充脂肪；⑤上睑缘位置的判定会出现新的困难；⑥重睑的折叠方向会受到相应影响。

## 案例 22，斜视（图 12-22）

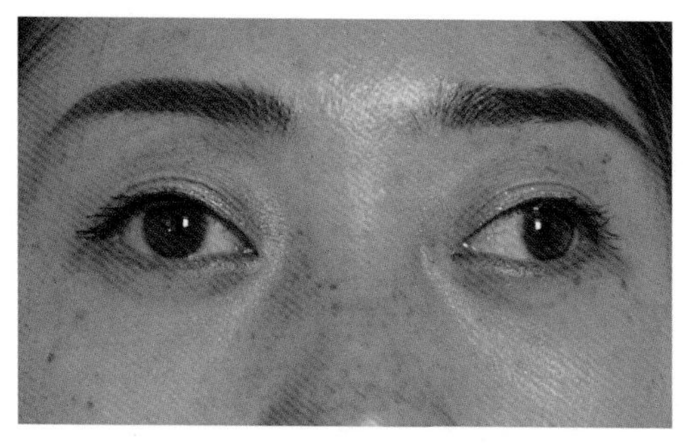

**图 12-22** 正位平视时，可见左眼外斜视

特殊性说明：①斜视有多种情况，需要在眼科仔细诊断；②通常要先矫正斜视，再做重睑手术；③斜视眼球对上睑的支撑发生变化，从而对上睑形态造成影响；④斜视通常有视力的原因，虽然手术矫正了斜视，依然会因为视力问题，产生一系列优化视力的动作，从而影响重睑。

## 案例 23，弱视（图 12-23）

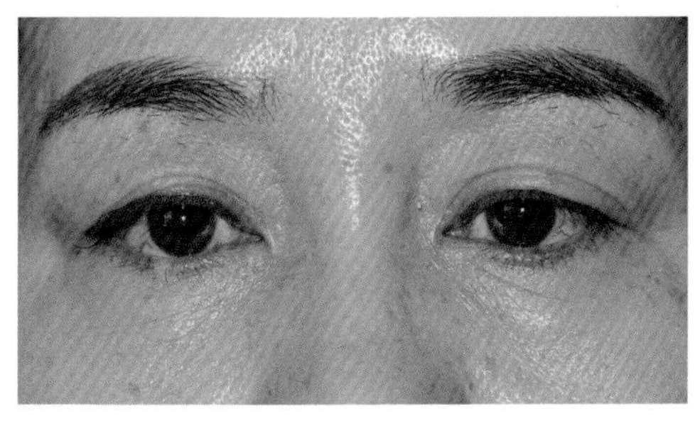

图 12-23　女性，50 岁，左眼近视 -7.50D，右眼近视 -3.00D，左眼矫正视力 0.6，初步诊断：左眼弱视，双眼近视，屈光参差

特殊性说明：弱视眼容易出现废用，患眼睑裂相对变小。重睑成形的同时，再通过手术予以纠正后，求美者仍然会在康复后的远期使用中，因为废用而逐渐出现弱视眼睑裂缩小，从而可能再次出现上睑缘降低，影响重睑的形态和高度（宽度）。

## 案例 24，瘢痕增生体质（图 12-24）

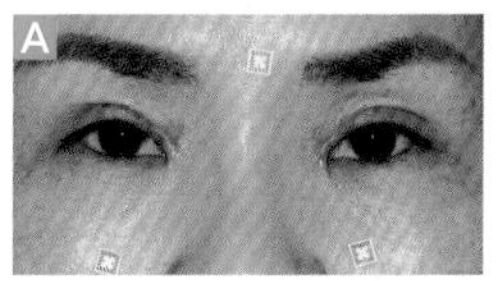
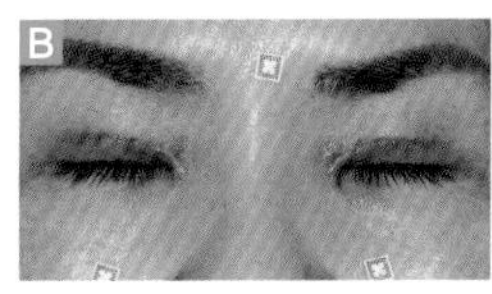
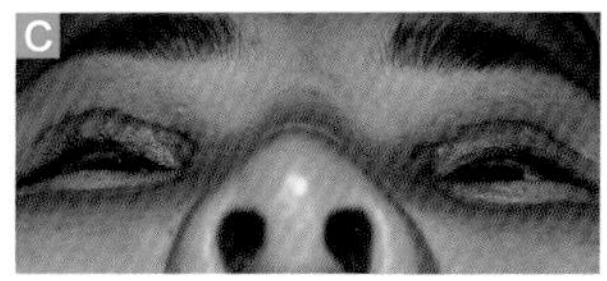

图 12-24　显示求美者双眼切开重睑术 + 双侧内眦矫正术后 1 个月
A. 正位平视；B. 正位闭眼；C. 仰头下看

特殊性说明：①由于眼部皮肤松弛、菲薄，重睑术后极少发生瘢痕增生的现象；②临床实践中确实也发现有一些求美者重睑术后切口反应较一般人为重，可能与其“瘢痕体质”有关，或者在恢复期存在一些体内激素水平变化的可能；③即便这样，也不要担心。求美者术前告知医生自己身体容易破皮留疤的现象，医护人员术中加强细致操作，术后加强细致护理，术后早期使用抗瘢痕措施，通过共同努力，尽可能降低瘢痕增生的概率和程度。

## 案例 25，不良用眼习惯——皱眉（图 12-25）

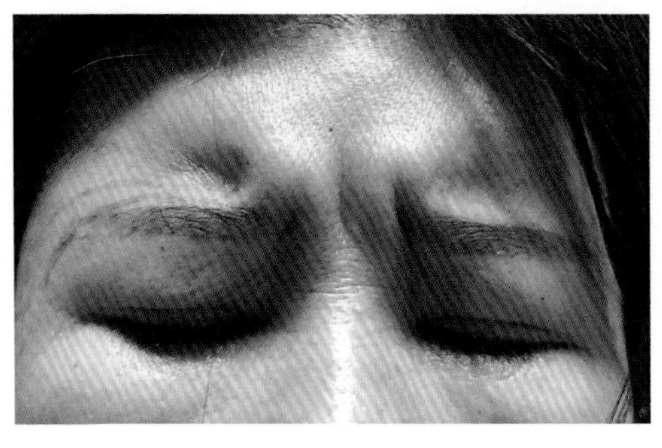

**图 12-25** 求美者习惯性皱眉，显示眉间肌肉收缩、组织堆积明显，合并重睑上唇斜拉纹

特殊性说明：①重睑形态与眉的动作、形态和位置都有很大关系；②习惯性皱眉，会引起上睑皮肤软组织的横向和斜向移动，长期下来会对重睑的稳定性产生影响；③皱眉引起的上睑斜拉纹，也是引起上睑不美的重要原因。

## 案例 26，义眼（图 12-26）

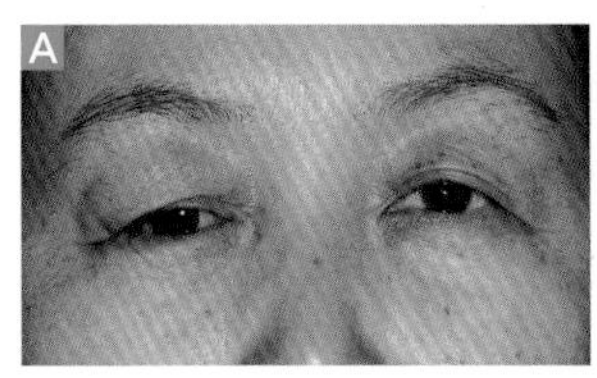


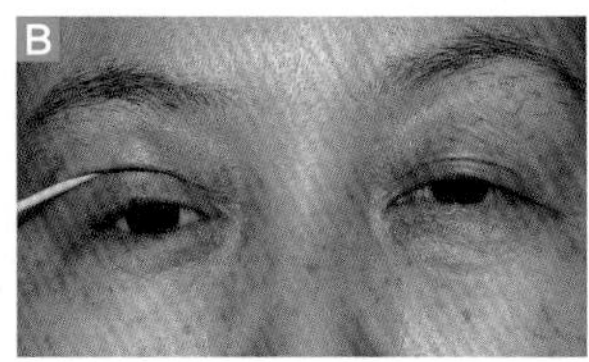


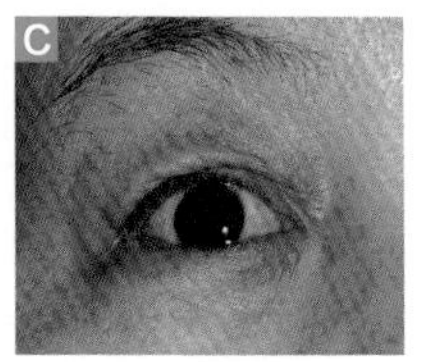


**图 12-26** 装配有义眼的重睑求美者

A. 正位平视；B. 正位平视下，患眼（右眼义眼）模拟重睑；C. 瞪眼动作下的右眼义眼特写

特殊性说明：①现在的义眼装配技术已经达到很高的水平了，几乎可以做到以假乱真。不加检查或忽略，很容易造成漏诊；②眼科医生的职业敏感性、习惯性的眼部检查、视力检查等有助于及早发现义眼，并在后续的诊断、制定方案中做出科学决策；③义眼侧通常会有失用性眼部改变，以及上睑下垂等变化，影响重睑的塑形和稳定维持。

**案例 27，小眼睛（眯眯眼）**（图 12-27）

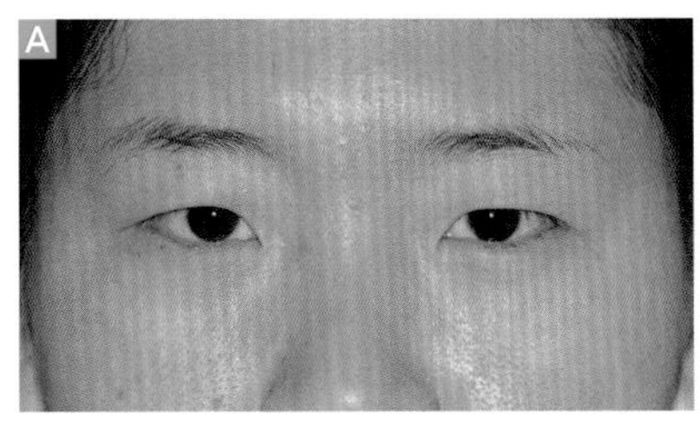
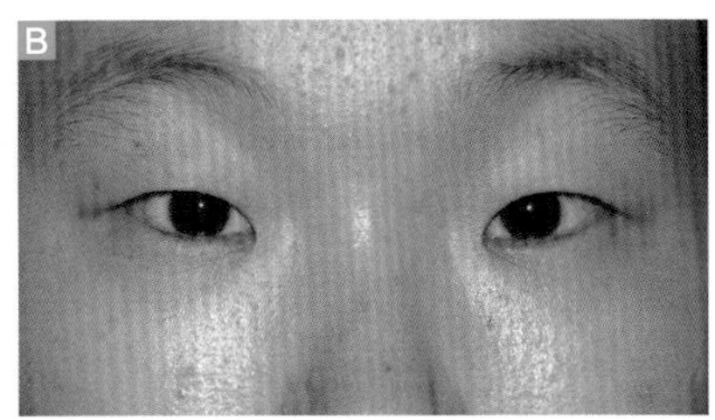

图 12-27　小眼睛的求美者
A、B. 所示为两个不同的求美者

特殊性说明：①小眼睛不是小眼症，没有上睑下垂，只是睑裂相对面部比例偏小；②重睑通常要适应睑裂的比例，但是，还是很难和面部比例协调；③睑裂的大小，通常会随着胖瘦变化引起面部比例和尺寸变化，从而影响重睑和睑裂在面部的比例和美学效果。

**案例 28，小眼症幼年矫正术后**（图 12-28）

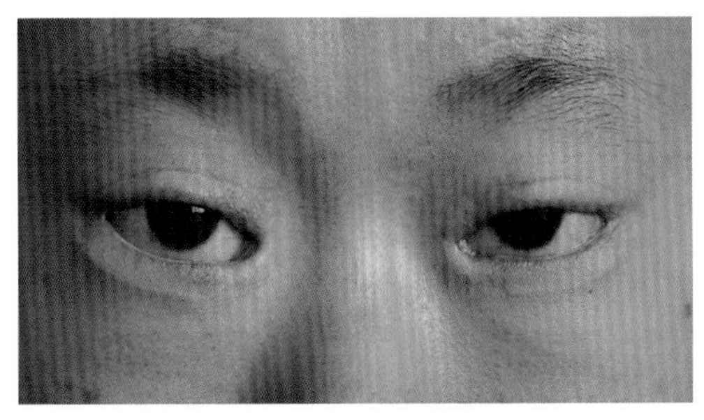

图 12-28　小眼症矫正术后

特殊性说明：①小眼症，是一种以睑裂狭小为特征的眼部畸形，又称睑裂狭小、上睑下垂、反向内眦赘皮综合征。小眼症也叫 Komoto 综合征，由 Komoto 于 1921 年首次报道，通常表现为睑裂狭小、上睑下垂、反向内眦赘皮和内眦间距过宽，有时伴有斜视、弱视泪液排出障碍、视神经乳头异常等，常伴有鼻背低平、拱状颚及杯状耳等，这是一种常染色体显性遗传疾病；②针对这种上睑，医生会想尽办法，在矫正下垂的时候期望能够形成较好的重睑，遗憾的是，通常很难做到。

以上作者列举了在重睑面诊和手术中遇到的一些具有特殊性的现象，这些特殊性会给重睑的实现和维持带来一些困难。早年的重睑发展历史也有所印证。随着科学技术的发展以及人们对眼部结构、结构间关系及重睑机制的认知提高，原来的特殊性就有可能逐渐变成平常性。当今，重睑手术的理念和技术越来越成熟和完备，不少特殊性已经被逐渐深刻认知和平常化，重睑的效果和稳定性也越来越好。

（王魏　张诚　吴海龙　王忠志　夏小飞　任召磊　孔林燕　李佳佳　吕启凤　王洪）

# 13 章

# 重睑问答

## 一、重睑基础问题

### 1. 什么是重睑?

这是重睑的最基础、最核心的问题之一！

了解什么叫重睑，才能更好地帮助形成重睑。

睑裂张开时，在上睑出现一条与睑缘走向一致的皮肤皱褶，使得上睑看起来像双层眼睑，称之为双重睑，简称重睑。俗称双层眼皮，简称双眼皮。

### 2. 为什么要做重睑?

这是重睑的最基础、最核心的问题之二！

重睑是有功能的！做重睑，不完全是为了美！美只是重睑的副作用、副产品。

一个解剖结构的存在，必然有其功能和意义。重睑也不例外。任何抛开功能谈美学的说法，都是无意义的。

### 3. 重睑的功能：

主要是在睁眼时，通过皱褶形成，完成上睑前层组织的收纳、折叠；在闭眼时，完成上睑前层组织的延展、覆盖。

通过对重睑功能的理解，就知道了做重睑的意义。上睑没有褶皱者，通过重睑术做出褶皱，帮助上睑收纳和延展；上睑有很多褶皱者（1 条以上），把它变成 1 条褶皱，让收纳和延展功能通过单一褶皱完成；即便是 1 条褶皱者，也要考虑褶皱的高度是否合适，可以通过手术将褶皱放在合适的高度；单眼褶皱高度、弧度、长度、形态合适了，还要兼顾双眼的对称性；这些是基本的重睑成形术思路。

在此基础上，可以再考虑审美、职业需求、身体条件、眼部条件、社会条件、种群条件等的影响，赋予重睑更多的美学调整和意义。

## 二、术前看诊

### 1. 看诊前要做哪些准备？做哪些功课？

明确自己要做什么，并且有相应的美学目标；

了解机构和医生；

做好看诊咨询的相关准备。

### 2. 怎样选择靠谱的机构和医生？

随着整形美容行业的充分发展，各级、各类整形美容机构，已经有了相应的专业分化，有的机构擅长脂肪手术，有的机构擅长乳房手术，有的机构擅长鼻部手术，有的机构擅长眼整形手术，有的机构擅长瘢痕治疗，有的机构以微整形为主，等等。各家医疗美容机构并不是所有门类的整形美容手术都擅长。

而有的医生则擅长眼部整形美容手术，甚至有的医生细化、专注到眼部的某一个专项手术。

最好的情况是，找到擅长做眼整形美容的机构，又找到擅长做重睑的专业眼整形医生。

对自媒体宣传得很火的“名医”要保持适当的冷静和客观。

### 3. 医生也会对求美者进行筛选吗？

是的。

医生既会根据求美者的自身条件和美学诉求进行评估，给出合理的方案；也会根据求美者的全身情况、局部情况评估是否为适应证，如果有禁忌证的，肯定不能给予手术。

最重要的一点，医生也会对求美者的心理状况进行评估，通常，只有目标合理、心理稳定的求美者，才会被通过。

### 4. 求美者怎样看待医生的案例展示？

咨询中有相应的案例照片，可以帮助医患双方讨论重睑的细节和实现方案。

求美者要注意甄别案例照片的可信度，避免被过于商业化的案例照片所吸引。

### 5. 求美者要不要学习很多眼部整形美容知识?

作为一般的求美者，没有必要做过多的功课，眼整形美容知识了解得再多，也很难跨越界限成为专业人士。

最好的方式是做好初步了解，找对机构，找对医生，把专业的事情交给专业的人去做。

### 6. 做重睑能使眼睛增大吗?

明确地说，重睑术是可以使得睑裂增大的。

以往的研究都认为，重睑术不能使眼睛增大，只是因为多了重睑曲线的原因，使得眼睛显得大。

现在已经有研究发现，重睑术后睑裂高度增加 11.8%，眉眼距离减少 14%，暴露角膜面积增加 14.5%。结果表明，重睑成形术确实可使眼睛增大。

### 7. 一般做双眼皮有什么年龄限制吗?

做双眼皮的年龄考虑，通常包括两大方面：一方面是身体发育的年龄；一方面是法律对行为能力规定的年龄。在实际应用中，不少人混淆了这些因素，不知道如何做决定了。实际上，做双眼皮的年龄因素，首先要考虑发育，其次是考虑符合法律规定。

通常有以下几种考虑：①单纯求美做双眼皮者，只要有明确的美学诉求即可，跟年龄关系不大，最低年龄通常 10 岁左右，甚至更小。18 周岁以下的需要监护人的决策与配合；②以发育调整目的的双眼皮手术，建议以 6 岁为界，通常在 6 岁以上才考虑施行重睑术；③以疾病治疗需求的双眼皮手术，参照 6 岁为界，根据实际情况，年龄范围还可向下；④年满 18 岁的成年人，一直到老年，只要不存在民事行为能力限制，都可以自主决定；⑤医生面对低龄双眼皮求美者时，可以根据其家族史，给予预测和自身形成重睑的指导，不一定都要着急做重睑手术。

以 18 岁为界，通常是法律意义上的界定，不是人体发育成熟的界定。人体一直在发育变化中，只是 18 岁以后，求美者在没有行为能力受限的情况下，有了自己做决定的权力。

无论什么年龄的重睑手术，都要考虑双侧的影响，尽量避免一侧重睑手术，对侧不手术的情况，尤其是在疾病治疗中，大家很容易忽略对侧眼的重睑调整。

## 三、重睑术式及选择

### 1. 重睑初眼，选择埋线法还是切开法？

重睑初眼，是指初次做重睑的眼睛，通常为以前没有做过重睑。但是，初眼，不一定是单眼皮，初眼除了青少年单睑者，也可能为年龄较大者松弛的单睑，也可能为不是很好的天生重睑，也可能是好看的重睑要做成求美者希望的其他形态，等等。

手术方法没有好坏，适合自己的就是最好的。

医生会根据求美者的眼部条件和目标要求，进行综合评估、制定合理方案。

如果有需要去除多余皮肤，调整眼部脂肪，复位脱垂的泪腺，调整提肌的力量等，多数需要进行切开重睑手术。

其余情况，大多可以选择连续埋线、间断埋线（三点法、一点法、多点法等）。即使没有较大切口的埋线重睑术，也可以通过辅助小切口进行提肌和眶隔脂肪的处理。

也有的根据情况选择热烧灼焊接的方式形成重睑。

### 2. 小切口重睑术怎样？

小切口，通常也是短切口，只是在重睑设计线的中间某段设计切开和去皮，通常是针对皮肤相对紧致的求美者。

优点是，重睑切口短，切口瘢痕会较常规切口短。

缺点是，其适应证相对较窄。

有时候，能够做短切口的，就有可能通过埋线解决。并不是非要切开，无论切口长短。

### 3. “美杜莎”重睑术怎样？

这是一个商业包装的名词，非医学名词。

该法为切开法重睑术的一种，通常是按设计切开皮肤，薄薄去皮，部分保留皮下血管网，深层埋线后，缝合皮肤形成重睑。因为有一些皮下血管束的保留，术后肿胀相对较轻，恢复较快。

该方法有一定的适应证要求。

**4. 睑缘切口、睑板上缘皮肤切口、眉下切口，都是切开重睑，我选哪个?**

广义上讲，只要能让重睑形成或变得更好，都是一种重睑成形术。

经典切口重睑术，切口选择在重睑线形成的高度，位于睑板上缘附近。这是多年来行之有效的经典重睑形成方法。

睑缘切口重睑成形术，也有一些医生在开展，并取得了一些进展。但是对于睑缘皮肤结构的认知，以及睑缘皮肤、肌肉在相关活动中的作用和形态变化，还没有取得良好的观察，建议根据眼部条件慎重选择。

眉部切口法，对于眉部有形态异常者，从眉上、眉部、眉下做切口，去除眉部松弛皮肤，达到显露重睑的目的，也是一种选择，是重睑术式的一种补充。但是，该切口纵向去除的皮肤量有限，过度去皮与牵拉固定也会带来斜拉纹理和上睑凹陷加重的问题。

**5. 重睑成形术还有其他手术方式吗?**

也有医生做过用激光、电凝等焊接的方式，尝试不做切开和缝合的手术方式，来形成重睑，目前还没有取得非常理想的效果。

随着重睑理念和技术的进步，也许还会有新的重睑形成手段。

**6. 求美者怎样选择术式?**

实现从单睑到重睑的手术方式有很多种，医生会根据求美者的眼部条件、美学要求、医生的擅长术式等，给出适合患者的手术方式。

总的原则是，达到同样效果的前提下，扰动组织越少，损伤越小的手术方式就越好。

好的医生能帮助求美者省却不少选择的麻烦。

**7. 各种商品包装的重睑名词，令人眼花缭乱，我该怎么选?**

以前有“高分子双眼皮”，后来有“纳米无痕双眼皮”，再后来又有多少度、多少维的说法。

通常有这样提法的机构，有可能涉嫌过度包装和不良营销。

选择一个有规规矩矩的医学名称的手术方式，非常重要。

重睑成形术是医疗行为。“高分子双眼皮”的说法是进不了医疗文书的。

建议求美者注意，手术名称以医疗文书名称为准。

**8. 要不要做眼综合?**

眼综合不是一个准确的手术名称。

在一些地方，眼综合、鼻综合属于广告禁用词语。

有些人认为，向上做个重睑和上睑缘提升；向内“开个内眼角”；向外“开个外眼角”；向下做个“下至”，达到向 4 个方向扩大眼睛的目的，把这样的眼整形手术称为眼综合。

实际上，只有根据求美者的眼部条件和美学需求，科学设计手术项目，综合采用光电技术、注射技术、脂肪技术、手术技术，以及面部整体美化和年轻化的措施，才能成为真正的“眼综合”。

只要是有经验的医生，都会综合考虑，每次设计其实都是“综合”。

## 四、手术前准备

**1. 重睑手术需要家人签字吗?**

有完全民事行为能力者不需要家人签字。

限制民事行为能力者和无民事行为能力者行重睑成形术，需要监护人签字。

但是，重睑手术虽然不大，变美是好事情，为什么不和自己的重要关系人事先做好沟通呢？建议求美者提前做好沟通，共同促进变美。

**2. 做个重睑手术请 1 个月的假，够吗?**

一般重睑手术，真的就是一个很小的手术，只不过很精细而已。真的没必要兴师动众和大张旗鼓。通常讲 1 个月的假期太久啦。

重睑手术对眼部组织扰动很小。

重睑手术对工作和生活的干扰也很小。

除了术后有可能因肿胀、淤青、不自然等情况，自觉影响社交者，可回避几天。

手术当天和术后 2 ~ 3 天，安排好休息比较重要，有时间就多休息几天，也很好。

总结：一般 3 天左右的休息就够了。有条件的可以多安排休息。

**3. 重睑手术，自己要做哪些安排?**

安排好休息时间。

交代好工作。

孩子、家人、照护人的事项安排。

安排好陪护自己的人。

安排好手术和恢复期间的衣食住行。

准备好零碎的护理和生活用品。

较充裕的资金准备。

如果是异地就诊、手术，更要做好各项准备。

其他。

## 五、术后恢复

**1. 什么时候换药？换药痛吗?**

一般重睑术后第 2 天就要更换敷料，清洁创面，观察切口情况。具体时间遵医嘱。

通常不需要严格遵循 24 小时才换药，并不需要上午做的，上午换药；下午做的，下午换药。

重睑换药不痛。

换药时，工作人员会根据实际情况用生理盐水浸湿、软化敷料，加上包扎前涂用的油膏有保湿作用，通常轻轻一揭，就把敷料拿掉了。工作人员都是经过专业训练的，会很轻柔地操作。所以，不用担心会痛。

**2. 什么时候拆线？痛吗？用麻药吗?**

切开重睑术一般在术后 5 ~ 7 天拆线。有时候会根据术式和愈合情况建议早拆线，提早到 3 天左右。

拆线，在抽出线结的时候，会有蚊子叮咬一下的感觉。

为了减少拆线不适，有时候可以先外敷麻醉药，然后再拆线。

**3. 换药后到拆线，这期间眼部护理要做些什么？**

在此期间，实际上，眼部情况已经比较稳定了。

遵守局部保护原则，不要磕碰、牵拉、受压，切口不要接触生活湿水。

除了避免负重和受压，可以在家比较自由地活动。

多保持头高位，不要低头系鞋带，更不能倒立。

2～3 天后根据实际情况热敷。

依然要遵医嘱。

有情况及时联系医生。

**4. 重睑手术后一天照几次镜子好？**

重睑术后，要不要照镜子？有的求美者说，做完重睑手术，把一辈子照镜子的时间都用在看重睑上了。一会儿犹疑、担心，造成心情低落；一会儿又充满憧憬，心理美滋滋的。照镜子造成心情忽上忽下的。

甚至到复诊的时候，有些求美者还心里慌慌的，有很多疑问要说。

医生建议：求美者术后尽量不要照镜子，过分地关注并不能帮助术后恢复，反倒会因为心情起伏，影响休息和切口恢复。

最好的做法是遵照医生嘱咐，按时复诊。

重睑恢复过程中如有明显肿胀、出血、疼痛不适等，要及时联系医院或医生。

“扔掉镜子”是最清心的恢复过程。

**5. 怎样平衡自己和周围人的看法？**

手术一做完，就会面临身边各种关系人的评价。

妈妈会心疼，说好好的孩子，做什么手术啊，又青又肿，多难看！

有些人的老公会说，谁让你做手术了？做给谁看的？受罪是自找的！

有些闺蜜会说，本来以为做完会好看，结果还不如不做。

同事和一般朋友，也会发表各种各样的看法。

他们是各有各的角度，各有各的出发点，也各有各的说法，求美者术后一定注意甄别。

最好的做法是避开各种评论，不要受其影响造成心情如过山车般起伏。做到“堵上耳朵”，静心恢复。

### 6. 手术后要用力锻炼眼睛吗?

一般不需要刻意锻炼。

换药后，开始正常睁眼、闭眼即可。

不要怕痛，以免造成仰着头、垂着上睑的状态。这种状况不利于眼睑活动，不利于促进回流，也不利于重睑塑形。

也不建议努力睁眼和上看，以防造成缝线脱落，影响重睑形成和形态。

### 7. 术后要冷敷（冰敷）吗?

术后需要冷敷。注意，是冷敷，不是冰敷！

一般在出手术室后会有专人指导求美者冷敷。一般冷敷20～30min，可以减轻水肿；减少术后出血的机会；缓解术后麻药吸收后隐隐约约的疼痛。

这个时间也是手术室到离院之间的状态过渡。

### 8. 什么时候冷敷?

术后即刻就可以开始冷敷。

术后当天可以多次冷敷，至晚间入睡。

术后第1天，可以冷敷3～5次；术后第2天同样。

### 9. 什么时候停止冷敷?

一般术后第3天可根据实际情况停止冷敷，并尝试开始热敷。

### 10. 冷敷有哪些注意事项?

如果医护人员没有特殊交代，一般不要冰敷！冰敷有可能造成冻伤。

对冷过敏者，要提前告知医生，不要冷敷。

未知是否有冷过敏者，如有发生，要及时发现、报告和处置。

冷敷包不要过大、过重，以免压迫和牵拉术区。

注意隔湿，避免冷敷过程中冷凝水汽渗湿切口。

冷敷眼周部位也会有效果，不一定要点对点地冷敷重睑切口。

### 11. 术后需要热敷吗?

术后一般都需要热敷，但热敷不是重睑术后的必须选项。

如果有淤青或肿胀等情况，可以尝试热敷，帮助消肿和消散淤青。

### 12. 什么时候开始热敷?

一般在术后第 3 天即可以尝试停止冷敷，转而开始热敷。

### 13. 怎样热敷？有哪些注意事项?

注意温度不能过高！术区敏感度降低，谨防造成烫伤！热敷物温度以不烫手背为宜。

有活动性出血者，不要热敷。

注意不要渗湿切口。

每天 2 ~ 3 次，每次 20min 左右。

### 14. 什么时候结束热敷?

通常淤青消散、吸收后即可停止热敷。

### 15. 术后多久可以化妆?

通常最快也需要拆线后 24 小时以后。此时切口完全愈合，可以接触生活湿水。可以尝试化妆。

注意化妆、卸妆可能对脆弱的切口造成影响，尽量推迟化妆时间，尽量淡妆。

化妆操作中，没有特殊的敏感、不适，可能是最好的恢复化妆时机。

为了遮瑕，比如重睑手术后下睑出现淤青，术后第 1 天换药后，即可在手术区域以外使用遮瑕化妆品，注意不要影响伤口。

### 16. 怎样看待化妆：眼线、眼影、假睫毛、美瞳片?

只要是合格的，没有伤害性的产品，自己喜欢用的、习惯用的，都可以用。

但是，无论如何都要遵循健康原则。

化妆品和工具要清洁、卫生。

假睫毛不要太重，以免增加上睑负荷；假睫毛太长，也会影响眼部的光线和视野。

使用美瞳片时，要注意不要过度牵拉上睑。相关产品质量要过关。

各项用品和操作，引起眼部不适时要及时到眼科就诊。

**17. 术后多久可以锻炼？比如跑步、游泳、跳操、健身等。**

一般强度的普通锻炼，在拆线后 1 周，绝大多数项目都可以逐渐恢复到术前。

可以向医生和教练进一步了解具体项目及注意事项。

**18. 专业运动员什么时候可以开始训练？**

一般认为，术后拆线就算重睑恢复大部分了，过几天就可以开展各项工作了。

专业运动员具有特殊性，要结合自己的具体项目决定。或就自己的特殊情况向医生和教练进一步了解。

**19. 什么时候可以开始驾驶？**

术后当天，禁止驾驶和操作机械。

术后前 3 天因上睑遮挡、肿胀、眼睛反应不灵敏等，建议避免驾驶。

眼部没有并发症的情况下，可以在眼部消肿后尝试驾驶。

通常建议拆线后，眼部恢复良好时，再开始驾驶。

**20. 什么时候可以开始工作？**

除非同时开展多项手术，或有上睑下垂、上睑退缩、组织修复等复杂情况，一般情况下，重睑真的是一个很小的手术。

术后即刻和当天，要避免过度用眼，做好眼部休息和身体休息。

阅读性的工作、文字性的工作，可尝试做一点。

体力性的工作要避免，至少要到拆线后 24 小时以后再做。

体位不良、动作复杂，以及艰苦环境的工作，需要向医生专门了解后再考虑进行。

### 21. 什么时候可以看手机、电视和电脑？

理论上讲，重睑术后不影响看手机、电脑和电视等各种显示屏。

再次重申，重睑术后建议做好眼部休息。

紧盯屏幕的眼部状态，不如正常的睁闭眼更有利于重睑恢复。

术后第 1 天换药后，可根据情况适当观看屏幕，但是要注意用眼卫生，控制好用眼时间。

### 22. 什么时候可以开始性生活？

术后有创期不建议有性生活活动，主要有以下原因：

不良体位造成眼部受伤害。

挤压，增加体腔压力，眼部压力增加，容易出血、渗出，刀口崩裂等。

无意间触碰、牵拉切口。

这些都会成为引起切口出血、影响切口愈合，甚至撕裂切口。

拆线后，切口已经愈合稳定，似乎是开始性生活的更恰当时间。

### 23. 重睑术后要使用抗瘢痕药物吗？

眼部美容手术后，切口、针眼的愈合会比较平稳、迅速，一般不用进行特殊处理，通常不需要常规使用抗瘢痕药物。

内眦部和重睑切口发红者，可以适当外用抗瘢痕药物。

有条件者，在瘢痕增生的早期使用激光，也可有助于减少瘢痕。

非常不提倡滥用激素类药物！

### 24. 什么时候可以抽烟、喝酒？

烟酒都是有害物品，对于一般人群，好像不存在什么时候可以开始的问题。

对于有烟酒嗜好的求美者，术前 2 周禁烟、禁酒，术后 2 周内也需禁烟、禁酒。

其后，尝试抽烟、喝酒的过程中，要注意有切口发红、刺激症状、瘢痕增生的可能。

有脂肪移植的情况下，建议禁烟酒至少 3 个月。

### 25. 重睑术后要加强营养和食用滋补品吗？

一般求美者的日常生活已经不缺乏营养了，不建议刻意加强营养和食用所谓的补品。

对于节食减肥者，术后需要注意适当加强营养摄入。

对于营养摄入不均衡者，建议注意营养搭配和摄入。

术后早期，要注意食用软质的食物，避免张大口，避免摄入刺激性食物，避免饮用酒精性饮料。

## 六、关于重睑效果

### 1. 重睑术后即刻效果不好，最终效果会好吗?

一般来说，初眼术后即刻的效果要达到对称，宽度、弧度都比较良好，在有肿胀的情况下，有轻度上睑下垂也是正常的。

单眼手术，复杂的重睑修复，术后即刻不一定是对称的，更谈不上优美。要经过后期恢复才能达到预期的目标。

复杂重睑修复案例，经常在术后即刻不能达到良好的形态和对称性。其中影响因素众多，包括陈旧瘢痕、健康组织量、新做位置调整、脂肪释放和移植、组织反应程度不一、赫林现象、恢复期瘢痕形成和机化收缩、血供变化、神经支配的影响等。

有经验的医生会做出正确的判断，并指导求美者安心恢复，最终得到良好的效果。

### 2. 重睑效果什么时候最好?

切开重睑，一般在术后半年以后就很好了。之后的数年，都是重睑效果的最好时期。

埋线重睑，一般 2 ~ 3 个月就恢复得很好。随后相当长时期内可保持重睑效果最好。

注意：无论是埋线法还是切开法形成的重睑，都有变窄、松脱及变浅的可能。

年轻人重睑术后维持的时间会较久，比如 18 岁做的重睑，可能到 10 多年后形态依旧良好。

中老年人面临老化加速，一年比一年老化更快，重睑维持的时间并不能和年轻人相比。中老年人的重睑，较好状态有可能维持数年，也有可能因为某些原因老化迅速，良好重睑仅能维持数月。

保持心态良好，保持在全身状况良好、稳定、眼部健康以及良好的用眼习惯下，重睑可以持久保持良好状态。但是，很有可能因精神状态、全身疾病、营养状况等的较大变化以及老化加速等，造成重睑迅速老化和不正常。

**3. 理想的重睑效果是什么样的?**

重睑评价主要包括：医学评价、美学评价、主观感受、社会评价等 4 个方面。

理想的重睑通常是指：

（1）没有明显并发症。

（2）重睑的收纳和延展功能良好。

（3）在求美者的自身基础上，达到理想的美学效果，符合设计目标。

（4）求美者自己觉得好，比什么都重要。

**4. 重睑一般能维持多久?**

重睑维持的时间有长有短，对于不同的人群也不一样。

对于身体状况稳定，眼部情况稳定的年轻人，可以维持数年，比如 18 岁做的重睑，有的人可以维持到 10 多年后，重睑形态还比较好。

对于身体状况变化较大，胖瘦变化明显、老化较快，局部松弛明显的人，重睑维持的时间就会明显缩短。

有些中年人重睑成形术后，可能一两年就发生了不良变化。年纪越大，重睑维持的时间就越短，主要因为老化、松弛变得越来越快。

重睑的持久和稳定，是求美者的心愿，也是医生的目标。

**5. 怎样才能让重睑维持更长久些?**

保持身体稳定（全身和局部）。

保持营养平衡，不要暴肥暴瘦，体重（体脂）相对稳定。

不要剧烈运动和过度失水。

眼睑局部肿胀等问题要及时解决。

视力问题要及时纠正。

眼病要及时治疗。

要注意和医生联系并检视、保养。

发现重睑形态变化时，及时和医生联系，及时进行检查、评估，对一些情况提出恢复建议，对一些不能自然恢复的情况，采用手术等手段进行调整，以达到最好的重睑状态。

不要等到重睑变得难看，且难以恢复，并需要修复的时候，才咨询医生。

平时保养、检视和微调，比积重难返时的大动干戈，更值得去做。

### 6. 重睑的持久美丽与面部的变化相关吗?

随着年龄的增长，求美者的面部形态、结构和比例等发生了变化，重睑形态和眼部、面部的美学关系也发生了改变，需要求美者及时咨询自己的重睑医生。

求美者面部做了提升、填充、吸脂、紧致等治疗和手术后，由于面部比例的变化，重睑与眼部、面部的比例、协调关系发生了改变，需要求美者及时咨询自己的重睑医生。

### 7. 重睑术后一般多长时间看一次医生?

从手术开始，手术当天、第 1 天换药、拆线时、1 个月复诊、3 个月复诊及 6 个月复诊，这半年内要按时让医生检视是否有不良变化。

重睑恢复后，通常可以 3 ~ 6 个月到院看一次医生。

自觉重睑有变化时，要及时联系医生。

### 8. 重睑效果：怎样做到职业和生活的重睑效果兼顾?

对于大多数的求美者，都处于一般的职场和生活场景，不需要特别宽大的、所谓平行的重睑，也很少需要去开大外眦，也不需要做下睑缘的向下退缩（下睑下至）。

一般只需综合自身睑板条件、提肌力量、眉眼间距、上睑的凹陷臃肿情况，以及内眦赘皮的牵拉情况，听从有经验医生的建议，采用合适的手术方案，得到相应的重睑形状、宽度、弧度、长度等。

有些从事演艺或舞台工作的求美者，可以适当考虑增加重睑的宽度。

有些需要宽度特殊明显的重睑效果，术后可能仍然需要双眼皮贴的辅助和化妆术的帮助。不能完全依赖手术，不要去做超越眼部组织条件的手术。

**9. 重睑术后还能用双眼皮贴吗?**

首先是已经做了双眼皮，为什么还要用双眼皮贴？通常不需要。

当然，一般重睑后的效果大多适用于生活和普通化妆，当有浓妆、夸张化妆、舞台妆需要的时候，重睑可能会显得偏窄，而重睑又不能为了一次化妆而做得很夸张，更何况，重睑能达到的宽度（高度）是有限度的。

有加宽重睑需要时，可临时使用双眼皮贴，调整重睑的高度（宽度）、弧度、形态，配合化妆需求，达到与化妆要求匹配的动态调整。

一般情况下建议少用双眼皮贴，以防形成高位重睑，拉松皮肤，增加过敏等。

活动结束后，去除双眼皮贴，恢复原状即可。

## 七、其他

**1. 重睑术后当天可以乘飞机到外地吗?**

从现有的经验看，求美者从手术室出来后，经过冷敷，状态稳定后，是可以离院并乘坐飞机到外地的。

通常要备好诊断证明。

长途旅行，毕竟不同于在家的平稳过渡和休息，要注意保护术区，避免用力，避免触碰。

**2. 术后通常会有眼部不适感觉，哪些是正常的? 哪些是异常的?**

重睑术后，通常会有肿胀、睁眼费力、眼皮沉重、眼泪增多、吹风的感觉、术后火辣辣的疼痛、恢复期的轻度瘙痒等，这些都是一过性的常见正常感觉。

如果肿胀明显、血肿、眼睛睁不开、有异物感、畏光流泪、分泌物增多、瘙痒剧烈、有钝性疼痛、胀痛或有明显的锐性疼痛等，大多为异常感觉，需要及时告知医生，并进行检视、处理。

3. 重睑术后出血怕吗?

当然怕。

术后如果眼部有血液流出、将纱布浸湿、肿胀明显，甚至伴有疼痛和视力下降等，要及时联系医生，及时进行处理。

有时候，因为体位、用力、触碰等原因造成切口渗血，不要大惊小怪，简单处理即可。

球结膜出血引起求美者的担心，通常是因为颜色鲜艳而已，一般没有不适和异常感觉，经医生检视后，大多不需要进行特殊处理。

4. 重睑术后有扎眼睛的感觉怎么办?

扎眼睛的感觉通常称为异物感，有的是感觉磨眼睛。扎眼睛通常有锐性刺激或角膜上皮受损。

原因大概有：线头落入结膜囊、消毒液进入眼睛、内部缝线向结膜面顶出等。

务必要及时联系医生进行检查和处理。

5. 重睑术后会造成头痛吗?

重睑手术不会造成头痛。

同时行额部、眼周肉毒素注射者，有可能出现头部不适。

重睑术后如有眼部胀痛、头痛，甚至恶心感时，要当心有青光眼发作的可能。有些求美者存在未发现的青光眼基础或既往有青光眼病史，因为紧张焦虑、眼部遮盖、麻药中肾上腺素的使用等原因诱发。务必及时联系医生进行诊察和处理。

6. 重睑术后即刻形态一定是对称的吗?

重睑术后即刻形态不一定都是对称的。

初眼重睑多数两侧对称，形态基本一致。

修复眼因为两侧基础条件不一样，术后即刻大多不能一致，需要经过一定时期的恢复，逐渐达到正常。

单眼手术者，无论是初眼和修复眼，术后即刻一定不能对称，需要恢复后逐渐达成一致。

存在上睑下垂者，两侧轻重不一，无论是同期手术还是分次手术，都存在双侧术后即刻不对称的可能。

需要多次手术者，本次手术可能只是其中一个恢复步骤，大多不能考虑对称性和即刻效果。

但是，无论术后早期形态怎样，经过一定时期的恢复，通常要达到比较对称的形态。

先天性上睑下垂者存在特殊性，并不能要求很好对称。

**7. 重睑术后不良，可以修复吗?**

重睑术后不良有很多种情况，其一是重睑形态方面的，包括宽窄（高低）、长度、弧度、臃肿度、对称度等存在问题。其二是重睑形态以外的上睑问题，包括上睑下垂、上睑退缩、上睑凹陷、上睑迟滞、睑缘外翻、内翻、异物残留等。其三是眼睑以外的眼部问题，包括眼部固有结构的损伤、眼球损伤、角膜损害等。

这些都需要医生进行观察、评估，并制定康复和治疗方案。针对需要修复的项目进行合理修复。

**8. 重睑术后不良，什么时候可以修复?**

重睑术后发现不良情况时，任何时候都可以介入和调整。

当然，术后 1～3 个月期间瘢痕增生明显，组织脆性增大，术中容易出血，术后瘢痕增生较重，如非特殊情况，可以避开此期再行修复。

如有危及眼功能的情况，一经发现，就要及时处理。

单纯重睑形态问题，在前一条已经说了，大多在术后不是很对称的，都要经过恢复期才能达到较好的效果。建议观察和等待，一般半年后，如有异常，可以再行修复。

重睑形态以外的上睑问题，可经医生评估是否需要修复以及何时修复。

**9. 当重睑出现形态不良等问题时，有什么注意事项?**

当重睑出现形态不良时，存在紧张、焦虑、担心的心理是可以理解的。但是，要避免过度焦虑影响自己的工作、生活以及基本判断能力，甚至导致自己被不良人群利用。

以下一些注意事项，是非常有益的提醒：

（1）相信专业医生的话。系铃的人只有一个，能解铃的人有很多。

（2）不要自己吓唬自己，更不要被别人吓唬。

（3）相信任何问题都有办法解决。

（4）要听从高水平医生的合理安排，不要“一朝被蛇咬，十年怕井绳”，不要处处充满怀疑。

（5）要学会及时止损！不要问题扩大化，不要因坏心情影响更多事情，要避免自己在岔路上走得更远。

（6）修复好眼睛是解决问题的根本。不要让不良情绪和衍生想法影响问题的理性解决。

（7）不要求助于所谓的修复群和所谓的网红，有时候会被一些不怀好意的人带入恶性心理。

（8）对一些非法行医、百般推诿和极端不负责任的情况，要坚决拿起法律武器，这比哭闹更有用。

（9）避免苛求心理，无限追求所谓的完美要不得，这只会让自己沉迷在不良修复的沼泽之中。

（10）避免补偿心理泛滥，这会让自己变得不理智。

（11）不要悔恨自己当初的选择，过去的就让它过去。

（12）作为成年人，从中吸取一些人生教训，也是该做的事。

### 10. 重睑修复的效果怎样？

虽然前次重睑手术后的效果并不理想，大多数经过再次手术调整，都能得到比较理想的效果。

但是，对于一些严重的年龄相关性问题、组织破坏严重以及组织失营养化的情况，即便医生有巧夺天工之技，也很难达到非常理想的效果。

### 11. 什么样的情况适合进行修复？

眼部组织条件良好、全身状况良好、没有禁忌证是非常重要的条件。

要有合理的审美、合理的预期、良好的配合，心态良好比局部条件好更加重要。

重睑修复中各种不良医学条件都有努力克服的机会，唯独心病最难医。

从以上 7 个大方面对重睑的方方面面进行了问答式说明，基本可以涵盖重睑从看诊到手术，再到术后恢复、远期保养、一些不良重睑的修复等问题。重睑手术看似是个小手术，但是重睑手术绝对不是一个入门手术。无论是医生还是求美者，都要科学、客观、认真对待重睑手术，让每一位求美者都能在全面评估、科学诊断、合理要求、细致手术、安全护理的情况下，求美得美、健康塑美、功能塑美、科学塑美。

（张诚　赵迎兵　沃贝贝　周敏茹　李世卫　吴海龙　周俊　管玉兵　亓麟　樊春赞　李明哲　史延凯　张明　靳尧　童晋文　王小强　韩超　王琴　李志成　韩雪　王小民）

# 14 章

# 重睑术后康复汇总：分期与项目对应安排

为了方便理解重睑术后的恢复与保养，对术后时期进行人为分期，并对相应的项目进行细化阐述。希望能够让读者了解对应的时期要做什么以及不要做什么，也希望读者能更加清楚单个项目在什么时候做，怎么做，什么时候开始，什么时候结束。不再是笼统提到什么都要注意，却什么都不明晰，不具备操作性。

除了术后包扎、换药、拆线这些专业项目是在医院，由专业的医护人员完成，其他的重睑术后护理康复项目大多为自助式、家庭护理康复项目，在重睑的术后维护中却又占据着很重要的地位，把这些项目细化、说明白，有助于医护人员进行健康指导，也有助于求美者自助护理和康复。

## 一、分期

重睑术后的时期可以从时间上分为早期、中期和远期。一般术后即刻至拆线后 24 小时，为术后早期。术后中期，通常是指拆线后到组织修护完善这段时间，一般为半年左右。术后远期，通常是指重睑恢复半年以后的时期，通常为数月至数年不等。

重睑术后的时期也可根据恢复情况分为急性期、康复期和稳定期，其中康复期可分为康复早期、康复中期和康复后期。分别阐述如下。

### 1. 急性期

急性期又称有创期，一般从术后即刻到拆线后 24 小时内，通常为术后 1 周左右。该期有以下 2 个重要节点和 3 个重要时段要着重注意：

（1）术后当日（时段）。

（2）术后换药（节点）。

（3）间隔期（时段）。

（4）术后拆线（节点）。

（5）拆线后 24 小时内（时段）。

术后当日居家、间隔期居家及拆线后 24 小时内，这 3 个时段是需要求美者在家完成相应自助护理项目的。换药和拆线这 2 个节点均在医疗机构由专业医护人员完成。

### 2. 康复期

分为早期、中期、后期。

（1）康复早期：第 2 周起至第 4 周末止，术后第 1 个月的后半月。

（2）康复中期：第 2 ~ 3 个月。

（3）康复后期：第 4 ~ 6 个月。

### 3. 稳定期

手术 6 个月以后，通常为数月到数年不等。

## 二、项目

（1）药物使用。

（2）烟酒饮食。

（3）切口保护。

（4）休息和体位。

（5）劳动和工作。

（6）健身运动。

（7）心情、心理。

（8）防晒。

（9）洗浴。

（10）驾驶与操控机械。

（11）社交、化妆。

（12）事项护理：冷敷、热敷。

（13）用眼健康。

（14）眼部锻炼。
（15）眼镜的使用。
（16）陪护人护理。
（17）抗瘢痕药物。
（18）全身情况的维护。
（19）双眼皮贴的使用。
（20）眼部文绣。

## 三、相关项目详解

### （一）药物

主要包括基础用药、抗凝药物、抗生素、消肿药物、其他药物等。

原基础疾病用药，遵专科医生医嘱。

抗凝药物遵医嘱停用和恢复使用。

如无特殊情况，一般重睑属于Ⅰ类切口，术后无须使用抗生素。

切口使用促进愈合的药物。

可根据情况，服用消肿类药物。

术后早期避免服用活血化瘀的药物和保健品。

切口愈合后，根据实际情况使用抗瘢痕药物。

### （二）饮食

#### 1. 一般饮食建议

有创期建议清淡饮食。

不要费力咀嚼。

不要张大口。

避免食用坚硬食物。

酱油、醋等含有色素的食品并不会增加切口处的色素沉着。

#### 2. 烟酒

烟酒属于非健康用品和非健康习惯，一直不被提倡。

如有需要，术后至少 2 周后根据情况使用。

饮酒会明显造成切口发痒、发红等刺激症状，导致瘢痕加重，建议不要饮酒。

#### 3. 保健品、营养品和维生素

重睑手术后并不需要额外服用保健品、营养品和维生素。

因相关保健品、营养品和维生素商品的种类繁多，甚至成分复杂，原有使用者，要告知医生，合理调配。防止易引起出血的成分造成不良后果。

#### 4. 容易有反应的食物

刺激性食物、海鲜、牛羊肉等，建议术后暂停 1 个月。再次食用时，如有红、肿、热、痒等情况，应及时停用，经过良好恢复后再尝试。没有切口发红、发痒等，可进入正常、健康的饮食习惯。

#### 5. 过敏性食物

避免食用已知的易过敏食物。

如果有过敏情况，应及时就医处理。

### （三）切口保护

#### 1. 切口湿水

有创期，要避免切口接触生活湿水。

洗脸时，可以用湿毛巾轻轻擦拭面部，不要过度牵拉面部，以免影响切口。

洗浴时，可以淋浴，注意保护术区；注意防止动作幅度过大，影响切口。

洗头时，可采取仰卧位，由他人帮助洗头发，注意保护术区。

过了有创期（一般为拆线 24 小时后），切口即可接触生活用水，可以循序渐进自由洗脸、洗头、洗澡了，不用担心切口沾水、浸水。早期仍应注意保护切口部位，不要磕碰、牵拉等。

1 个月内避免高温洗浴或蒸桑拿，后期可循序尝试。

#### 2. 切口用药

术后到换药前保持敷料在位、清洁。

换药后，遵医嘱保持干燥，或遵医嘱使用眼膏、生长凝胶、防护用品等。

注意切口清洁，不要过度使用非医嘱药物。

拆线后根据医嘱使用抗瘢痕药物等。

### 3. 切口防护

术后早期：

洗脸时，避开术区，不要揉搓牵拉，不要让切口接触生活用水。

术区不要自行进行生活护理、清洗等；远离术区部位可以擦拭、冲洗等。

平时不要用手、未消毒物品触及切口。

术区防止触碰、挤压、牵拉等（尤其是带小孩时要严加注意）。

避免做夸张的表情，避免做张大口的动作。

避免切口愈合时因发痒而在夜间抓挠等。

术后康复期：

局部避免揉搓、牵拉。

局部避免使用刺激性物品。

局部避免接触易过敏物体。

局部避免乱用不明药物。

## （四）休息和体位

单纯局麻重睑术，并不要求卧床休息，适当减少活动即可。

休息时注意头高位仰卧。伴有其他手术项目时要综合考虑和选定。

不要俯卧。

避免低头长时间阅读和观看手机内容。

注意不要因姿势、动作变化给术区造成张力和压力；避免弯腰低头、系鞋带、端水盆、提重物、抱小孩、用力排大便等。

术后早期避免性生活，以免因为受压和体位变化，造成切口出血、受压或牵拉等。

## （五）劳动和工作

重睑术后一般可以进行散步、生活料理和简单家务劳动等，忌重体力劳动。

术后早期可以进行简单文案工作，建议以休息为主。

术后前三天，以休息为主。

其后可根据实际情况增加工作量。

术后早期避免进行体力劳动。

切口愈合后，根据实际情况适量增加劳动量和劳动强度。

一般术后 1 个月时，基本可以恢复术前劳动量。

## （六）健身运动

健身运动项目很多，包括广场舞、瑜伽、自行车、走路、跑步、器械器材、武术、游泳等，每个人擅长的项目和强度不同，不能一概而论。

术后早期建议停止锻炼。

15 天后可尝试简单、轻度的锻炼。开展轻度的有氧训练和力量训练。

1 个月后开始循序渐进，逐渐恢复体育锻炼。可开始游泳或者开展较大强度的力量训练。

禁止恢复期尝试蹦极等运动。

## （七）心理心情

### 心理检查与评估

提倡保持良好、积极的心态。

排除极端心理和其他不适合做重睑的心理状态。

### 好心情带来好美丽

爱笑和心情愉悦，会形成良性的面部表情系统，出现面部组织上提感，使得睁眼有神。

垂头丧气和哀愁，会形成非良性的面部表情系统，造成面部下夯、松垮，睁眼无神。

恶劣的心情甚至会造成斑秃和一夜白头。

坏心情对美容的不良影响是巨大的。

所以人们常说，爱笑的人最美。

**恢复期注意**

扔掉镜子，不要总是在镜子里对自己挑毛病，徒增烦恼和焦虑。学会安心等待，遵从医学规律，静待美丽花开。

堵住耳朵，不要听信闲言碎语，每个对你的眼睛进行评价的心态、感情、目的不一样，何况非专业人士并不能给出中肯的评价和建议。不良的话语听多了，有可能扰乱心智，影响心情和理智。

### （八）防晒

防晒是做不做重睑手术都要注意加强的人体防护措施。防晒是基本防护。

重睑术后，可通过遮阳帽、深色眼镜、遮阳伞等方式进行防晒。

合并面部手术和治疗者，尤其是激光术后，防晒是极其重要的。

### （九）洗浴

主要是避免热水浴，切口防止接触生活用水。

术后早期，理论上讲，只要注意防止切口沾水，避免低头和挤压姿势，避免热水洗浴。通常是可以适当擦洗的。

术后 1 个月内建议淋浴，避免盆浴。

康复期注意避免桑拿浴等。

### （十）驾驶车辆与操控机械

虽说“轻伤不下火线”，重睑术后还是有可能因为紧张、眼部遮盖、眼睑肿胀反应不灵敏等，影响视觉判断，影响实际驾驶和操控能力，所以术后早期要避免驾驶车辆和操控机械。

### （十一）化妆和社交

化妆，主要分为看诊注意、手术当天注意和术后恢复注意 3 个部分。主要解决：何时不能化妆、何时能化妆、怎么化妆的问题。

**看诊注意**

清洁面部，不要化妆（只清洗、不护肤、不保湿、不防晒等）。

不要用彩妆产品。

**手术当天注意**

清洁面部，不要化妆（只清洗、不护肤、不保湿、不防晒等）。

不要用彩妆产品。

涉及身体部位的要提前洗澡，不保湿、不护肤。

建议提前洗头，尤其是要进行面部脂肪移植者。

**术后恢复注意**

术后第 2 天换药后，如有社交需要，可以使用遮瑕，掩盖淤青等情况。

一般拆线 24 小时后，可以尝试进行眼部化妆，切口如有刺激反应，应及时停止。

术后 3 个月左右，切口部位比较敏感，可能会受到化妆品刺激，增加瘢痕发生概率。

任何化妆品都有引起过敏的可能，这一点需要引起注意。

随着时代的发展，化妆的概念已经变得弱化和泛化，并非只有彩妆类产品的使用才叫化妆。有些经常化妆的人会误认为只有浓妆艳抹才叫化妆，忽略了遮瑕、补水、保湿、防晒等的化妆效果及影响。

## （十二）事项护理

### 1. 冷敷

**原理**

局部受到冷刺激时，增强交感神经冲动，收缩血管，使得皮肤小动脉收缩，有助于减轻出血、水肿和疼痛。

**冷敷方法**

（1）起始，术后尽快冷敷 20min 左右；停止，一般 3 天左右停止。

（2）体位：一般头高仰卧位，冷敷物置于眼部。冰袋过重者，容易压迫术区，建议改坐位，手扶冰袋，轻柔靠近眼部。

（3）频次：72 小时内多做冷敷，每日 3 ~ 5 次，每次 20min 左右。冷敷中每隔几分钟将冷敷物抬起，谨防温度过低造成冻伤。

（4）冷敷物（冰袋）：医院通常有专用冰袋和冷凝胶包装产品。也可自制冰袋：用医用橡胶手套装水，扎紧，放入冰箱冷冻，备用；也有将袋装液体牛奶冷冻后使用的。

**注意事项**

（1）防止冰袋表面水珠渗湿切口，建议衬垫数层清洁干纱布，不要太厚，以免影响传导。

（2）动作轻柔，不得对术区造成压力和牵扯。

（3）注意防止冻伤，出现苍白、麻木、青紫等情况时，及时停止冷敷。

（4）一些冷敷产品、冷敷方法的使用，务必和医生沟通，确认后再决定是否可以使用。

（5）冰袋制作中，并不建议凝结成冰块，以冰水为好。

（6）冷过敏者禁忌冷敷；内科疾病，如高血压病，心、肺、肾功能不全者慎用；局部感觉及血液循环障碍、血栓闭塞性脉管炎者禁忌冷敷。

### 2. 热敷

**原理**

热敷疗法是以各种热源为介质，将热直接传导给机体，从而达到治疗疾病目的的一种方法。热敷主要是利用局部温热刺激，促进血液循环，有助于消肿和消散淤青，促进炎性物质吸收。

**方法**

（1）起始，一般术后 3 天后，如果没有活动性出血，可以进行热敷。

（2）停止，通常淤青消散、局部消肿、局部软化等可作为热敷停止的指征。

（3）体位，无特殊，一般同冷敷。

（4）频次，每天 2 ~ 3 次，每次 20min 左右。热敷时要根据实际情况每隔数分钟拿开热敷物一次，防止发生热损伤。

(5) 热敷物的制作：通常有干性热敷物和湿性热敷物。干性热敷物通常有干热固体，温热鸡蛋、温热石头、热水袋、温热容器等；具有加热作用的治疗仪器及热敷类药品及医疗器械等。湿性热敷物通常有温热毛巾和温热蒸汽。重睑术后热敷，非必须情况下，不建议使用干性热敷物。

一般温度在 40～45℃，以不烫手背为宜，通过毛巾包裹等降低热传导。

可以用茶杯口的热蒸汽熏蒸。注意不要碰翻热水杯，避免烫伤。

**注意事项**

注意术后组织敏感度降低，容易烫伤。

注意有创期不要污染切口。

有疼痛不适、局部肿胀时，要及时停止，并向医护人员报告。

用热鸡蛋在眼部滚动热敷的方法似乎并不可取。

在冷敷和热敷的转换上，要避免机械套用“前三天冷敷、三天后热敷”，要根据切口愈合情况、水肿情况及出血情况综合判定。

## （十三）注意用眼健康

**一般用眼健康**

不要熬夜，熬夜是导致过度用眼和不良用眼的常见原因。

不过度用眼，减少看屏幕和看纸质材料的时长。

注意用眼环境：不要在过明、过暗的环境下读书；不要在光线对比强烈的地方看屏幕；看电视、看手机时建议使用环境光；注意阅读角度，避开屏幕反光；屏幕亮度要适中；中老年人阅读要注意将字体调整至合适大小，并佩戴合适的老花镜。

注意用眼和休息：近距离视物（做工、看书、看屏幕等）半小时左右，做一些远眺动作，减少眼部的过度调节。提倡 20-20-20 原则，即视近 20min 后，就要休息 20s，看看 6m 远的物体。

**注意眼部异常情况检查**

检查屈光不正，佩戴合适的眼镜，帮助良好用眼。

建议坚持科学的眼保健操运动。

有眼部不适时，要及时向专业医生寻求帮助。

**避免哭泣**

贯穿重睑术后的全过程。

在重睑有创期，避免哭泣带来的污染、异常张力、水肿和恢复变慢。

在重睑康复期，哭泣带来肿胀，上睑的异常张力和力量失衡，会影响重睑的恢复和定型。

在重睑稳定期，重睑已经完全康复，哭泣仍然会带来重睑上睑的明显肿胀，并且消退较慢。哭泣带来肿胀、揉眼带来非正确力量、反复肿胀 / 消肿的冲击等，可使重睑变得不稳定，产生松脱和形态改变。

## （十四）术后眼部锻炼活动

术后第 2 天换药后，如无特殊情况，即可正常睁眼、闭眼活动，促进组织液回流，利于重睑塑形。

没有专门医嘱的情况下，不建议大力睁眼、上看，以免挣脱脆弱的缝合和组织连接。

避免害怕、怕痛心理，不要不敢睁眼，不要仰头视物，这样并不利于恢复。

一般无须刻意用力睁眼和上看。

一般术后 1 个月以后，就可以做各种眼部动作了，包括上中下，闭挤笑，瞪皱眯，“瞅啥瞅”等。

## （十五）眼镜的使用

### 1. 隐形眼镜的使用

术后早期尽量不要使用，以免牵拉造成重睑脱位。重睑术后翻眼皮难度增加，要注意训练和适应，不要硬性翻眼皮。通常建议术后 1 个月后再用，或经过更久的训练后再用。

佩戴熟练，能不牵拉上睑者，术后 1 周可以尝试使用。在这之前因为手术刺激，局部组织反应较重，泪液较多，不建议戴隐形眼镜。

佩戴不熟练，需要翻动眼皮才能完成佩戴者，建议术后 1 个月再尝试。

2. 框架眼镜的使用

重睑术后可以佩戴墨镜、深色眼镜等遮挡术区。

屈光不正者重睑术后，建议使用合适度数的框架眼镜，避免早期使用隐形眼镜。

当框架眼镜的使用和隆鼻、局部注射等发生冲突时，其他各项手术和治疗都限制戴框架眼镜时，则一定要坚决执行。

高度近视者，散光、花眼等求美者，可临时拿近框架眼镜视物，或者采用局部衬垫后，采用虚戴的方式以减少压迫。

等待 1 周后可以尝试佩戴隐形眼镜。

框架眼镜佩戴安全问题，咨询相关项目的手术医生。

## （十六）陪人护理

术后当天，建议由成年家人朋友陪伴协助。

通常单纯重睑术并不会带来多少生活干扰，有人会因为眼部手术，造成心理上的扩大不适应，乃至生活上不方便。

联合施行多项手术时，更需要有人照料。

有人照料，既是生活上的帮助，也是情感上的安慰，有利于稳定，有利于恢复，有利于安全，有利于保持轻松愉快的心情。

## （十七）抗瘢痕药物

重睑术后一般不需要应用抗瘢痕药物。

内眦赘皮术后大多需要配合使用抗瘢痕药物（图 14-1）。

如果切口、针眼愈合后有发红等情况，可以在医生的指导下应用。

如果切口、针眼愈合后有增生情况，务必请医生诊察后根据实际情况处理。

抗瘢痕药物，一般在拆线后 1 周左右，没有创面时，可以使用。

一般使用时间为 3 ~ 6 个月。视切口恢复情况停用，瘢痕增生不明显时，无须再使用。

要遵医嘱使用。

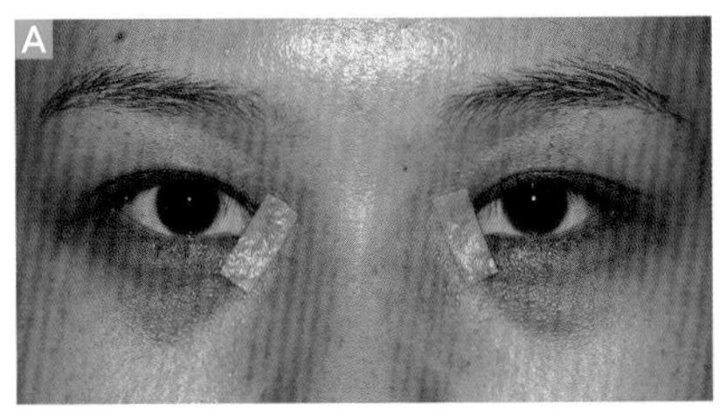
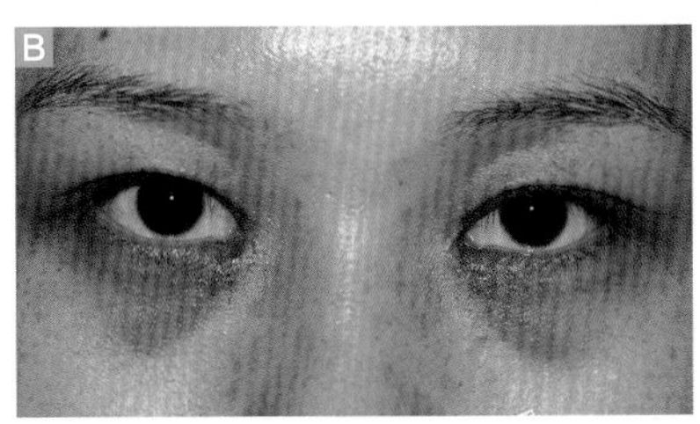

**图 14-1** 双侧重睑切开成形术 + 双侧内眦赘皮矫正术后早期，内眦部使用瘢痕贴
A. 双眼平视，显示有瘢痕贴的情况；B. 双眼平视，显示去除瘢痕贴后的情况

## （十八）全身情况

### 1. 减肥

保持体重稳定、适中的状态才是身体健康的基础。全身情况稳定也是重睑效果得已稳定、持久的重要条件。

当前，减肥成了不少爱美人士不懈努力和追求的目标。不要过度减肥，以免脂肪太少，影响眼部容量，影响重睑的形态，甚至会出现上睑凹陷、下垂等情况。

当然也不要过度肥胖，过量的脂肪会使得眼部臃肿，导致重睑塑形困难，眼睑运动受限，并影响重睑的稳定性。

保持营养状况稳定。

### 2. 保持全身情况稳定

保持血压稳定，以保证局部灌注稳定和微循环良好。

保持体液稳定。不要过度消耗，避免高强度运动，以免失水，造成眼部组织的充盈波动，从而影响重睑形态。出现发热、腹泻、纳差等情况时，要注意对疾病进行及时治疗，并要保证液体的合理摄入。

## （十九）眼部胶贴

**术后早期贴胶布**（图 14-2）

重睑形成不良，重睑上唇有多重褶（三眼皮）趋势时，可请专业人员帮助贴敷胶布，协助重睑塑形。具体要在医生的指导下使用。

**双眼皮贴**

重睑下唇有下移趋势，或多重褶皱，局部线条不良时，可用双眼皮贴，帮助重睑塑形。具体要在医生的指导下使用。包括何时使用，使用多久，什么情况下停止使用。

有夸张化妆等要求时，可以用双眼皮贴加强重睑、调整重睑。活动结束后要及时复原。

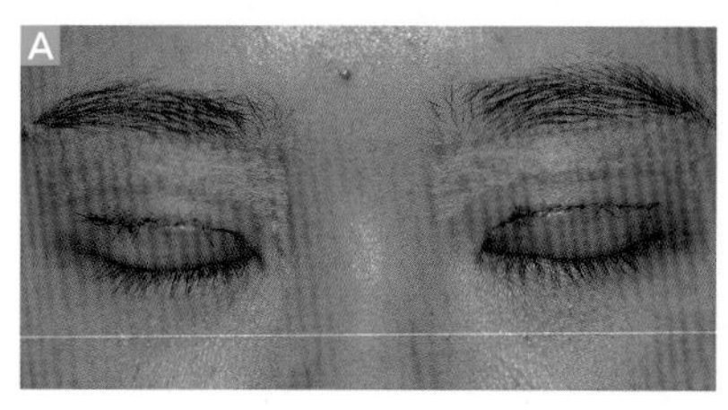


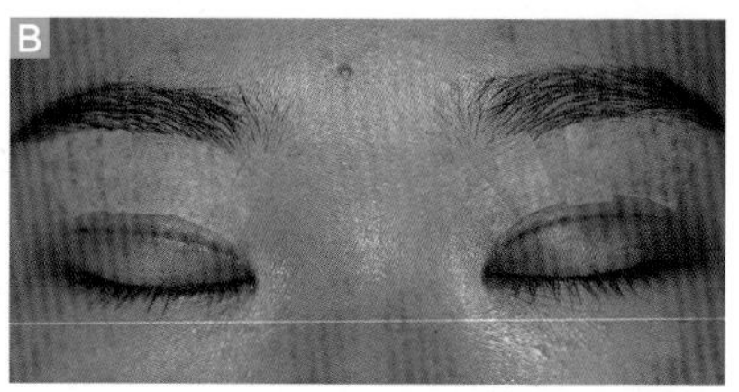


**图 14-2** 重睑术后为了防止三眼皮或多重褶形成，可以在切口线上方适当高度粘贴胶布
A. 采用整块胶布；B. 采用细小胶布条

## （二十）眼部文绣

通常包括文眉、文眼线。

术后 1 个月后即可进行眼部文绣（文眉、文眼线）；最佳时间是重睑恢复稳定，一般在术后 3～6 个月后。

注意眼线的长度、宽度，和重睑、睑裂、眼形等比例协调。

注意色调。

要在正规场所进行文绣。

注意避免感染、瘢痕增生、过敏等问题。

以上内容为常规情况，并不能包含重睑术后康复的所有情况，也不一定每一台重睑手术后，都需要机械照搬做到这些，要根据具体情况进行增减。

针对个体差异和特殊情况，请遵照实际医嘱和特事特办。

本章内容与重睑术后护理和重睑问答有些许重复，但并不是简单的重复。3 章各自采用不同的形式和不同的内容侧重点进行阐述，本章主要针对重睑术后分期和各期对应的项目，进行汇总阐述。

当前重睑手术涉及众多相关内容，包括并不限于：埋线，切开（重睑线切口、睑缘切口、眉下切口等），内缝合，泪腺处理，提肌调整，眶隔脂肪释放，颗粒脂肪注射移植，团块脂肪移植，肌肉条处理，瘢痕瓣利用，眶隔瓣使用，玻尿酸注射，肉毒素注射，线雕，眼袋手术，眼周和面部激光，鼻部手术，面部脂肪加减，面部软组织收紧，面部软组织提升，面部骨骼手术，面部射频治疗，皮瓣手术以及植皮手术等；还有可能合并全身各处的手术和治疗。相关手术、治疗的康复和宜忌事项，请参照专项医嘱。

随着社会、科技、医学和审美的进步和发展，眼部手术和治疗可能会有新的手术内容，出现其他美容手术和治疗方式，随之就会有新的康复项目和康复方法出现，可同样以时间为轴，按康复周期进行安排、指导。

总的原则是，做个重睑手术没那么娇气，但也不要“马大哈”。求美者只要做到遵从医嘱，做好相关事项就足够了。遇到不明白的事项，做好及时沟通。一定要做好常规复诊，分别在术后换药日、拆线日、术后 2 周、1 个月、3 个月、6 个月时到院复诊，就如同汽车的定期保养。

有需要时，应及时寻求医生、护士的帮助。

（张诚　王魏　贾凤华　杨晓红　周敏茹　胡斌　刘玮　陶勇　宋磊　李静　杨梓宇　邹平　彭青和　张明红　程亚男　张双溢）

# 附 录

# 附录 1 眼部常见生理功能、参数及临床解读

眼部常见解剖、生理功能及参数涉及众多内容，本附录仅择其要者进行扼要阐述，主要达到从中吸取对重睑术前检查评估与术后形态影响的提示意义。由于测量方法不同，测量人群不同，相关的表述各家有些混乱，作者择其可信度高者，去芜存菁，并做出相应的临床解读，以供读者参考。

## 一、视觉功能

视觉心理物理学涉及光觉、形觉、色觉、运动觉及眼的方向协同和定位等各个方面。视野、暗适应、对比敏感度、双眼视等视觉功能是重要内容。

### 1. 亮度分辨

人类能接受可见光谱范围内的电磁辐射刺激。人眼视网膜有两种感光细胞，即视锥细胞和视杆细胞。视锥细胞主要聚集在视网膜中央部位，主司明视觉。视杆细胞主要分布在视网膜周边部，主司暗视觉。

Stile-Crawford 效应：同等强度的光线，在离瞳孔中心 4mm 的任何一侧入射到视网膜，其相对效率只有从瞳孔中心入射光线的 1/5。

**此现象在重睑整形美容中的应用提示**

上睑下垂越重，对视觉的影响越大；当上睑退缩时，对光线的遮挡功能减弱，在强光下造成眼部刺激，引起眉眼部、睑部过度收缩反应。这两种情况都有可能引起重睑的变形和稳定性被破坏。

光觉检查中的暗适应检查。异常者提示：①局部疾病，包括青光眼、视网膜病变、屈光介质异常等；②全身疾病，维生素 A 缺乏、

肝脏疾病、糖尿病、肾脏疾病、闭经等；③其他如甲状腺功能亢进、缺氧、神经衰弱等。

## 2. 空间分辨

眼的空间分辨是指区分一定空间距离的两个物体的能力。临床上对形觉的检查主要采用视力检查。

视力即视敏度（Visual Acuity）：是指分辨细小的或遥远的物体及细微部分的能力。主要反映黄斑区的视功能。可分为远视力和近视力，后者为阅读视力。

视力检查：视敏度通常用能分辨两点的最小视角来确定。视角是物体上两点光线射入眼球，在晶状体光心前交叉所形成的夹角。正常眼能分辨两点的最小视角约为 1 分角（圆周为 360°，1 分角即为 1/60°)。在最合适的条件下，最小视角可达 0.5 分角。视力表依据上述视角原理制成。一般视力表排列有 12 行大小不同、方向各异的 E 字，愈往下，字愈小。第一行 E 字在距眼 50m 处、第 10 行 E 字在距眼 5m 处，其缺口的两点与眼所形成的视角均为 1 分角。在距离 50m 处能看清第 1 行 E 字者，为正常视力。在距离 5m 处能看清第 10 行 E 字者，视力为 1.0。如站在距离 5m 处只能看清第 1 行，则视力为 0.1。

临床诊断及视残等级一般是以矫正视力（即验光试镜后的视力）为标准。流行病学调查中采用的日常生活视力（Presenting Vision)，是指日常屈光状态下（平时不戴眼镜或戴眼镜，后者无论镜片度数是否合适）的视力，它反映的是受试者对视力的需求程度。视力好坏直接影响人的工作及生活能力，临床上≥ 1.0 的视力为正常视力，发达国家现将视力< 0.5 称为视力损伤（Visual Impairment)，并作为能否驾车的标准。

弱视：是一种严重影响视觉功能的疾病，指那些眼球无明显器质性病变，而远、近视力均低于 0.8，且不能矫正者。

当眼调节放松状态时，外界的平行光线（一般认为来自 5m 以外）经眼的屈光系统后恰好在视网膜黄斑中心凹聚焦，这种屈光状态称为正视（Emmetropia)，正视眼的远点为无穷远。若不能在视网膜黄斑中心凹聚，将不能产生清晰的物像，称为非正视（Amrtropia）或屈光不正（Refractive Error），包括近视、远视和散光。

近视：在调节放松状态下，平行光线经眼球屈光系统后聚焦在视网膜前，称为近视，也称短视眼。远处物体经眼球折光后聚焦于视网膜前，而不是在视网膜上形成清晰的物像。

近视采用凹透镜进行校正。

分类一，根据近视度数，近视可分为轻、中、重（高度）3 类。

轻度近视：≤ –3.00D。

中度近视：–3.00D ～ –6.00D。

高度近视：＞ –6.00D。

分类二，分为单纯性近视和病理性近视。

病理性近视，则需要对眼底病变的具体情况进行相应的处理。

分类三，分为轴性近视和屈光性近视。

其他类型近视有：外伤性近视，中毒性近视，药物性近视，糖尿病性近视，职业性近视（仪器性近视、潜水性近视、空间性近视、夜间近视），电视性近视，眼手术后近视（角膜移植、晶状体手术等），早产儿近视，癔症性近视，以及月经期、妊娠期合并眼病和全身性疾病时的一过性近视。

近视眼的并发症通常有玻璃体病变、白内障、青光眼、黄斑病变、视网膜脱离、后巩膜葡萄肿、弱视、斜视等。

为了减少眼的弥散光圈所形成的朦胧像，不少近视患者通过缩小睑裂，增加景深来提高视力，惯常表现为喜眯眼视物。

近视眼，尤其是高度近视、病理性近视者，外观眼球较大、饱满、前突。

近视眼前房角多为宽角，瞳孔通常较大，反应略迟钝，瞳距多较宽。

近视者在过多用眼后，可有异常感觉和视疲劳。视物重影、小视、变形、闪光、变色、畏光、眼干、眼痒、异物感、眼皮沉重、眼部酸胀疼痛、头痛、不能持久阅读等。

远视：平行光束经过调节放松的眼球折射后聚焦在视网膜之后的一种屈光状态。这种光学状态的眼睛称为远视眼。

这种眼的光学焦点在视网膜之后，因而在视网膜上所形成的像是模糊不清的。由于眼睛具备一定的调节功能，因此，除非高度远视，一般远视患者不会出现视远模糊。为了看清近处物体，患者要利用调节力量把视网膜后面的焦点移到视网膜上，故远视眼经常处在调节状态，视近较视远更易发生眼疲劳。

低度远视：≤ +3.00D，该范围的远视患者在年轻时由于能在远视时使用调节代偿，大部分人 40 岁以前视力不受影响

中度远视：+3.25D ~ +5.00D，视力受影响，并不伴有不适感或视疲劳症状，过度使用还会出现内斜视。

高度远视：> +5.00D，视力受影响，非常模糊，但视觉疲劳或不适感反而不明显，因为远视度数太高，患者无法使用调节来代偿。

远视眼容易出现调节性视疲劳。用眼稍久，则出现视力模糊、眼球沉重、压迫感，或酸胀感，或眼球深部作痛，或有不同程度的头痛。也可能出现结膜充血和流泪。头痛部位多在额部或眶上部，有时可引起肩胛不适，偏头痛，甚至有恶心、呕吐症状。有时可有神经衰弱症状。

远视眼外观上会出现眼球小，外观可能有轻度眼球内陷。不仅是前后径小，眼球各个结构都小。角膜小、前房浅、瞳孔偏小，易诱发青光眼。

远视眼经常调节紧张，容易结膜充血，出现结膜炎、睑腺炎及睑缘炎。

面部不对称，远视度数高的眼睛常在面部发育不良的一侧。

当重睑术后出现眼部不适及形态不佳的时候，要想到眼部屈光不正的问题。最好在术前就能做好相关检查和诊断。

老花眼只是对晶状体的调节力不足，视近不清楚，是一种生理性障碍，也容易出现视疲劳。

散光：眼球在不同子午线上屈光力不同，形成两条焦线和最小弥散斑的屈光状态称为散光。

通常有视力减退和视疲劳。

散光眼患者通常会用缩窄睑裂、头倾斜或调节功能进行自我矫

正，使得视觉干扰减少或视力略有提升。

近视、远视及散光患者，因为屈光不正会通过缩窄睑裂、代偿头位、调节功能等进行自我矫正，以减少视觉干扰和提升视力，我们姑且称之为“视力优化”。

临床上发现，在眼睑美容手术中，由于上睑退缩、高位重睑等造成睑裂暴露过大，患者常通过皱眉减轻畏光，眼睑活动挤压眼球、眯眼缩小进光量，优化景深和小孔成像，甚至通过歪头斜面等来优化视力。这也是一种重要的视力优化现象。对术后重睑的形态和稳定性都有影响。

**临床应用提示**

（1）多了解一些屈光不正的类别和各自成因及影响，有助于拓宽思路。

（2）重睑术后的不适，要注意与视疲劳相鉴别。

（3）近视眼和远视眼在外观上就可能有区别，术者和求美者都要改变常规“正视眼思维”，不要认为每一个求美者不论屈光状态如何，总是按正视眼的那一套来设计和手术。

（4）加强术前检查，总好过术后溯源。

（5）术前需要甄别求美者的视力优化动作，术后需要对屈光不正进行良好矫正，并坚持佩戴眼镜。谨防眼部视力优化动作对术前判断的干扰，以及对术后效果的不良影响。

（6）对于伴有高度近视眼的求美者，黄斑出血、黄斑裂孔及视网膜脱离等是要加强检查和重点交代的内容。

### 3. 时间分辨

人眼对间断的光刺激的反应状况与刺激光的间歇频率有关。如果刺激周期性波动的频率较低，可以很容易地看到单次闪光。当间歇时间缩短，即时间频率增加，观察者对闪光的感觉便衔接起来，形成闪烁效应。如果闪光频率再进一步增加，则闪烁效应消失，物理上波动的光就被看作稳定的光了。

**临床应用提示**

这也是我们平时看到的屏幕不闪烁，当用摄像头拍摄时，却看到波纹的原因。医护人员在手术室用的手术灯，属于高频闪烁，肉眼感觉不到，当用摄像机拍摄时，则会有摩尔纹出现。

### 4. 颜色分辨（色觉）

色觉是人类视觉的基本功能之一。

色觉研究中有 Yang Helmholts 三原色学说、Hering 色拮抗学说、Muller 阶段学说、Land 色恒常理论。

正常人对颜色的感觉是十分敏感的。颜色视觉包括 3 个心理量：明度、色调和饱和度。

人眼大约可以分辨 $13 \times 10^3$ 种不同颜色。因遗传或后天眼病引起辨色力较差，甚至分辨不出颜色，称为色觉异常，或色觉障碍，亦即通常所说的色盲。可分为色盲（单色盲、全色盲）和色弱。绝大多数先天性色觉障碍为性连锁隐性遗传，最常见者为红绿色弱（盲），属于 X 连锁隐性遗传，其中男性患病率约 5%，女性约 0.5%。

**临床应用提示**

色觉异常者，有可能伴有眉部和眼部的过度运动，从而影响重睑的形态和稳定性。

### 5. 眼球运动

在视觉过程中，眼球的运动具有重要的作用。它既可以让保持静止或运动的外界物体的像经瞳孔落到黄斑中心，使得成像清晰，又可以扩大视野的范围，并通过眼球运动来维持人体运动的正确姿势。

眼球运动通过 3 对眼外肌（内直肌和外直肌、上直肌和下直肌、上斜肌和下斜肌）来完成。眼外肌协同使得眼球以角膜后方 13.5mm 处为中心转动。眼球运动的范围大约 18°，超过 12°时通常就需要头部运动的协助了。

眼球运动有 3 种形式：注视、跳动和追随运动。

当眼注视外界一个点时，并不是眼球保持完全不动，而是不断地微弱运动，一般 1 ~ 1.5s 便发生一次不规则运动。运动幅度平均 0.045 ~ 0.06mm，另外，还有不断起伏的颤动，平均幅度约 17.5″ 。这种颤动是为了避免视网膜适应现象。

黄斑中心凹发生了病变，失去注视能力，则会发生眼球病理性震颤。

眼球的跳动是发生在眼睛搜索要观察的物体时，眼球追随远处的物体到一定程度时，便会突然向相反方向跳回原处，再追随新的对象。如此反复。

**临床应用提示**

（1）眼球不是静止不动的，医生观察眼睛时要保持足够的时间，不能一掠而过。

（2）眼球的运动会引起眼睑的变化，重睑形态会随之变化。

（3）每次拍照，眼球运动造成其位置未必一样，虽然数值不大，但在一些求美者身上可能会出现可见的偏差。要多照相，多拍视频。

（4）眼球震颤、斜视等，会造成目标瞳孔位置不正，从而导致重睑出现视觉差异和形态变化。

### 6. 视野

当一只眼平直向前注视某一点时，同时可以看到的空间范围，称为视野范围。中国人的正常视野范围，一般正常视野平均值：上方 55°、下方 70°、鼻侧 60°、颞侧 90°。

视野中央部围绕黄斑 25° ~ 30° 的区域称为中央视野或中心视野。其以外的区域则称为周边视野。

双眼注视同一点，双眼同时能看见的范围，称为双眼视野。

**临床应用提示**

（1）视野检查在眼科通常是为了检查屈光介质、视网膜、视神经到视觉中枢的疾病。

（2）在上睑整形美容中，患者通常因为上睑下垂、皮肤松弛悬垂等造成上方视野遮挡，为了扩大视野，势必努力抬起上睑，形成抗争局面，姑且称之为“视野抗争”，此时会出现额部、眉部及眼睑的各种形态变化。

（3）额部注射肉毒素除皱时，也会因为眉部下方、局部水肿等，造成上睑沉重和视野降低，从而引起视野抗争，造成局部组织动作过度，引起形态异常。

（4）眼睑退缩时，可能因为斜光束像差造成视觉问题。故此类患者通常自觉不适症状较重。

（5）视力优化与视野抗争，是眼睛实现“看见”和“看好”的两个重要努力。正常眼可以轻松达到这两个目标，有问题的眼睛通常要采取各种努力来向正常眼靠拢，此时的视力优化和视野抗争，会带来异于正常的眼部动作和形态变化，从而影响美学效果。

## 二、眼部的解剖及生理

### 1. 眼眶

深 40 ~ 50mm，容积 25 ~ 28mL。

视神经直径 4 ~ 6mm，视神经管长 4 ~ 9mm。

### 2. 眉

眉毛的生长期约为 2 个月，休止期可长达 3 ~ 9 个月，之后便自然脱落。一般说人的眉毛约有几百根，年轻时较多，年老时较少。毛发生长的速度受性别、年龄、部位和季节等因素的影响。眉毛的自然生长方向一般是：眉头部分扇形生长，眉腰部分斜向上方生长，眉峰部分上半部分斜向外下方生长、下半部分斜向外上方生长，眉梢部分斜向外下方生长。

### 3. 眉眼间距

即上睑的高度，一般为 20mm 左右。

男性眉毛位于眶缘上，比女性低，女性眉眼距离约 11.8mm，而男性约 9.4mm。

抬高眉毛 10mm，上睑可抬高 1.8mm。

### 4. 上睑皮肤厚度

睫毛上缘区：最薄约 0.3mm。

睑板前区：厚度约 0.8mm。

眉下区：厚度 1.0 ~ 1.3mm；老年人眉下区占上睑比例约 59%，而年轻人占比 31% 左右。

**临床应用提示**

（1）去皮重睑术中，年龄越大，重睑越容易出现臃肿和不自然。

（2）选择合适的切口部位，充分利用上睑皮肤的特性，形成良好的重睑。

（3）上睑去皮时，考虑去多少是有必要的，更重要的是要关注保留多少，并且要结合保留皮肤的性状、弹性、质地等综合考虑去皮。

### 5. 睑板

有研究认为，上睑板形态主要有3种：镰刀形（55%）、三角形（29%）和梯形（16%）。睑板中心处高度约为9.2mm，低于高加索人约2mm，东亚人上睑皱襞高度平均比高加索人低约2mm。有研究发现，东亚女性上睑解剖普遍存在“左右不对称”情况，可能是重睑术后不对称的重要原因。

东亚女性的解剖重睑高度为6～8mm，而男性为4～6mm。

**临床应用提示**

（1）上睑板的特点对重睑设计和形成有着至关重要的作用。

（2）睑板高度只是重睑解剖高度的一个基础，重睑的表观高度受到诸多因素影响，比如仰头、注视高度、观察者高度、重睑线上方皮肤的松弛程度、额肌运动、眉部运动等。

### 6. 睫毛

上睑100～150根，下睑50～75根，平视时倾斜度分别为110°～130°、100°～120°，寿命3～5个月。睫毛拔除后1周生长1～2mm，10周可达正常长度。

**临床应用提示**

（1）过度追求翘睫，实际上是一种外翻，并不美观。

（2）睫毛上翘，可能会造成睫毛遮挡光线、灰尘功能的损害。

（3）因为睑缘外翻，可能会导致睑板腺分泌受影响，从而影响泪液成分和功能。

（4）睫毛位置和角度异常，有可能影响睁眼、闭眼动作中的微感知及协调。

### 7. 睑裂

睑裂宽度：俗称睑裂长度，一般为26～30mm。

睑裂高度：7～10mm，尽力睁眼时可达12～14mm。

睑裂倾斜度：单眼内外眦连线与水平连线的夹角为 10° ~ 15°。接近 15°左右，呈内低外高略倾斜状。通常称为蒙古样倾斜，呈吊梢眼。吊梢眼给人印象更多的是过分上翘，有贬义含义，用来描述正常生理眼貌似不太恰当。

上睑缘的最高处位于上睑缘的中内 1/3 交界处。

下睑缘的最低处位于下睑缘的中外 1/3 交界处。

东亚人瞳孔中央离上睑缘的距离为 3.0 ~ 3.5mm。

内眦角：48° ~ 55°。

外眦角：60° ~ 70°。

内眦间距：一般认为等于睑裂的宽度（长度），为 30 ~ 35mm。

外眦间距：为 90 ~ 100mm。

### 8. 眼球突出度

眼球突出度即为检查者从侧面观察角膜顶点在直尺的刻度。测量时，测试者与受检者对面而坐，将突眼计测量器上切迹处嵌于受检者颞侧眶缘，嘱其向前直视，此时由两平面镜中看到的角膜顶点所对的值即为眼球突出度。同时由平杆上刻度得知两眼眶距的值，记录眶距及各眼球突出度值。追踪观察时，应取同一眶距。中国人正常眼球突出度为 12 ~ 14mm，平均 13mm，两眼差值不超过 2mm。

### 9. 角膜

角膜横径 11.5 ~ 12.0mm，垂直直径为 10.5 ~ 11.0mm，一般上睑缘遮盖角膜不超过 2mm，角膜显露率 75% ~ 80%。

厚度：中央部约 0.5mm，周边约 1.0mm。

曲率半径：前面 7.8mm，后面 6.8mm。

屈光力：前面 +48.83D，后面 −5.588D，总屈光力 +43D。

屈光指数：1.377。

### 10. 瞳孔

直径：2.5 ~ 4.0mm（两眼差＜ 0.25mm）；

瞳距：男 60.9mm，女 58.3mm。

### 11. 结膜囊

结膜是一层薄而透明的黏膜，附着于眼睑后面，向四周铺开，于穹隆部转折覆盖眼球，达角膜边缘，形成一囊，称为结膜囊，开口于睑裂。

上穹隆，相当于眶上缘水平，距角膜上缘 8 ~ 10mm。

下穹隆，与眶下缘接近，距角膜下缘 8mm。

外穹隆，深度 5mm，可达眼球赤道部的稍后方，距角膜颞侧缘 14mm。

**临床应用提示**

了解这些数据，对理解提肌缩短、CFS 悬吊、内眦赘皮矫正及外眦开大都有帮助。

### 12. 直肌止点距角膜缘距离

内直肌 5.5mm，下直肌 6.5mm，外直肌 6.9mm，上直肌 7.7mm。

### 13. 赤道部距角膜缘距离

14.5mm。

**临床应用提示**

（1）施行外眦开大手术时，了解外直肌的附着情况，会有助于减少不必要的损伤。

（2）了解赤道部位置会对观察重睑成形术中的形态和上睑缘位置有帮助。

## 三、眼部功能

### 1. 眨眼

眨眼通常分为两种，一种为不自主的眨眼运动；另一种为反射性闭眼运动。不自主的眨眼运动，除炎症及疼痛刺激外，通常没有外界刺激因素，是人们在不知不觉中完成的。据研究统计，正常人平均每分钟要眨眼十几次，通常 2 ~ 6s 就要眨眼 1 次，每次眨眼要用 0.2 ~ 0.4s 时间。不自主眨眼动作实际上是一种保护性动作，它能使泪水均匀地分布在角膜和结膜上，以保持角膜和结膜的湿润，眨眼动作还可使视网膜和眼肌得到暂时休息。这种不自主眨眼动作的起因，目前还不太清楚。有人认为是人类高度进化的表现。反射性闭眼运动是由于明确的外界原因通过神经反射引起的。

**临床应用提示**

眼部动作复杂多变。瞬目（眨眼）功能对眼部微环境的维护及眼睛休息至关重要。

避免出现高位重睑、眼睑退缩、睑裂闭合不全等，以免对眨眼活动造成影响。

当手术将对眨眼造成不可避免的影响时，术前要做好告知。

2. 泪液

泪液分为基础分泌和反射分泌。

基础分泌由分泌黏液、水样液和脂质的腺体和组织组成。基础分泌可满足眼球润滑的需要。①黏液，来源于杯状细胞、Henle 隐窝、Manz 腺、非杯状黏液分泌细胞；②水样液，来源于上下穹隆部的 Krause 腺；上睑板上缘和下睑板下缘的 Wolfring 副泪腺；半月皱襞及泪阜内偶有腺体；③脂质，来自上下睑板腺，睑缘部的 Zeis 腺，睫毛根部的 Moll 腺。

反射分泌来自泪腺，提供应急的大量泪液。

泪液中主要有机成分为蛋白质，其中包括白蛋白、球蛋白、溶菌酶、免疫球蛋白 IgA、IgG、IgE 等，泪液中的离子含 $K^+$、$Na^+$、$Cl^-$，浓度较血清中高，也有少量葡萄糖和尿素。

正常清醒状态下泪液每分钟分泌 0.9 ~ 2.2μL，每眼含泪液量 7 ~ 12μL，渗透压 295 ~ 309mOsm/L，正常情况下泪液为等渗溶液。pH5.20 ~ 8.35，平均 7.35。

泪液形成一 7 ~ 10μm 的薄层膜，即泪膜，其功能如下：①覆盖和填补角膜表面，使角膜面为一个光滑的光学界面；②湿润、润滑并保护角膜和结膜上皮；③通过机械冲洗和抗菌作用抑制微生物的生长；④提供角膜必需的营养物质。

**泪液实验**

常用 Schirmer 方法。取一条长 35mm、宽 5mm 的滤纸，将滤纸的一端 5mm 折曲成钩，挂于下睑睑缘近小泪点处的结膜囊内，在没有药物或外界刺激的影响下，5min 后测定滤纸被泪水湿润的长度。

正常为（10 ~ 15）mm/5min；＜ 10mm/5min 为低分泌；＜ 5mm/5min

为干眼。

泪膜破裂时间：10～45s；＜10s 为泪膜不稳定。

**临床应用提示**

现代人由于电子产品的普及及夜生活的增加，所处声、光、电环境复杂，屏幕内容丰富多彩，屏幕阅读大量增加，导致熬夜和过度用眼情况比较常见，加之眼部用药、全身情况不良和用药等，常常导致眼部不适，干眼情况增多。求美者术前可能并未察觉到自身存在干眼问题，重睑术后可能会因为过度关注才发觉，引起医患双方的认知偏差。

提醒医方要做好术前病史采集，完善术前检查，加强术中仔细操作，重视术后全面维护和康复。

术前有干眼症状或明确干眼病史者，要及时寻求眼科帮助。

（王小强　张诚　王梓　王琴　何亚茹　张明红　谭贵苗　杨晓红）

# 附录 2 深度重睑知识获取

本节主要是为了帮助求美者及相关人员深入了解重睑及文献查找。如果想更加深入了解重睑的各方面知识，可以向专业机构和专业人员寻求帮助，也可以参考现有的书籍和文章。

关于重睑知识的深度获取，对一般的读者有以下一些忠告：

(1) 各种文献，只是重睑成形术的各家之言，是人类在一定阶段的经验总结和普遍认知，没有达到最好，也不能绝对正确。

(2) 医学知识在不断地进展中，既往的认知和技术可能已经不一定完全正确了，甚至可能会证明之前的某个方法或结论是错误的。随着科学技术的进步，还会有更科学的认知和更合理的技术来达成更加完美的重睑。

(3) 医学知识是专业性很强的一门学问，非医学相关人员存在很难逾越的屏障。重睑相关知识，更是小众、更加专业，甚至是非整形美容专业的医生，都很难深入理解的。相关人员有无眼科知识基础，是否受过严格的整形外科训练，是否有系统的、前沿的思考，以及是否能正确理解新科技的引入等，都会影响自己对知识来源的判断和使用。

(4) 理性对待网络搜索到的科普知识，一些网站和自媒体关于重睑的说法抄来抄去，以讹传讹，存在不少谬误。警惕一些流量博主的利益倾向，及其视野局限带来的误导。求美者和一般工作人员不能把其宣扬的知识和观点作为就诊咨询及实现美学目标的依据。

(5) 不要道听途说，要养成良好的知识获取习惯，培养自己的科学路径。要寻求专业书籍、专业机构和专业人员的帮助。

(6) 尤其是成年人，对待任何消息和知识，要养成负责任的态度和习惯。

获取重睑专业知识的建议来源有：①专业人员；②专业机构；③专业论文；④专业书籍；⑤专业会议；⑥专业网站等。下面择要进行简单罗列和介绍。

## 一、重睑相关书籍

### 1. 眼科学书籍

（1）李凤鸣，谢立信．中华眼科学 [M]．北京：人民卫生出版社，2014.

（2）刘家琦，实用眼科学 [M]．北京：人民卫生出版社，2010.

（3）魏锐利，程金伟．甲状腺相关疾病 [M]．北京：科学出版社，2018.

（4）其他。

### 2. 解剖学书籍

（1）倪逴．眼的解剖组织学及其临床应用 [M]．上海：上海医科大学出版社，1993.

（2）李美玉，王宁利．眼解剖与临床 [M]．北京：北京大学医学出版社，2003.

（3）（美）乔尔·E. 佩萨（E. Pessa）．面部临床解剖外形解剖学：望浅表标志，知深面结构 [M]．朱国章，罗盛康译．北京：人民卫生出版社，2016.

（4）张书琴．美容整形临床应用解剖学 [M]．北京：中国医药科技出版社，1998.

（5）其他。

### 3. 重睑书籍

（1）张诚，田怡．我所放弃的重睑修复 [M]．沈阳：辽宁科学技术出版社，2019.

（2）William PD Chen（陈伯迪）．亚洲人重睑成形术—原理与实践 [M]．李丹，张诚，田怡译．北京：北京大学医学出版社，2020.

（3）其他。

### 4. 眼整形书籍

（1）邢新，杨超．眼睑美容与重建外科 [M]．杭州：浙江科学技术出版社，2018.

（2）(德)阿林娜·弗拉蒂拉，(德)阿林娜·苏布科夫－伊万舍夫．(德)威廉·P. 科尔曼．眼睑与眶周整形美容手术图解 [M]．张诚，韩雪峰，田怡译．北京：北京大学医学出版社，2018.

（3）范先群．眼整形外科学 [M]．北京：北京科学技术出版社，2009.

（4）徐乃江，朱慧敏，杨丽，等．眼整形美容手术 [M]．上海：上海科技教育出版社，2007.

（5）（韩）曹仁昌．眼整形艺术 [M]．廖文杰译．台北：大力图书有限公司，2016.

（6）（英）考伦．眼睑外科手术图解 [M]．刘祖国，李炜译．济南：山东科学技术出版社，2008.

（7）丁芷林．眼部美容外科手术学 [M]．北京：北京出版社，1994.

（8）宋琛．眼成形外科学 [M]．北京：人民军医出版社，1996.

（9）其他。

还有不少与眼整形美容相关的整形书籍，限于篇幅，就不再一一列举了。

重睑相关内容，是眼部整形美容的最重要内容之一，是以眼整形为核心，广泛涉及面部和全身医学、美学的精微专业。有兴趣的读者可以涉猎更多的相关知识，包括并不限于医学、美学、人类学、哲学、物理学和数学等。

## 二、重睑相关杂志

### 1. 中文杂志

《中华整形外科杂志》；

《中华医学美学美容杂志》；

《中国美容整形杂志》；

《中国美容医学杂志》；
《中国医疗美容杂志》；
其他：眼科系列杂志、综合性杂志、各种大学期刊等。

**2. 英文杂志**

*Plastic and Reconstructive Surgery*；
*Aesthetic and Plastic Surgery*；
*British Journal of Plastic Surgery*；
*Clinics in Plastic Surgery*；
*The American Journal of Cosmetic Surgery*；
*Etc.*

## 三、论文查询及获取

**1. 中文文献获取**

中国知网
万方
维普
其他

**2. 英文文献获取**

Pubmed
Sci-hub
Etc.

本文只是列举一般读者可以比较容易获得的书籍、杂志，以及在国内获取文献的一些途径，仅以中文和英文为例，其他语种没有包括在内。有能力者可自行补充。

无论是哪个语种，都要注意甄别和避开一些以科普名义出现的、质量较低的软文。

（韩雪峰　王魏　侯俊杰　马希达　蔡薇　张诚）

# 附录3 参考文献

[1] 李凤鸣，谢立信．中华眼科学[M]. 3版．北京：人民卫生出版社，2014.

[2] 杨培增，范先群．眼科学[M]. 9版．北京：人民卫生出版社，2018.

[3] 葛坚，王宁利．眼科学[M]. 3版．北京：人民卫生出版社，2015.

[4]（美）乔尔·E. 佩萨(E.Pessa)．面部临床解剖外形解剖学：望浅表标志知深面结构[M]. 朱国章，罗盛康译．北京：人民卫生出版社，2016.

[5] 张书琴．美容整形临床应用解剖学[M]. 北京：中国医药科技出版社，1998.

[6] 李美玉，王宁利．眼解剖与临床[M]. 北京：北京大学医学出版社，2003.

[7]（德）阿林娜·弗拉蒂拉，（德）阿林娜·苏布科夫－伊万舍夫，（德）威廉·P. 科尔曼．眼睑与眶周整形美容手术图解[M]. 张诚，韩雪峰，田怡译．北京：北京大学医学出版社，2018.

[8] 张绍祥，张雅芳．局部解剖学[M]. 3版．北京：人民卫生出版社，2015.

[9] 倪逴．眼的解剖组织学及其临床应用[M]. 上海：上海医科大学出版社，1993.

[10] 刘广滨．透视学[M]. 南宁：广西美术出版社，2010.

[11] William PD Chen（陈伯迪）．亚洲人重睑成形术—原理与实践[M]. 李丹，张诚，田怡译．北京：北京大学医学出版社，2020.

[12] 邢新，杨超．眼睑美容与重建外科[M]. 杭州：浙江科学技术出版社，2018.

[13] 张诚，田怡．我所放弃的重睑修复[M]. 沈阳：辽宁科学技术出版社，2019.

[14] 范先群．眼整形外科学[M]. 北京：北京科学技术出版社，2009.

[15] 徐乃江，朱慧敏，杨丽，等．眼整形美容手术[M]. 上海：上海科技教育出版社，2007.

[16] 宋建，星杨军，陈江萍．眼睑整形美容外科学[M]. 杭州：浙江科学技术出版社，2015.

[17] Zhang C, Guo X, Han X, et al. Six-Position, Frontal View Photography in Blepharoplasty: A Simple Method. Aesthetic Plast Surg. 2018 Feb 26. doi: 10.1007/s00266-018-1104-3.

[18] 张诚，韩雪峰，田怡，等．正位6位照相法在眼部整形美容手术中的临床意义

[J]. 中华医学美学杂志，2017，23（5）：296–300.

[19] 侯俊杰，张诚，韩雪峰，等. 诊察性三段式照相法在重睑术后修复中的应用：一种全新的理念与方法 [J]. 组织工程与重建外科杂志，2020，16（1）：54–57.

[20] 侯俊杰，张诚，刘畅，等. 直视下腱膜前脂肪内自体脂肪锐针注射填充矫正上睑凹陷 [J]. 中国美容整形外科杂志，2021，32（2）：77–83.

[21]（美）詹尼斯（Janis，J.E.）. 整形外科临床精要 [M]. 李战强译. 北京：人民军医出版社，2011.9.

[22]（美）杰弗里·E. 贾尼斯（Jeffrey E. Janis）. 美容外科精要 [M]. 李丹译. 北京：中国科学技术出版社，2020.7.

[23] 季国中，杨莉. 江苏省病历书写规范 [M]. 南京：东南大学出版社，2015：41–42.

[24]《中华人民共和国民法典》2021 年 1 月 1 日起施行.

[25] 李庆功. 医疗知情同意理论与实践 [M]. 北京：人民卫生出版社，2011.9.

[26] 中国医学科学院新闻中心.2019 年度中国医院科技含量值发布 [N]. 中华医学信息导报，2020–08–27(3).

[27]《中华人民共和国执业医师法》，1999 年 5 月 1 日起施行.

[28]《护士管理办法》，1994 年 01 月 01 日正式实施.

[29]《医疗美容服务管理办法》，2002 年 5 月 1 日起施行.

[30]《医疗机构管理条例》自 1994 年 9 月 1 日起施行，2016 年 2 月 6 日国务院令第 666 号修改施行.

[31]《医疗机构手术分级管理办法（试行）》，自 2012 年 10 月 1 日起施行.

[32]《医疗事故处理条例》，2002 年 9 月 1 日起公布施行.

[33] 陈燕燕. 眼科手术护理配合及护理操作 [M]. 北京：人民卫生出版社，2019.

[34] 中山大学中山眼科中心，中国人工智能学会智慧医疗专业委员会，广东省标准化研究院，广州医学人工智能产学研用协调创新联盟，组织编写. 眼科标准数据集 [M]. 北京：人民卫生出版社，2019.

[35] 多丽荣. 美容重睑术护理 [J]. 眼外伤职业眼病杂志，2005，27(2)：154–155.

[36] 张诚，田怡，夏小飞，等. 仰卧位 4+1 照相法在重睑成形术止停点判断中的应用 [J]. 中华整形外科杂志，2019，35(6)：345–351.

[37] Mangano A，Marciano L. A double blind randomized prospective study comparing prilocaine versus ropivacaine in upper eyelid blepharoplasty[J]. J Plast Reconstr Aesthet Surg，2017，70（8）：1140–1141.

[38] Pool SMW，Struys MMRF，van der Lei B. A randomised double–blinded crossover study comparing pain during anaesthetizing the eyelids in upper blepharoplasty: First versus second eyelid and lidocaine versus prilocaine[J].J Plast Reconstr Aesthet

Surgz, 2015, 68(9): 1242–1247.

[39] Gencer ZK, Ozkiris M, Gencer M, et al. Comparison of ropivacaine, bupivacaine, prilocaine, and lidocaine in the management of pain and hemorrhage during nasal pack removal[J]. Am J Rhinol Allergy, 2013, 27 (5): 423–425.

[40] 赵明昊，黎洁，卢建建．切口法重睑术患者围术期的疼痛程度 [J]. 中华医学美学美容杂志, 2020, 26(6): 541–543.

[41] 石敬亭．减轻切开法重睑术后肿胀干预措施的研究进展 [J]. 中国美容医学, 2020, 29(6): 185–189.

[42] Pool SMW, van Exsel DCE, Melenhorst WBWH, et al. The effect of eyelid cooling on pain, edema, erythema, and hematoma after upper blepharoplasty[J]. Plast Reconstr Surg, 2015, 135(2): 277e–281e.

[43] 董蕊蕊，张冰洁，赵巧丽．全程心理护理对门诊重睑术效果的影响 [J]. 中国医疗美容, 2017, 7(4): 79–82.

[44] 袁雪芬，蔡茂季．重睑成形术的个性化设计和护理分析 [J]. 中国美容医学, 2015, 24(21): 76–78.

[45] 杨群．适合中国人的重睑成形术 [J]. 中国实用美容整形外科杂志, 2004, 15(4): 220–222.

[46] 刘菲，杨群，罗旭松，等．应用上睑提肌腱膜瓣生理性重建重睑 [J]. 中华整形外科杂志, 2017, 33(4): 302–304.

[47] 赵纲，李伟，王晓军，等．眉下切口重睑成形术 [J]. 航空航天医学杂志, 2011, 22(10): 1212–1213.

[48] 徐凯．睑缘切口重睑成形术的临床研究 [D]. 太原：山西医科大学, 2007.

[49] 魏蜀一，李强，王永前．东亚人重睑成形术研究进展 [J]. 中华整形外科杂志, 2019, 35(10): 1036–1040.

[50] 王晓凤，方青青，陈春野，等．亚洲人重睑成形术研究进展 [J]. 中国美容医学, 2017, 26(2): 135–139.

[51] 郭鹏，宋保强．重睑成形术研究的新进展 [J]. 中国美容整形外科杂志，2019, 30(1): 57–59.

[52]《上睑下垂诊治专家共识》制定专家组．上睑下垂诊治专家共识 [J]. 中华医学杂志, 2017, 97(6): 406–411.DOI:10.3760/cma.j.issn.0376–2491, 06.002.

[53] 魏锐利，程金伟．甲状腺相关疾病 [M]. 北京：科学出版社, 2018.

[54] 丁芷林．美容整形手术并发症 [M]. 北京：北京出版社, 1993.

[55] 陈华，朱秀兰，乌日娜，等．重睑术常见并发症原因分析及处理 [J]. 实用皮肤病学杂志, 2011, 4(2): 111–112.

[56] 侯俊杰，张诚，刘畅，等．重睑术后缝线结膜面突出的睑板镊法检查及治疗[J]. 组织工程与重建外科，2020，16(6)：486–488.doi: 10. 3969/j.issn.1673–0364. 2020. 06. 011.
[57] 李凤鸣，谢立信．中华眼科学 [M].3 版．北京：人民卫生出版社，2014.
[58] 刘家琦，实用眼科学 [M].3 版．北京：人民卫生出版社，2010.
[59] 宋儒耀．美容整形外科学 [M]. 北京：北京出版社，1990.
[60] 孙晓明，张余光．眼部整形美容的进展 [J]. 中国美容整形外科杂志，2012，23(9)：513–516.
[61] 张诚，侯俊杰，田怡，等．“修旧如新”原则在重睑修复术中的应用 [J]. 中国医疗美容，2020，10(6)：1–5.
[62] 朱洪荫，张涤生．整形外科手术失误及处理 [M]. 昆明：云南科技出版社，2000.
[63] 杨培增，范先群．眼科学 [M]. 9 版．北京：人民卫生出版社，2018.
[64] 葛坚，王宁利．眼科学 [M]. 3 版．北京：人民卫生出版社，2015.
[65] 中国社会科学院语言研究所词典编辑室．现代汉语词典 [M]. 六版．北京：商务印书馆，2013.